［症例から学ぶ］中医針灸治療

邵湘寧＝主編／名越礼子＝訳

東洋学術出版社

原書名：中医針灸学教学病案精選
主　編：邵湘寧
原書出版社：湖南科学技術出版社（2000年刊）

訳　者：名越　礼子
装　幀・デザイン：山口　方舟

出版にあたって

　中医学は中華民族の至宝であり，広くかつ深い，悠久の歴史がある。中医教育は，数千年の時代の移り変わりを経て，新中国が成立してからは，新しい中医教育体制が確立され，絶えず完全であるように求められてきているので，いよいよ目をみはるような光を放っている。しかしながら，今日の中医教育は，講義内容や方法など多くの面で，時代の要求に合わなくなっている。なかでも，理論教育と臨床の現場とがかみ合わなくなっている点は，特に問題となっている。講義の質を高め，実践教育の環を強化し，理論と臨床現場との連係を促進し，中医教育における症例不足の現状を改善する必要がある。そこで湖南省中医薬学校を筆頭に，山東・安徽・江西・重慶・黒龍江・陝西・湖北・四川・河南など10カ所の全国重点中等中医薬学校および国家中医薬管理局中等中医薬学校からなる連合組織が，国家中医薬管理局科学教育部の関係指導部門と湖南中医学院および湖南科学技術出版社の協力を得て，この中医教育のための症例集を編纂することになったのである。

　症例研究というのは，間接的な臨床実践として，学習者が他人の診療経験をくみ取るのに役立つだけでなく，さらに重要なことは，学習者の臨床における弁証思考能力を培えるということである。本シリーズの症例は，おもに編者と関連する学校の附属医院の長年の臨床症例資料および出版物から選んできたものである。教育上の必要性から，症例の編纂は，中医の教育的特色を考慮し，書式を統一し，特に「考察」を加え，病因病機・疾病の診断および治療のみならず，さらに入念な分析を行い，学習者が書物の知識からの理解を深めることができるようにし，臨床の分析と問題解決の能力を高めることができるようにしてある。本書の症例内容は要点が簡潔で，書式も要領を得ており，実践教育を強化することと，中医理論と臨床実践との結びつきを促進することを目的としている。しかしながら，臨

i

床の正式なカルテとしての書式に依拠してはいない。本書では，名老中医の症例を一部抜粋してあるが，これは，学習者が過去の簡潔な中医症例のなかから，名老中医の臨床経験の緻密な要点を直接くみ取ってもらいたいからである。ここに記載された症例の原作者に対して，心から感謝の意を表明したい。教育上の便宜のために，本書の病症名は原則的に教科書と一致させてあり，また同時に，現在普及が推進されている「中医臨床診療述語」ともできるかぎり統一するように考慮している。

　本シリーズは，中医類書部門の一連の学習指導資料であり，『中医基礎学教学症例精選』『中医内科学教学症例精選』『中医外科学教学症例精選』『中医傷科学教学症例精選』『中医婦人科学教学症例精選』『中医小児科学教学症例精選』『中医五官科学教学症例精選』『中医針灸学教学症例精選』『中医推拿学教学症例精選』の合計9冊からなっている。各書はそれぞれ1～2ヵ所の学校が中心になって編纂されており，編纂者はいずれも各校の教育現場における第一線の熟練教師があたっており，教育および臨床において豊富な経験をもっている。期間中に何度も稿を改め，できるだけ体裁を整え，内容を正確にし，文字を簡明にし，実際の臨床に合致しているように努めた。

　中医教学症例シリーズを編纂するということは，創造的な仕事であり，中医教育の質と量の充実をはかるうえで一定の役割を果たすであろう。しかしながら，教材をうまく組み合わせて教育のための補助資料として作り上げることは，長期にわたる非常に骨の折れる仕事である。われわれは全国の各中医学院や大学の幅広い教師や学生および本シリーズのすべての読者に対して，貴重な意見を寄せてくれるように心から期待する。そうすればわれわれの仕事の内容はいっそう改善され，中医教育事業にとってもさらに早くまた建設的に貢献することができるであろう。

2000年3月
「中医教学症例叢書」編集委員会

はじめに

　『中医針灸学教学症例精選』は，「中医教学症例叢書」の1つであり，中医の専門分野である針灸学が対応する各種疾病について，針灸学の臨床教育の特徴を考慮して，相応の症例を編纂したものである。針灸学の理論教育と臨床の現場との協調を促すことを目的とし，針灸学の教育上の重要な参考書籍として実用に供しようとするものである。

　症例は全部で127例。針灸が対応する臨床診療範囲が広く，また疾病の種類が多いという特徴から，内科疾病・婦人科疾病・小児科疾病・外科疾病・五官科〔鼻・眼・口唇・舌・耳の5つの器官〕疾病・急症の6種に分類した。その内容は，感冒・中暑・肺咳・哮病・呃逆・胃脘痛・嘔吐・腹痛・泄瀉・痢疾・便秘・脱肛・脇痛・胸痺・心動悸・不眠・癲病・癇病・癃閉〔排尿障害〕・遺精・頭痛・眩暈・中風・面風痛・痺病・痿病・腰痛・痛経〔月経痛〕・閉経〔無月経〕・崩漏・帯下・胎位不正・産後腹痛・欠乳・陰挺〔子宮脱〕・不妊・百日咳・疳病・小児驚風・嬰幼児腹瀉・痄腮〔流行性耳下腺炎〕・乳癰・乳癖・瘰気・痔病・腸癰・捻挫・風疹・円形脱毛症・乾癬・天行赤眼〔急性結膜炎〕・針眼〔麦粒腫〕・近視・暴盲〔突然視力が低下，失明する病症〕・聾唖・膿耳〔化膿性中耳炎〕・鼻淵〔副鼻腔炎〕・乳蛾〔扁桃炎〕・喉暗〔喉頭部疾患による失声〕・高熱・痙病・厥病〔突然失神する病症〕・脱病〔陰陽気血の消耗する危急の病症〕など63種類に及んでいる。

　本書の症例は，「臨床資料」と「考察」の2つの部分からなる。「臨床資料」は，患者の経歴・主訴・経過・検査・診断・治法・取穴・操作の順になっており，臨床の操作部分に重点が置かれている。「考察」は，病因・病機・診断・治法・処方解釈の面から，臨床資料に対して，1つ1つ分析を行っており，針灸処方用穴の理論的分析に重点を置いている。これによって，学習者が針灸学の理論に対して理解を深めることができるだけでなく，臨床分析と問題解決の能力を高めて，針灸学の理論的知識と実際の臨床とを

結びつけて考えることができるようになる。また，本書ではできるだけ現在の中医針灸科の臨床で使われている用語と検査単位を用いており，学習者が理論的知識と臨床の実際をすみやかに結びつけられるように配慮している。

　本書は，分担して編纂し，全体で持ち寄ってつき合わせるという形で完成した。内科疾病部分は邵湘寧，徐偉輝，婦人科疾病部分は張志忠，小児科疾病部分および急症部分は陳善鑑，外科疾病部分は金暁東，五官科疾病部分は陳美仁がそれぞれ編纂した。編纂過程で，「中医教学病案叢書」編集委員会・湖南省中医薬学校・山東省中医薬学校・湖南科学技術出版社の関係専門家と指導部門の協力と支持を得ることができた。ここに謹んで心から感謝の意を表す。

　中医針灸学教学症例の編集は，今日なお検討段階にあり，編者の経験も不足しており，レベルにも限界がある。本書のなかにも欠点があるかもしれないが，同業の諸氏および読者の方々の貴重なご意見を提出していただいて，再版の折にはさらに完全なものにしたい所存である。

2000年3月
編者

本書を読むにあたって

　本書は，中医教学病案叢書『中医針灸学教学病案精選』（邵湘寧主編，湖南科学技術出版社，2000年刊）を底本として翻訳したものである。

　「中医教学病案叢書」シリーズは，中医学の臨床教育を目的に，症例を中心に編纂されたものである。本書はそのうちの針灸学篇である。
　中医学の理論教育をいかに臨床に結びつけるかは大きな課題である。症例学習は，こうした問題を解決する有力な手段になる。なぜなら，他人の診療経験を学ぶことは間接的な臨床実践であり，臨床における弁証能力を養うことができるからである。実際に中国では，大量の症例を読んで臨床の訓練をしている。日本では，学ぶべき中医症例の数が少なく，本書はその不足を補うものといえる。
　また，本書は最初から教育を意図して編纂されているので，内容は簡潔・明瞭で，書式も要領よく整理されている。中医針灸を実践しようとする入門者にとって最適の一冊である。
　本書の症例は，「臨床資料」と「考察」の2つの部分から構成されている。「臨床資料」には，患者の経歴・主訴・経過・診察・治法・取穴・針の操作について記載されている。日本語版では，これら「臨床資料」をチャート化したものを付けて，弁証の思考プロセスがわかりやすくなるよう工夫した。「考察」では，各症例の病因病機・診断・治法・針灸処方について深く分析を加えているので，学習者は分析能力・問題解決能力を高めることができる。
　掲載されている症例は全部で127例。編者が関係する学校の附属病院の症例や，著名な臨床家の症例から選択されている。それらを大きく，内科・婦人科・小児科・外科・五官科（鼻・眼・口唇・舌・耳）・急症に分類し，針灸が適応する疾病を網羅している。
　なお，本文中（　）で表記しているものは原文注であり，〔　〕で表記しているものおよび肩付でアステリスク（＊）を付けて巻末にまとめているものは訳者注である。

編集部

目　次

出版にあたって ……………………………………………………… i
はじめに ……………………………………………………………… iii
本書を読むにあたって ……………………………………………… v

1　内科

1. 感冒 ………………………………………………………………… 3
2. 中暑〔日射病〕…………………………………………………… 7
3. 肺咳〔肺経の損傷からくる咳〕………………………………… 9
4. 哮病〔発作性の喘鳴を伴う病症〕……………………………… 14
5. 呃逆〔しゃっくり〕……………………………………………… 19
6. 胃脘痛〔上腹部痛〕……………………………………………… 23
7. 嘔吐 ………………………………………………………………… 28
8. 腹痛 ………………………………………………………………… 32
9. 泄瀉〔非細菌性・非伝染性の下痢〕…………………………… 36
10. 痢疾〔赤痢〕……………………………………………………… 41
11. 便秘 ………………………………………………………………… 46
12. 脱肛 ………………………………………………………………… 53
13. 脇痛 ………………………………………………………………… 57
14. 胸痹〔胸背部痛〕………………………………………………… 62
15. 心動悸〔心悸亢進の激しい病症〕……………………………… 68
16. 不寐〔不眠〕……………………………………………………… 75
17. 癲狂〔統合失調症などの精神障害〕…………………………… 80
18. 癇病〔てんかん〕………………………………………………… 85
19. 癃閉〔排尿障害〕………………………………………………… 90
20. 遺精 ………………………………………………………………… 95
21. 頭痛 ………………………………………………………………… 99

22．眩暈〔めまい〕……………………………………… 104
23．中風 ……………………………………………… 109
24．面風痛〔顔面痛〕………………………………… 112
25．痺病〔邪気が内臓の経絡を塞ぐために起こる病症〕………… 116
26．痿病〔四肢が萎縮し，筋肉が麻痺するなどの病症〕………… 122
27．腰痛 ……………………………………………… 128

2　婦人科

1．痛経〔月経困難症・月経痛〕……………………… 135
2．閉経〔無月経〕…………………………………… 138
3．崩漏〔機能性子宮出血〕…………………………… 143
4．帯下 ……………………………………………… 148
5．胎位不正〔胎位異常〕……………………………… 153
6．産後の腹痛〔後陣痛〕……………………………… 156
7．欠乳〔産後の乳汁不足〕…………………………… 159
8．陰挺〔子宮脱〕…………………………………… 163
9．不孕〔不妊症〕…………………………………… 169

3　小児科

1．百日咳 …………………………………………… 177
2．疳病〔小児の慢性栄養不良〕……………………… 179
3．小児驚風〔小児のひきつけ〕……………………… 183
4．乳幼児の腹瀉〔下痢〕……………………………… 187
5．痄腮〔流行性耳下腺炎〕…………………………… 192

4　外科

1．乳癰〔急性乳腺炎〕………………………………… 201
2．乳癖〔乳腺腫瘍〕…………………………………… 205

vii

3．瘦気〔甲状腺腫〕………………………………………… 211
4．痔病 ……………………………………………………… 216
5．腸癰〔急性虫垂炎・虫垂周囲膿瘍などの疾患〕……… 221
6．扭傷〔捻挫〕……………………………………………… 226
7．風疹 ……………………………………………………… 231
8．油風脱髪〔脱毛症〕……………………………………… 235
9．牛皮癬〔乾癬〕…………………………………………… 240

5　五官科

1．天行赤眼〔急性伝染性結膜炎〕………………………… 247
2．針眼〔麦粒腫〕…………………………………………… 251
3．近視 ……………………………………………………… 255
4．暴盲〔突発的な視力の低下あるいは失明〕…………… 260
5．聾啞 ……………………………………………………… 264
6．膿耳〔化膿性中耳炎〕…………………………………… 269
7．鼻淵〔副鼻腔炎〕………………………………………… 273
8．乳蛾〔扁桃炎〕…………………………………………… 277
9．喉喑〔喉頭部疾患による失声〕………………………… 281

6　急症

1．高熱 ……………………………………………………… 287
2．痙病〔牙関緊急・弓なり緊張などを伴う熱性病〕
　　厥病〔突然失神する病症〕……………………………… 291
3．脱病〔陰陽気血が大量に損耗した病〕………………… 297

参考文献 …………………………………………………………… 304
訳者注釈 …………………………………………………………… 305
訳者あとがき ……………………………………………………… 309

内科

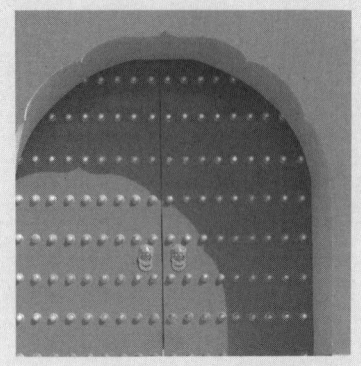

1 感冒

　症例1

患　者：楊〇〇，男性，29歳。
初　診：1990年1月6日
主　訴：2日前から鼻づまり・鼻水・悪寒・頭痛がある。
経　過：患者は，1月4日，入浴後に冷えて，次第に鼻がつまり，鼻水が出て，悪寒・頭痛がするようになった。咳が出て，薄い痰もあったが，熱や汗は出なかった。自分で銀翹片を飲んだが治らなかったので，ある人の紹介で針灸治療を受けにきた。
診　察：体温36.7℃・咽喉部に充血・舌苔は薄白・脈は浮緊・血液像は正常。
診　断：中医：感冒（風寒型）
　　　　西医：上気道感染
治　法：疏風解表*・宣肺散寒*
取　穴：大椎・合谷・曲池・足三里・外関
操　作：大椎穴にゆっくりと捻針法で針を入れていき，得気があったら置針せず，抜針してその後に棒灸を20〜30分行う。その他の経穴は平補平瀉の手法を用いて，5〜10分置針する。
第2診（1月7日）：昨日の針灸治療後，症状はだいぶ軽くなった。取穴・手法は昨日と同様。
第3診（1月8日）：針灸治療後，感冒の症状は基本的になくなった。足三里（両方）に同様の手法を行い，外関（両方）に棒灸をそれぞれ15分行った。
　　　　1月10日に訪問すると，感冒は完治していた。

《考察》
　患者は入浴後に冷えて発病しており，病因は風寒の邪を受けたためと考えられる。外邪襲表・肺系の損傷・肺衛の機能失調，これらが本症の基本

症例1	
主 訴	鼻づまり・鼻水・悪寒・頭痛
経 過	入浴後の冷えから各症状が起こる。咳・熱はないが発汗がある。銀翹片を服用するが無効。
診 察	体温36.7℃・咽喉部充血 舌診：薄白 脈診：浮緊
診 断	中医病名：感冒　　　　西医病名：上気道感染
弁 証	風寒束肺
治 法	疏風解表・宣肺散寒
取 穴	大椎・合谷・曲池・足三里・外関

的な病機である。寒冷の季節に冷えて発病したもので，病気の経過は短く，症状は鼻づまり・鼻水・悪寒・頭痛・脈は浮なので，感冒と診断して間違いない。悪寒があるが熱も汗も出ず，鼻水・咳・薄い痰・舌苔は薄白・脈は浮緊などは，いずれもこの感冒が風寒型であることを示している。銀翹散は風熱表証の治療薬であり，この患者がまず銀翹片を服用したが効かなかったのは，薬の使用法が間違っていたからである。針灸治療は，督脈・手の陽明・手の太陽経の取穴を主とする。督脈は諸陽の経を統括する働きがあり，大椎は一身の陽・諸陽の会として，宣陽和陰・発散解表の作用があるので，感冒治療の要穴である。合谷・曲池は手の陽明大腸経の原穴・合穴であり，手の陽明大腸経と手の太陰肺経は表裏の関係にあるので，2穴を併用することによって，疏風解表の働きを引き出せる。足三里は陽明胃経の合穴・土穴であり，脾胃を強健にし，益気を強壮する効果があるので，人体の抵抗力を増強し，気血の運行と機能回復を促進することができる。外関は手の少陽三焦経の絡穴であり，疏風解表の働きがある。これら

1．内科

諸穴を組み合わせることによって疏風解表と宣肺散寒ができるので，風寒型の感冒の治療には理想的な効果がある。風寒型の感冒の治療には，「針を少なく灸を多く」を心がけるべきであり，置針時間はあまり長くしてはいけない。また，感冒の針灸治療は，早期であれば大いに効果が期待できるが，長引いてしまっていたり，明らかに感染症を合併しているときには，状況を判断して中薬・西洋薬による治療も行うべきである。

症例2（抄録）

患　者：宋○○，男性，46歳，長春市第二服装工場工員。

初　診：1998年11月22日8時

主　訴：昨日から頭痛・全身の痛み・発熱がある。

経　過：昨日の昼頃，寒けがしてその後高熱が出て，頭痛がし，全身の関節が痛だるく，鼻水が出て，声の調子が低く重苦しくなり，涙が出てきた。診療所で解熱鎮痛剤をもらって服用すると，汗が出て，頭痛はやや軽くなったが，高熱が依然として下がらない。昨夜は熱が40℃のままで，意識朦朧としてうわ言を言い，汗がたくさん出て，胸苦しく安眠できなかった。薬も注射も効かなかった。

診　察：体温39.6℃・血圧100／60mmHg・急性の病状で全身汗びっしょりである。内科・神経科の検査では，いずれも器質性の損傷の徴候はない。舌質は淡紅・舌苔は薄白・脈は浮数。

診　断：時行感冒（インフルエンザ）

治　法：清熱解毒・営衛の気の調和

取　穴：大椎・至陽・曲池・合谷・崑崙・膈兪・風門・阿是穴

操　作：①挑刺：背部に皮下出血部分を4カ所選び，そこと膈兪穴とに消毒をして，三稜針で表皮を刺し，皮下の線維組織を引き剥がして突き破り，局部を消毒して，絆創膏などを貼っておく。
②毫針：26号の針で大椎・至陽に強刺激を行う。刺針時に針感が下方に向かうようにする。さらに曲池・合谷・崑崙・風門に強刺激の手法で刺針し，いずれも15分置針する。

	症例2
主　訴	頭痛・全身の疼痛・発熱
経　過	悪寒戦慄・高熱・頭痛・全身の関節がだるくて痛む・鼻水・声が重苦しい・涙が出る。解熱鎮痛剤を服用後発汗したが，高熱は下がらず（40℃），うわ言を言う。発汗多い・煩躁。
診　察	体温39.6℃・血圧100／60mmHg・多汗 舌診：舌質淡紅・舌苔薄白 脈診：浮数

診　断	中医病名：時行感冒		西医病名：インフルエンザ
弁　証	表虚・亡陽		

治　法	清熱解毒・営衛の気の調和

取　穴	大椎・至陽・曲池・合谷・崑崙・膈兪・風門・阿是穴

③吸角法：大椎・至陽・風門の針を抜いた後，7～8分吸角をかけ，終わったら出血部を拭いておく。

　上記操作をして15分ほどで，患者は汗がどんどん出て，たちまち体温は2℃下がった。正午には体温は正常になり，2日間養生して，脈気の調和をみて治癒した。

《考察》

　この疾患は強烈な伝染性のある病邪が大流行するときに発生するものである。発病は急激で，高熱・激しい頭痛・関節の痛み・脈は浮数の症状がみられる。邪は深く，すべての経絡に伝変する。ところで，この患者は身体が弱っていて表虚であるのに，発表〔発汗の薬物により外感表証を治療する〕の薬を用いたため，おそらく汗が出すぎて亡陽となってしまったのである。張仲景は，「陽浮のものは熱がよく出る，陰弱のものは汗がよく

出る」といっている。それゆえ，治法は営衛の気の調和・清熱解毒とするべきである。大椎・至陽を取ったのは，督脈が一身の陽気を統括しており，大椎は諸陽の会穴，至陽は陽経の陽穴だからである。膈兪・風門・崑崙および阿是穴は，すべて足の太陽経であり，合谷・曲池を配穴して，体表の病邪を取り除き，熱を退かせ，解表せしめたのである。

(『中国当代針灸名家医案』より抜粋)

2　中暑〔日射病〕

症例 1

患　者：夏〇〇，男性，45歳，建設作業員。
受　診：1996年7月20日午後2時
主　訴：(同僚が代理で話した) 突然気を失って20分経つ。
経　過：患者は，今日，炎天下の現場で建設作業をしていたが，午後1時20分にまず頭がクラクラして，胸苦しく熱っぽい感じがあり，吐き気・口の渇き・動悸・息切れがして，続いて顔面蒼白になり，冷汗がダラダラと出た。午後1時40分に突然気を失って倒れ，同僚に背負われて来院した。
診　察：身体はやや肥りぎみ・気を失っている・顔面は蒼白・冷汗がダラダラと出ている・手足は温かみがない・目は両方とも上に上がり瞳孔は縮小・心拍は乱れていないが促迫し弱い・両肺とも呼吸音はやや荒い・腹部は柔軟・肝脾には触れない・膝反射は減弱しているが明確な病理反射はない・血圧は測れていない・舌苔は薄白・脈は微で絶えそうであった。
診　断：中医：中暑（暑脱型）
　　　　西医：消耗熱
治　法：回陽固脱

症例1	
主 訴	失神
経 過	頭がクラクラ・胸苦しく熱っぽい・吐き気・口渇・動悸・息切れがして，顔面蒼白となり，冷汗が出て失神した。
診 察	顔面蒼白・冷汗・手足不温・瞳孔縮小・心拍促迫・呼吸音荒い・腹部柔軟・膝反射減弱 舌診：舌苔薄白 脈診：微・絶えそう
診 断	中医病名：中暑　　　　西医病名：消耗熱
弁 証	気陰亡脱・暑脱
治 法	回陽固脱
取 穴	人中・内関・湧泉・百会（灸）・神闕（塩灸）

取　穴：人中・内関・湧泉・百会・神闕
操　作：患者をベッドに寝かせ，頭を低くして，衣服を緩め，汗を拭きとって温め，引き続き毫針を用いて，人中・内関・足三里・湧泉に補法の刺針を行い，百会と神闕（塩灸）に大きめの艾柱の灸をすえた。5分後に患者は次第に意識を取り戻し，はじめは低い声で呻いていたが，やがて目を開けて，灸の箇所と針の箇所が熱い・痛いと訴えた。熱い砂糖湯を飲ませ，引き続き捻針を行い，灸を続けた。意識がはっきりしてきて，冷汗も止まり，手足も温まり，脈も出てきて，血圧が120/65mmHgと安定してきたので，抜針し，灸を終えた。この間，間欠的に捻針すること30分，灸を十数壮すえたところで，病状が寛解してきた。点滴をして数時間様子をみて，病状が安定してきたので家に送り届けて休息させた。

1．内科

《考察》

　暑熱あるいは暑湿の汚濁の邪が人体を侵襲して発病すると，軽ければ発熱・発汗・口渇・疲労などが出て傷暑となる。重い場合は高熱・意識不明・ひきつけ・嘔吐・頭痛・腹痛などの症状が現れ中暑となる。中暑には閉・脱・痙の区別があり，とりわけ注意が必要である。この患者は夏の暑い盛りに，長時間野外で作業をしていて発病したもので，暑邪によるものと考えられる。はじめは胸苦しく熱っぽい感じがあり，頭がクラクラし，動悸・呼吸促迫となり，その後に意識を失い，顔面蒼白となり，冷汗がダラダラと出て，手足が冷え，血圧が下がった。これは暑熱の侵襲により，発汗が過度になり，気陰を損傷したため，気陰亡脱*の暑脱症となったのである。治法は針灸併用による回陽固脱である。刺針は補法で，捻針を多くし，意識が戻り，脈が出てきたら置針し，汗が収まり，手足が温まるまで百会・神闕（塩灸）に灸をすえる。人中と湧泉に補法を行うと，上焦の閉塞を解き意識を回復させることができる。内関は心陽を活性化させ，百会の灸は陽気を回復させ覚醒させることができる。神闕の多壮灸は回陽救脱の効果がある。意識を取り戻し，陽気が回復すれば，心に元気が出てくるので脱症は治る。また，このときに注意しなければならないのは，点滴を行って脱水と塩分不足に陥らないようにすることである。

3　肺咳〔肺経の損傷からくる咳〕

症例1

患　者：郭○○，女性，30歳。
初　診：1990年2月20日
主　訴：咳・鼻づまり・鼻水が4日続いている。
経　過：患者は2月16日に雨に濡れてから鼻がつまり鼻水が出て，咳も少

症例1	
主 訴	咳・鼻づまり・鼻水
経 過	雨に濡れて症状が出た。悪寒・頭痛・だるい。桑菊感冒飲を服用後，症状は軽減したが，咳がひどくなる。白い痰が出る。
診 察	体温36.8℃・呼吸音増大・乾性ラ音（咳の後に消失）・白血球5000/μl・好中球55%・リンパ球45%，X線所見では両肺の陰影が増大。 舌診：舌質淡・舌苔薄白 脈診：緊
診 断	中医病名：肺咳　　　西医病名：急性気管支炎
弁 証	風寒襲表による表寒証
治 法	疏風散寒・宣肺止咳
取 穴	列缺・合谷・肺兪・外関

しあり，悪寒・頭痛がして，身体がだるくて苦しくなった。桑菊感冒飲などの薬を服用したところ，鼻づまり・鼻水・悪寒などの症状は軽減したが，咳だけはますますひどくなり，頻呼吸となり，のどが痒くなり，白くて薄い痰が出てきたので，診察を受けに来た。

診　察：体温36.8℃・意識ははっきりしている・言葉は滑らか・両肺の呼吸音が増大・乾性ラ音が認められるが咳の後では消失・舌質は淡・舌苔は薄白・脈は緊。血液像検査では白血球5000/μl・好中球55%・リンパ球45%。X線検査では両肺の陰影が増大。

診　断：中医：肺咳（風寒型）
　　　　西医：急性気管支炎

治　法：疏風散寒・宣肺止咳

1．内科

取　穴：列缺・合谷・肺兪・外関
操　作：針で瀉法を行う。5～10分置針し，針の後で灸をすえる。
第2診（2月21日）：咳の回数が減り，症状は好転した。
第3診（2月22日）：夜間の咳はおおよそ出なくなったが，早朝にまだ咳が残った。合計4回の治療で治癒した。

《考察》

　患者は4日前に雨に当たってから，鼻がつまり，鼻水・軽い咳が出るようになり，それに悪寒・頭痛・身体が痛だるいなどの症状があったが，熱や汗は出なかった。これは風寒襲表による表寒証と考えられる。はじめに桑菊感冒飲で治療したが，この方剤は疏風宣肺止咳の効果があるが，風熱からきた咳を主治するもので，風寒襲表からきた諸症状には適さない。薬の使い方を誤ったために風寒の肺への内襲を招いたのである。肺は嬌臓〔肺は清虚の性質があり，六淫の外邪が皮毛・口・鼻などから入ると，まず肺が犯される。その他の臓腑の病気も，しばしば肺に波及するが，寒熱に対する耐性がないので，容易に邪を受ける。そのため嬌臓といわれる〕であり，清粛を好み，風寒を嫌うが，肺が外邪に侵襲され，宣降の機能を失い，肺気が上逆したため咳がひどくなったのである。全体の病状の変化を通してみて，証の表現から考えて，この患者の病位はすでに表から肺に及んでおり，また咳が主であるので，診断は肺咳となった。痰は薄い・舌苔は薄白・脈は緊・熱はないなどから，風寒型であることは疑いない。針灸治療は，手の太陰・陽明の経穴を主とした。列缺は手の太陰の絡穴であり，肺兪を配して肺気を宣通させる。合谷は手の陽明経の原穴であり，外関を配して発汗解表を促す。これらの4穴を同時に使うことで，疏風散寒・宣肺鎮咳の効果を得ることができるのである（注：肺咳というのは，新しく公布された国家の『中医臨床診療述語』により命名されたもので，元の教科書では咳嗽の分類に入る）。

症例2（抄録）

患　者：宋〇〇，女性，33歳。

初　診：1974年3月

主　訴：もともと身体が弱い傾向で，少食だったのだが，このところ不注意だったため，寒けを感じて咳が出るようになった。誤って涼薬を服用したら咳がひどくなってしまった。今は白い痰が出て手足がだるく，疲れて力がでない。

診　察：顔はやや黄色い・瞼が少し腫れぼったい・舌質は淡・舌苔は薄白・脈は濡滑で右の関脈だけ細弱であった。もともと脾陽不振の傾向があったが，さらに外邪を受けたために，痰濁が肺に付着し，肺気が清粛機能を失って，咳が出るようになったものと考えられる。
　　　　本病の治法については，張 景岳（ちょうけいがく）が「およそ脈が細弱で，症状に虚寒がみられ，しかも咳嗽が止まらないものは，いずれも治嗽の必要はない。その陽を補すれば嗽は自ずと止まる」と述べている。この経験から，太淵を補し，肺兪・列缺・豊隆を瀉し，脾兪・足三里などに灸をすえた。1日1回，続けて7回の治療で，聚散関開し，咳が止まり治癒した。

《考察》

　咳は肺の声であり，声は気から発する。このことは咳嗽が気病であり，肺気の上逆によって咳嗽が起こるということを意味している。古くから「五臓六腑皆よく人をして咳せしめる」といわれているが，キーポイントは「胃に聚まり，肺を閉ざす〔関〕」ことにある。『素問』咳論篇に，「久しく咳して癒えなければ，三焦がこれを受ける。三焦咳の症状は，咳して腹満となり，飲食を欲せず，これ皆胃に聚まり，肺を閉ざし〔関〕，人をして痰涎多く，顔面は浮腫し，気逆せしめる」とあるが，ここでいう「聚」とは痰湿不化を意味しており，壅阻気逆（ようそきぎゃく）となり咳を起こすのである。「関」は肺失宣降*であり，肺気の粛降ができなくなるために咳を起こすのである。脾虚による咳の症状の特徴は，咳の音が重く濁る・痰は薄い・胃部が

1．内科

症例2	
主　訴	もともと虚弱・寒けを感じて咳
経　過	涼薬を服用後，咳がひどくなった。白い痰・だるい。
診　察	望診：顔色は黄色・瞼が腫れぼったい 舌診：舌質淡・舌苔薄白 脈診：濡滑，右の関脈だけ細弱
診　断	中医病名：肺咳　　　　西医病名：急性気管支炎
弁　証	脾陽虚・痰湿不化・肺失宣降
治　法	肺気宣通・健脾益気
取　穴	太淵・列缺・肺兪・豊隆・脾兪（灸）・足三里（灸）

苦しい・手足に力が入らない・顔面や瞼が腫れぼったく，ひどければあまり食べられず便が緩くなり，脈は濡滑，あるいは細弱で無力となる。これは明らかに脾陽不振であり，運化機能が失調し，水湿が貯留した病理現象である。まさに李東垣（りとうえん）がいうところの，「肺金が邪を受けて，脾胃虚邪があるために肺気が生じなくなり，肺金が病んだために，咳嗽，気短〔呼吸促迫〕，気上〔気逆〕となる。皮毛が寒を制御できず，気力がなくなり，のどが渇き，気持ちが落ち込んで楽しまない，などはみな陽気不足，陰気有余であり，身体に余力があっても活動できない」ということである。これには，散聚開関・培土生金〔補脾益肺〕を主法とすべきである。

本症例の咳は，もともと脾陽が弱いところに，さらに外邪を受けたために，脾陽がますます衰弱したもので，陽虚冷嗽の範疇に入る。まさに尤在涇（ゆうざいけい）（尤怡（ゆうい））がいうところの，「虚寒の嗽とは，その寒が外から入るのではなく，上中二焦の陽気が不足しているために，寒が中に行くのである。はじめは火熱を生じるので，誤って寒涼の消化剤を服用すると，脾土が傷つ

13

き，肺益が損なわれるのである」ということである。ここで太淵を補し，列缺・肺兪を瀉したのは，肺気を宣通するためである。脾兪・足三里に灸をすえたのは，健脾益気をし，飲邪〔水飲〕を駆散し，脾を強化し津液を留まらせず流れさせるためである。さらに豊隆を加えているが，これは足の陽明胃経の絡穴であり，別は足の太陰脾経に行くからである。痰濁は脾虚により生じ，胃腑に聚まり，肺気に影響する。したがって，これらの経穴を用いることによって脾胃ともに通じ，6穴の配合・協力は，健脾益気・宣肺止咳・滌痰降濁(じょうたんこうだく)の働きをし，病にツボが応じて効果を上げることができたのである。

(『現代針灸医案選』より抜粋)

4　哮病(こうびょう)〔発作性の喘鳴(ぜんめい)を伴う病症〕

症例1

患　者：張〇〇，男性，58歳。

受　診：1985年3月5日

主　訴：喘息発作を繰り返し，喘鳴が4年続いており，感冒に罹ってここ1週間ひどくなった。

経　過：患者は1981年の初春に，感冒に罹り咳が出たが，長引かずに治ったと思っていると次第に喘息を起こすようになった。毎年冬春の季節に発作を起こし，発作のときには，すぐにエフェドリン・アミノフィリンなどの薬を服用すると症状が寛解していた。今年の2月28日に感冒に罹り再度発作を起こした。症状は喘息で呼吸が促迫し，横になって寝ていることができず，鶏が鳴くような喘鳴があり，胸が苦しく咳が出るが，口は渇かない。これは薬物に対してアレルギーを起こしており，明らかにホルモン剤の長期使用による副作用であった。そのため当院を受診して針灸治療を希望した。

1．内科

症例1	
主　訴	喘息発作の反復・喘鳴4年続き，この1週間ひどい。
経　過	4年前，感冒後喘息発作。毎年冬に発作を起こすが服薬で寛解。1週間前，感冒後発作が起こり，呼吸促迫・喘鳴・胸が苦しい。
診　察	呼吸困難・白色の泡沫状の痰・肺部に喘鳴音，X線所見は肺部透明度増加し横隔膜下降。 舌診：舌苔薄白 脈診：浮緊

診　断	中医病名：哮病	西医病名：慢性気管支喘息の急性発作
弁　証	風寒束肺	

治　法	疏風解表・宣肺平喘

取　穴	風門・肺兪・定喘

診　察：急性病の苦痛の様子・呼吸困難・口を開けて肩を上げている・白色の泡沫状の痰を吐く・肺部に広範な喘鳴音を認める・顔色は悪い・舌質は紅くない・舌苔は薄白・脈は浮緊であった。X線検査では肺部の透明度が増加しており，横隔膜は下がっている。

診　断：中医：哮病（風寒襲肺型）
　　　　西医：慢性気管支喘息の急性発作

治　法：疏風解表・宣肺平喘

取　穴：風門・肺兪・定喘

操　作：1.5〜3寸の毫針で，肺兪・定喘などの経穴を，いずれも脊柱方向に1寸ほど斜刺する。刺針は瀉法，その後に灸をすえる。毎日1回，10日を1クールとする。
　　　　2クールの針治療で治癒した。

15

《考察》

　哮病の発生の原因は次のとおりである。積年の痰が肺の内部に隠れており，外感六淫・気温の急な変化・不適切な食事あるいは情緒不安などの誘因によって触発されて，痰が気に従って上昇するが，気が痰に阻まれ，お互いに組み打ちするようになり，気道を塞ぎ，肺が宣降の機能を失ったのである。気道は痙攣を起こして狭窄し，呼吸の気が圧縮されて薄い痰を吐き，胸苦しい・呼吸促迫・喘鳴などの症状が出た。この症例の症状をみると哮病と診断して間違いない。哮病には臨床上発作期と寛解期とがある。発作期は，気滞痰阻が主で，証候はたいていは邪実で，病位は肺にある。寛解期には，よく気陰虧虚の状態になり，陰陽両虚で，病はしばしば脾腎に損傷を与える。

　この患者の病状は感冒から始まっており，症状は呼吸促迫・喘鳴音・胸苦しく咳をするなどがみられるが，はっきりした虚象はない。また，白色の泡沫状の痰を吐き，口は渇かず，舌苔は薄白・脈は浮緊などで，はっきりした熱象でもない。風寒束肺*によるものと考えられる。治法は疏風解表・宣肺平喘である。風寒から発病したものには，背兪穴の刺針に灸法を加えるとよい。肺兪は肺の背兪穴であり，肺気が集まり転送されるところなので，これに針を行うと，肺臓の邪を疏通排泄し，降逆・平喘することができる。風門は足の太陽経の腧穴であり，太陽は一身の表を主り，風邪出入の門戸なので，これによって邪を解表させることができ，肺気は自ずから通降できるのである。定喘穴は臨床的に平喘の特効穴であり，刺針もわりあいに安全である（注：哮病という名称は，国家規準の『中医臨床診療述語』に定められたもので，元の教科書では哮喘の範疇である）。

症例2（抄録）

患　者：梁〇〇，男性，61歳，工員。
初　診：1987年7月28日
主　訴：咳・胸が苦しい。20年来の喘息がこの10年重くなっている。

1．内科

症例2	
主　訴	咳・20年来の喘息がこの10年重くなっている。
経　過	感冒後咳が出て次第に喘息になった。喘息薬を服用しても反復発作し，悪化した。喘鳴音がある。昨年入院，X線所見は肺の透明度増加。
診　察	動くと喘息がひどくなる・顔色悪い・痩せ 舌診：舌苔薄白 脈診：沈無力
診　断	中医病名：哮病　　　　西医病名：喘息型慢性気管支炎の肺気腫合併症
弁　証	肺腎気虚
治　法	利肺補腎・納気定喘
取　穴	肺兪・大椎・風門

経　過：患者は，1967年に感冒にかかって咳が出た。当初は病状が比較的軽かったので，咳止めの薬を飲めば，すぐに咳は止まった。しかし用心して根治しておかなかったので，いったん感冒にかかるとすぐに咳と痰が出て，胸が苦しく，喘息となり，味覚がおかしくなり，胸苦しく気分が悪くなる。常に医者にかかっており，アミノフィリンやイソプロテレノールなどの喘息薬を服用するのだが，しばらくは寛解しても，病状を抑えることはできず，繰り返し発作を起こしている。とりわけこの10年来，冬場や寒に当たるたびに，咳は次第に重くなり，ひどいときには喘鳴音がして，動くといっそうひどくなるが，痰はそれほど多くない。昨年の冬は喘息が重くなって，入院して治療した。X線胸部検査では，両肺の透明度が増強しており，慢性気管支炎の肺気腫合併症と診断さ

れた。中薬や西洋薬による治療では，効果がはっきりしないので，針灸治療を受けるために来院した。
診　察：意識ははっきりしている・言葉もしっかりしている・動作は緩慢・動くとすぐに喘息がひどくなる・顔色はよくない・体質は痩せていて弱い・舌苔は薄白・脈は沈で無力。
診　断：哮喘（喘息型慢性気管支炎の肺気腫合併症）・肺腎気虚型
治　法：利肺補腎・納気定喘*
取　穴：肺兪・大椎・風門
配　穴：①腎兪・関元・太谿，②尺沢・太淵
操　作：咳がひどいときは，尺沢・太淵を配穴する。はじめは毎日１回の針灸治療をし，１クール（10回）が終わったら，１日おきに１回にし，次のクールまでの間５〜７日間休むようにして，続けて治療を行った。

　　　その年は合計49回の針灸治療を行ったため，冬になっても喘息の発作は起こらなかった。治療効果を確定的なものにするために，1988年７月13日から，再び47回の針灸治療を行ったところ，一般症状は良好となり，食事量も増え，動いたときの喘息の苦しさは軽減した。予防的効果を強めるために，1989年８月２日から10月はじめまで続けて36回の針灸治療を行った。この患者は，３年間の夏秋の季節に，前後して合計132回の針灸治療を受け，予防的効果を確固としたものにした。そのうえ患者の身体状況は，針灸治療前にくらべて良好になり体質も強くなった。

《考察》

　この病気は，呼吸器系のなかでも複雑なもので，本病の治療については研究の必要がある。まず診断と有効な治療方法を明確にしなければならない。次に，患者に本病の治療の難しさを理解させ，何年間かにわたって夏秋の季節に長期的治療を行うという信念をもたせなければならない。そうしてはじめてこの種の複雑な疾病を治癒させることができるのである。
　この病気に対する針灸治療は，上述の３穴〔肺兪・大椎・風門〕を主とし，

腎兪・関元・太谿を配穴する。腎兪は膀胱経の兪穴で，腎気が輸注するところであるので，補益腎気・壮水益火*・強健気化*の働きがある。関元は任脈と足の三陰経の交会穴で，培腎固本し，下元の気〔腎気〕を補益する働きがある。太谿は腎経の原穴で，腎陰の滋養・元陽〔腎陽〕の強壮・腎気の強化により呼吸困難を治すという効果がある。3主穴に，腎兪・関元・太谿を配穴すれば，補益固腎・体質増強をはかり，腎機能低下による呼吸困難のある喘息を治療することができる。

　この患者のように，高齢で，病歴の長い人は，本病では発作を繰り返しやすい。そこで，筆者は長期の反復治療という方法をとって，予防的な治療効果を得ることができたのである。

（『中国当代針灸名家医案』より抜粋）

5　呃逆〔しゃっくり〕

症例1

患　者：王〇〇，女性，42歳。
受　診：1984年5月20日
主　訴：呃逆の発作が1カ月間繰り返し起こっている。
経　過：患者は，4月20日，夫と喧嘩をして，次第にしゃっくりが起こるようになった。不愉快な気持ちになると，しゃっくりの発作は重くなり，気持ちが平穏だったり就寝後では，しゃっくりは寛解する。発作時はのどの奥でヒックヒックと続けざまに音が出て，音は短いが頻繁で，自分でコントロールすることはできない。胸苦しく気分が悪い・季肋部の脹痛・げっぷなどがあり，食事および大小便は正常である。これまでに中西医の何人もの医師の診察を受けたが，いっこうに治らない。そこで特に針灸治療を求めて来院した。

症例1		
主　訴	しゃっくりの発作が1カ月続く。	
経　過	喧嘩の後，しゃっくりの発作・胸苦しく気分悪い・季肋部脹痛・げっぷがある。	
診　察	苦痛の顔貌・痩せ・横隔膜緊張，バリウムによるX線検査は異常なし。 舌診：舌質淡・舌苔白膩 脈診：弦	
診　断	中医病名：呃逆病	西医病名：横隔膜痙攣
弁　証	気滞	
治　法	和胃・降逆・止呃	
取　穴	中脘・内関・足三里・膈兪・太衝	

診　察：意識ははっきりしており言葉も滑らか・顔面は苦痛の様子・身体はやや痩せている・心肺は正常・横隔膜はやや緊張・舌質は淡・舌苔は白膩・脈は弦であった。バリウムによるX線検査では，器質的な病変の徴候はみられない。

診　断：中医：呃逆病（気滞型）
　　　　西医：横隔膜痙攣

治　法：和胃・降逆・止呃

取　穴：中脘・内関・足三里・膈兪・太衝

操　作：瀉法。40分置針，10分ごとに提挿〔針を一定の深さまで刺した後に，抜かないで上下する法。そのなかで軽くリズミカルに行うのが雀啄法〕・捻転を1回行う。

　　　　初回の治療で，しゃっくりの回数は減り，胸苦しいなどの症状も明らかに改善された。4回の治療で治癒し，1カ月後の診察で

1．内科

も再発はなかった。

《考察》

呃逆は古名を「噦(えつ)」という。まず乾嘔(かんおう)〔からえずき〕やげっぷと区別しなければならない。音声は出るが物は出ず，唾だけ吐くのが乾嘔で，胃気が鬱滞して塞がれ，上昇して声になるのがげっぷである。ヒックヒックと続けて音声が出て，音声は短く頻繁で，自分ではコントロールできないのが呃逆である。呃逆というのは，胃気が上逆し横隔膜を動かすことによって起こるのである。胃が和降の機能を失う病理原因には，寒気薀蓄・燥熱内盛・気鬱痰阻および気血虧虚などさまざまな側面がある。本症例が発症し重くなるのは，気持ちの変化と関係がある。つまり気分がおもな発病要因である。情緒不安は臓腑機能の障害となり，肝気が横逆して胃を傷め，胃気が上逆して横隔膜を動かす，というのがおもな病機〔疾病の原因・病位および疾病過程における変化の要点〕である。患者の症状は，ヒックヒックと続けて音声が出て，音声は短く頻繁で，自分でコントロールできない。胃のその他の器質的病変を排除すれば，呃逆病と診断して間違いない。発作時には，胸苦しい・脹って痛む・げっぷが出る・脈は弦などの症状があり，気機鬱滞型といえる。気滞型呃逆病の治療は，和胃降逆・止呃を主とする。本症例の針灸処方のなかで，中脘は胃の募穴，足三里は胃の合穴，内関は手の厥陰心包経の絡穴であり，これら3穴を配合すると和胃降逆・寛胸利膈の効果がある。太衝穴は肝に属し，疏肝降逆の効果がある。膈兪は横隔膜の背兪穴であり，横隔膜の病を支配しており，降気止呃の効果を上げることができる。上記の経穴を合わせて用いることによって，気滞型呃逆病治療の優れた治方とすることができ，治療効果は理想的なものとなる。

症例2（抄録）

患　者：王○○，男性，45歳，医師。
初　診：1989年5月22日
主　訴：しゃっくりが3日間続いている。

症例2	
主 訴	しゃっくりが3日間続く。
経 過	膵臓がん手術後しゃっくりの発作，連発して止まらない。食事量・睡眠少ない。
診 察	顔色黄色・憔悴・心肺の聴診（−） 舌診：舌質淡・舌苔少ない 脈診：細弦

▼

診 断	中医病名：呃逆
弁 証	中焦の働きの失調

▼

治 法	中焦の働きの調整

▼

取 穴	合谷

経　過：患者は膵臓がんの手術後にしゃっくりが止まらなくなり，薬を服用しても針灸をしても治らないので，ついに立ち合い診察を求めてきた。現在，患者はのどからしゃっくりが連発しており，止まらない。ひどいときにはベッドが動くほどで，食事量は少なく，睡眠もとりにくいが，大小便は通常である。

診　察：顔色は黄ばみ憔悴・意識ははっきりしている・言葉は滑らか・しゃっくりが頻繁に出て止まらない・心肺の聴診（−）・舌質は淡・舌苔は少ない・脈は細弦。

診　断：呃逆（中焦の働きの失調型）

治　法：中焦の働きの調整・止呃

取　穴：合谷

操　作：刺針して得気があったら平補平瀉の手法を行い，20分置針する。施術後しゃっくりはたちまち止まった。なお20分置針後しゃっくりは再発していない。

1．内科

《考察》

　しゃっくりは些細な症状であるが，手術後の罹患患者にとっては，耐えがたい苦痛である。本症例のしゃっくりは，術後に中焦の働きが失調したために発症したものである。この証に対する針灸の治療穴は，一般的には心包・胃・任・膀胱の諸経を用いることが多いが，1回に用いる経穴がわりあいに多いので，患者に受け入れられにくい。筆者は独自の方法をとり，ただ1穴のみで見事な効果を得た。それは，この経穴が中焦の働きを調整することができるということだけでなく，刺針運用の技術の違いに重要なポイントがある。この症例の患者の場合，前の針治療では効果がなかったのに，筆者が1穴の針で，痛みも与えず，針感をリズミカルに胸間に伝えると，施術後にはしゃっくりが止まったのである。こうしてみると，針の道は経穴の効能だけでなく，手技が大切であることがわかる。

（『中国当代針灸名家医案』より抜粋）

6　胃脘痛〔上腹部痛〕

症例1

患　者：曹〇〇，女性，35歳。
初　診：1982年4月3日
主　訴：上腹部の痛みが繰り返し起こって4年になる。この2カ月ひどくなっている。
経　過：患者は1978年4月に上部消化管から出血したことがある。その後，上腹部の痛みが繰り返し起こるようになり，バリウム検査で表層性の胃炎と診断された。平素は食後に上腹部に隠痛〔痛みは軽く，出たりなくなったりする〕があることが多く，温めたり押さえたりすると心地よい。今年，2月3日にはっきりした誘因が

症例1		
主　訴	上腹部の痛みが起こり4年，この2カ月ひどい。	
経　過	4年前，上部消化管出血後に上腹部痛が起こるようになった。バリウム検査で表層性胃炎と診断，2カ月前から痛みがひどく，食後脹痛・水液を吐く・泥状便・手足だるい。	
診　察	痩せ，顔色黄，腹部左右対称・平坦・柔軟，上腹部圧痛。胃カメラ検査では幽門部の粘膜表面に病変，黄白色の膿様の分泌物，局限性の粘膜充血。 舌診：舌質淡・舌苔薄白 脈診：弦	
診　断	中医病名：胃脘痛	西医病名：慢性表層性胃炎
弁　証	脾胃虚寒	
治　法	温中止痛・健脾養胃	
取　穴	足三里・中脘・胃兪	

　　　　　ないのに痛みがひどくなり，食後に脹痛〔脹っているような痛み〕があり，ただの水液を吐き，薄い泥状便を下し，手足はだるく力が入らない。
診　察：意識ははっきりしている・言葉も滑らか・身体は痩せている・顔面はやや黄ばんでいる・腹部は左右対称で平坦で黄染はない・腹壁の緊張度は普通で触診すると柔軟・上腹部に圧痛があるが反跳痛はない・肝脾は触れない・舌質は淡・舌苔は薄白・脈は弦。胃カメラ検査では幽門部の粘膜表面にまだら状の病変があり，その上に黄白色の膿様の分泌物が付着し，局限性の粘膜充血がみられる。
診　断：中医：胃脘痛（脾胃虚寒型）

1．内科

　　　　西医：慢性表層性胃炎
治　法：温中止痛・健脾養胃
取　穴：足三里・中脘・胃兪
操　作：上記3穴に，平補平瀉法を行い，15分置針する。1日1回，5回の針治療を行ったところで，痛みは明らかに軽減し，食後に腹が脹る自覚症状も軽減した。
　　　　引き続き同様の治療を行い，20回の針治療で全快した。1年の訪問観察で再発はみられない。

《考察》

　この患者の臨床症状は痛みが主であり，痛みの部位は上腹部なので胃脘痛と診断された。胃脘痛はたいてい寒熱・食事の不調・陰陽気血の不足・気滞血瘀などにより，胃が和降の機能を失ったために発症する。この患者は病歴が比較的長く，慢性化したために脾胃に及び，脾虚が寒を生じ，脾胃虚寒となり運化がスムースにいかず，ときどき痛みが出るような胃痛が起こったのである。脾虚により中焦が冷え，水分が運化できなくなり，上に氾濫して，水液を吐くことになる。寒が温を得れば散じ，気が応じればめぐるので，温めたり押さえたりすると心地よいのである。脾は四肢を主っているので，脾陽不振になると，手足がだるく力が入らない。脾陽が損傷を受けると運化機能の権限を失い，したがって便が薄い泥状便になる。舌苔が薄白で，脈が緩であれば，いずれも脾胃虚寒の象であり，温中止痛・健脾養胃の治法をとるべきである。針治療では，足三里・中脘・胃兪の3穴を取る。そのうち，足三里は足の陽明胃経の合穴で，すべての胃腸疾患を治療でき，温中止痛するので，脾胃を調和し，脾を強化し，寒を取り除き，痛みを止めることができる。胃兪と中脘は，それぞれ胃の背兪穴と募穴であり，この2穴を配合することによって前後から挟み撃ちするようになり，陰陽を調和させ，脾胃の調子を整え，痛みを止める効果が出る。胃脘痛の針灸治療にははっきりとした鎮痛効果があり，しっかり治療を行えば，明らかに良好な予防的効果を収めることもできる。

症例2（抄録）

患　者：洪〇〇，男性，48歳，技術者。
初　診：1977年10月
主　訴：3年前から胃痛があり，発作時には胸部や季肋部まで痛み，背部にまで及び，痛みは耐えがたく，悪心や下肢が痺れるような状態もある。空腹になるといつも胃が脹って痛み，気温が突然下がったときには，痛みがとりわけひどい。1977年4月7日に，続けて2回胃痛のため嘔吐し脱水状態になった。病院で十二指腸潰瘍と診断され，点滴を受けて，中薬を服用したところ，危険な状態をきり抜けて好転した。現在は痛みが胸背に及び，悪心があり，吐き気がする。
診　察：身体は痩せている・眼窩は落ちくぼんでいる・みぞおちから上腹部にかけて局部の圧痛がある・脈は沈緩で無力・舌苔は白であった。バリウム造影では胃はかぎ形をしており，球部は変形し，触ると痛み，ニッシェがみられる。
診　断：虚寒性胃痛
治　法：温中健脾・益火暖胃・駆寒止痛により，潰瘍を補修する。すなわち，膏肓兪・肝兪・脾兪・中脘に，閃火法〔吸角法の1つ。ガラスのコップ状の容器の中に，アルコール綿に点火したものを鉗子で挟んで入れ，中で一周して容器の中を真空にし，その容器をすばやくツボの部位に被せる〕を行う。中程度のガラスの容器2個を用いて，連続閃火法を行うが，1カ所のツボに30回，背部の6穴で合計180回，中脘に20回，合わせて200回行う。終わったら2分ほどインターバルを置き，再度200回行う。合計で400回行うと，それらの部位は皮膚が赤くしっとりしてきて，腹背は温まり，胃痛はみるみる好転した。4回の治療で患者の胃痛はおおいに好転し，食欲も出てきて，10回の治療で胃痛は基本的に消失し，仕事に復帰した。

1．内科

症例2	
主 訴	3年前から胃痛，季肋部・背部まで痛む。悪心・下肢の痺れ・空腹時脹痛。
経 過	胃痛のため嘔吐・脱水症状。痛みが胸背に及ぶ・悪心・吐き気がある。
診 察	痩せ・上腹部圧痛。バリウム造影では胃はかぎ形で球部は変形，ニッシェがみられる。 舌診：舌苔白 脈診：沈緩無力
診 断	中医病名：胃脘痛　　　西医病名：十二指腸潰瘍
弁 証	虚寒
治 法	温中健脾・益火暖胃・駆寒止痛
取 穴	膏肓兪・肝兪・脾兪・中脘（いずれも閃火法）

《考察》

　患者は胃痛と脱水症状で身体が弱り，一時針治療ができなかったので，閃火法を用いることにした。膏肓兪に連続して閃火法を行うことによって，赤血球とヘモグロビンが増加し，肝兪・脾兪および中脘に行うことで，肝胃の調和をはかり，嘔吐を止めることができた。閃火法を連続して数百回行ったので，血液は旺盛になり，脾胃は強壮となり，気血は充足し，炎症が治まったのである。そして，次第に十二指腸の粘膜組織が改善され，潰瘍面も補修され，胃痛はなくなり，健康を回復した。

（『現代針灸医案選』より抜粋）

7　嘔吐

症例1

患　者：趙○○，男性，30歳。
初　診：1984年5月10日
主　訴：悪心・嘔吐の発作が3カ月繰り返し起こっている。この3日ひどくなった。
経　過：患者は，3月9日，食べすぎて上腹部が痛み，悪心・嘔吐したが，ガストロピンを服用したら寛解した。しかし少し食べすぎて，そのうえ不愉快な気分になったら，たちまち再発し，病状は次第に重くなっていった。5月7日，嘔吐がひどくなり，1日に3～5回も繰り返し，水を飲んでも吐く。胃の内容物やすっぱい水を吐き，上腹部に隠痛があり，だるくて力がでない。食事量も減り，口の渇きを覚えるが，飲みたくない。便は緩くて薄い。
検　査：意識ははっきりしている・顔色は晄白〔寒証による顔面蒼白の病態顔貌〕・身体は痩せている・腹は平らで柔らかい・肝脾は触れない・上腹部の正中に軽い圧痛があるが反跳痛はない・手足は温まらない・舌質は淡・舌苔は薄白・脈は細弱であった。心肺は正常・便の潜血反応（－），バリウムによるX線造影検査で胃粘膜脱と診断された。
診　断：中医：嘔吐（脾胃虚寒型）
　　　　西医：胃粘膜脱
治　法：温中健脾・和胃止嘔
取　穴：内関・足三里・公孫・中脘・脾兪・胃兪。
操　作：毫針を用い，平補平瀉法で刺針し，15～20分置針する。1日1～2回，1週間治療して1日インターバルを置き，嘔吐がひどいときは，食前にビタミンB_1，B_{12}を，内関・足三里にそれぞれ0.5～1m*l*経穴注射する（ビタミンB_1 50～100mg，ビタミンB_{12} 0.1～

1．内科

症例1		
主　訴	3カ月前から悪心・嘔吐，この3日間ひどい。	
経　過	食べすぎで上腹部痛，悪心・嘔吐・口渇・便ゆるくて薄い。	
診　察	顔色㿠白・痩せ・上腹部軽い圧痛・手足温まらず・便の潜血反応（－） 舌診：舌質淡・舌苔薄白 脈診：細弱	
診　断	中医病名：嘔吐	西医病名：胃粘膜脱
弁　証	脾胃虚寒	
治　法	温中健脾・和胃止嘔	
取　穴	内関・足三里・公孫・中脘・脾兪・胃兪	

0.3mg)。

　上記の方法で治療を行うと，悪心・嘔吐および上腹部の痛みは次第に軽減し，1カ月あまりで症状はなくなった。食事もよくとれるようになり，体重も増えて，全快して退院した。

《考察》

　嘔吐は臨床上よくみられる症状である。いかなる病変でも，胃に損傷があれば，嘔吐が起こりうる。嘔吐のおもな病機は胃失和降であり，気が上逆しているのである。臨床上，嘔吐はまず反胃〔食後，上腹部が膨満し，朝に食べれば晩に吐き，晩に食べれば朝に吐くといった未消化の食物を吐出する症状〕と呃逆〔しゃっくり〕を鑑別しなければならない。これらはいずれも胃部の病変であるが，嘔吐は声も出てものも出るというのが特徴である。反胃は朝に食べれば晩に吐くというのが特徴である。そして呃逆

は古名を「噦」というが，のどの奥でヒックヒックと連続して声が出て，声は短く頻繁で，自分ではコントロールできないというのが特徴である。嘔吐という症状も，もちろん虚実を弁別しなければならない。本症例は発病が緩慢で，病気の経過も長いので，虚証と考えるべきである。脾胃虚弱だと，食べたものを消化吸収することができず，少し食べすぎるとすぐに吐く。脾胃陽虚であれば，気が外に現れないので，顔面は晄白となり，だるくて力がでない。中焦虚寒であれば，気が津液を動かさないので，のどは渇くが飲みたくない。脾の運化機能が失調すると，便は緩く薄くなる。舌質が淡・舌苔が白・脈は細弱などはいずれも虚寒の象であるから，治法は温中健脾・和胃止嘔とすべきである。針灸の処方では，八脈交会穴の内関・公孫を取り，足三里を配穴することによって寛胸・健脾・和胃をすることができる。中脘・胃兪は兪募配穴となるので，胃気を通調する働きを引き出すことができる。脾兪は脾気の集まるところであり，それに足三里・公孫を用いれば，脾気を調整し補うことができ，運化の働きを健全にする。これらを互いに配穴することによって，昇降が正常になり，和胃止嘔の目的を達することができるのである。

症例2（抄録）

患　者：黄〇〇，男性，50歳，幹部。
初　診：1977年7月
主　訴：季節は暑い日，なまものや冷たいもの，不潔なものを誤って食べてしまって，3時間ほど経ったころ，吐き気が起こり嘔吐した。吐出した胃の内容物は，色が黄色で酸味があり，量は多くないが回数が頻繁で，腹痛を伴った。痛みは上腹部と臍の周囲が激しく，発作性痙攣性の痛みで，下痢は水様で回数は十数回にもなった。薬の服用はせず急いで来院した。
検　査：患者は急性の苦痛の様子・呻き続けている・熱はない・軽度の脱水症状があり，証は霍乱〔嘔吐と下痢が同時に起こる病証〕である。

1．内科

症例2	
主　訴	飲食不摂生のため嘔吐
経　過	嘔吐の回数は頻繁だが量は多くない。吐出物は酸味があり，腹痛を伴う。上腹部と臍周囲に発作性痙攣性疼痛があり，水様便が十数回。
診　察	熱はなく，軽度の脱水症状。
診　断	中医病名：嘔吐　　　西医病名：霍乱
治　法	止痛・止嘔・止瀉
取　穴	華佗夾脊穴の肝・脾・胃（T9，11，12）

　華佗夾脊穴の肝・脾・胃（T9，11，12）を取り，平補平瀉法を行い，20分置針した。抜針後，患者は腹痛が軽減し，悪心・嘔吐など諸症状はすべて治まった。

《考察》

　華佗夾脊穴の位置については，現在2つの説がある。1つは第1頸椎から第5腰椎までの棘突起下の両側0.5～1.0寸，片側24穴，左右で合計48穴。もう1つは第1胸椎から第5腰椎まで，棘突起下の両側0.5寸，片側17穴，左右で34穴である。両説の違いは，前者が後者より頸椎の部分だけ多いということである。その主治・効能は一般には，肺癆〔肺結核〕・咳嗽・喘息およびあらゆる慢性疾患の治療であると記載されている。筆者の長年の臨床経験によると，下記の2方面の疾患に応用するのが一番効果がある。

　1つは，呼吸器系統の疾患である，肺炎・気管支炎・喘息性気管支炎および気管支喘息であり，夾脊穴はT1～3を取り，刺針の後吸角をかける。

　もう1つは，消化器疾患である胃炎，胃および十二指腸潰瘍の痛み，急

31

性胃腸炎の嘔吐・下痢の症状などである。夾脊穴のT7〜12を取り，単刺して，必要な場合は吸角をかける。これらの疾患はしばしば針がよく効くことがある。この症例の患者は1回の針治療で即座に治癒した。

(『現代針灸医案選』より抜粋)

8　腹痛

症例1

患　者：謝○○，女性，36歳。
受　診：1993年12月2日
主　訴：発作性腹痛が3日間続いている。
経　過：患者のいうところでは，11月29日に上腹部が発作的に痛みだし，1回の発作は30分から2時間続き，30〜60分の間隔で，痛みは強烈で，腹部は温めると心地よく，冷えると痛みはひどくなる。胃の内容物を嘔吐し，手足は温まらない。すでにアトロピンを注射したり，ベラドンナ製剤を服用したりしたが，痛みが取れないので，針灸科を受診した。
検　査：意識ははっきりしている・苦痛の表情・腹は平らで柔らかい・上腹部の圧痛が顕著・反跳痛や腹筋の緊張はない・舌苔は白・脈は沈緊であった。血中尿中アミラーゼ，肝機能，赤血球・白血球の分類，計数，腹部超音波検査などはいずれも正常。
診　断：中医：腹痛（寒邪内積型）
　　　　西医：胃痙攣
治　法：温中散寒・理気止痛
取　穴：中脘・公孫・足三里・湧泉
操　作：発作時に1日1〜2回針灸治療を行う。各穴に1〜2分手技を加えて，20〜30分置針する。3回の治療で治癒した。

1．内科

症例 1	
主　訴	発作性腹痛が 3 日続く。
経　過	上腹部に発作性腹痛。発作は30〜60分間隔で，30分〜2時間続く。痛みは強烈・冷えるとひどい・嘔吐・手足温まらない。
診　察	腹は平らで柔らかい・上腹部に圧痛がある。血液検査・超音波検査いずれも正常。 舌診：舌苔白 脈診：沈緊
診　断	中医病名：腹痛　　　西医病名：胃痙攣
弁　証	寒邪内積
治　法	温中散寒・理気止痛
取　穴	中脘・公孫・足三里・湧泉

《考察》

　この患者は強烈な腹痛があり，冷えるとひどくなる・温めると心地よい・舌苔は白・脈は沈緊であるから，寒邪内積の寒性腹痛であると考えられる。寒邪が経脈を塞ぎ，陽気が通じなくなったものである。「通ぜざればすなわち痛む」というのは痛みの発病機序である。そのため，まず中脘・足三里・公孫を刺針して，脾胃の運化機能を正し，胃腸の腑気を温めて通じさせた。そのほかに寒邪が気機〔臓腑の機能活動〕を阻滞し，気滞してめぐらなくなっているために，腹痛が起こったり止んだりしているのであって，気痛〔気滞不通からくる痛み〕の原因がまだ残されている。そこで，通経調気の効能がある足の少陰腎経の井穴である湧泉を刺針し，その他のツボと合わせて用いて，温中し，内寒を散じ，駆寒・理気をはかったところ，寒が除かれて気が通じ，痛みがとれたのであり，即効であった。

症例2（抄録）

患　者：樊〇〇，男性，37歳，医師。

主　訴：患者は昼間，なまものや冷たいものを少し食べたところ，上腹部が脹るようになった。就寝後，次第に腹痛が上に突き上げるようになり，夜半まで我慢していたが，腹痛はますますひどくなった。攻痛〔攻撃的な激しい痛み〕は臍下からきているようで，手で胸部を叩かれているようである。1回に3〜5分の発作があり，自分で胃痙攣だと思い，アトロピンを服用したが，依然として痛みは治まらない。同僚が針治療を勧めたが，その気にはなれない。もともと針灸を信じていなかったので，同僚としても無理に勧めることもできなかった。しばらくして，攻痛はますます激しくなり，嘔吐も頻繁に起こり，汗がダラダラ出て，呻き声を上げ，耐えられなくなった。事ここにいたって，ようやく針治療を求めて来た。

検　査：酒・たばこはやらず，胃腸の既往歴もない。ベッドの上でも転々とし，安まらない。顔面は青黄色・口唇は薄い紫色・舌苔は薄白で乾いている。呼吸は促迫し，乱れている。口渇があり熱いものを飲みたがる。便通は2日間なく，発作が起こるたびに，胸郭が箱になったようである。心肺には異常がなく，肝・脾は触れない。腹部を押さえると不快で，腹筋は緊張しているが，右下腹部の反跳痛・組織採取による生検はいずれも陰性。左下腹部に糞便の塊を触れるが，圧痛はない。肘・膝以下が逆冷しており，脈象は細弦緊数で，沈めると無力である。腎陽がもともと虚であり，そこに陰寒を感受したために，下焦に寒気を引き起こし，心胸に突き上げて発症した奔豚腹痛証〔胃腸の蠕動亢進，痙攣による腹痛〕である。

治　法：急温脾腎・散寒降逆を主法とする

取　穴：関元・足三里・照海・太衝・三陰交

操　作：補法を行うと，攻痛はたちまち軽減した。手元に艾が見つからなかったので，紙巻たばこを温灸の代わりにして，針柄に付けて灸頭針を行い，熱が針の下に深く到達するようにした。10分ほど経

1．内科

症例2	
主　訴	飲食不摂生のため上腹部痛
経　過	臍から上に突き上げるような攻痛・嘔吐・大汗があり耐えきれない。
診　察	顔色青黄色・口唇紫・呼吸促迫・口渇・便秘・腹筋緊張・右下腹部反跳痛・肘と膝以下が逆冷 舌診：舌苔薄白 脈診：細弦緊数，沈無力

▼

診　断	中医病名：奔豚腹痛
弁　証	腎積奔豚

▼

治　法	急温脾腎・散寒降逆

▼

取　穴	関元・足三里・照海・太衝・三陰交

　つと，攻痛は消失したようなので，30分後には抜針した。このことがあってから，患者は針灸をおおいに信じるようになり，謙虚に努力して学び，いつも教えを請うようになったという話を聞いている。

《考察》

　この症例の腹痛は，臍の下から始まり，上は心胸に突き上げ，下肢だけは逆冷し，脈は細弦緊数だが，沈めて取ると無力である。そのうえ，もともと腎陽が不足しているのに，さらに陰寒を感受したので，腎積奔豚〔下腹部に病邪が鬱積し，上に突き上げ腹痛などを起こすもの〕となったのである。今，関元を取って下元〔腎〕を温め，足三里で健胃し，三陰交で脾陽を温めて活性化し，腎陽を回復させ，脾の運化機能を働かせ，さらに太衝・照海によって肝気の上逆を抑えたので，脾陽を温め，腎気を補い，散

寒降逆して上衝による攻痛の疾病を治すことができたのである。

(『現代針灸医案選』より抜粋)

9 泄瀉〔非細菌性・非伝染性の下痢〕

症例1

患　者：趙〇〇，男性，45歳。
受　診：1992年7月5日
主　訴：便がときに泥状，ときに下痢の状態が8年続く。この1年ひどくなった。
経　過：患者は1984年7月に，食べすぎて胃腸を壊し，腹痛と下痢が起こった。複合スルファメトキサゾール・ゲンタマイシン・イーストなどの薬剤を服用したが治らず，その後食べすぎたり冷えたりすると，すぐに下痢と腹痛が起こるようになり，1991年7月以来病状はひどくなっている。便は薄くて形をなさず，毎晩4〜5回排便があり，食欲不振・だるくて力が入らない・腹部が冷たく温めると心地よい・腹痛があり不快などの症状がある。あちこちの医者の治療を受けたがよくならないので，特に針灸治療を望んで来院した。
検　査：身体は痩せ型・顔色は生気がなく黄色い・腹部は平坦で柔らかい・はっきりした陽性の徴候はない・舌は淡で周辺に歯痕・舌苔は薄・脈は細弱であった。便の検査では，未消化の食べもののカスがみられたが，膿血・粘液はない。顕微鏡下でブドウ球菌の塊と膜がみられた。
診　断：中医：泄瀉（脾胃虚弱型）
　　　　西医：慢性腸炎
治　法：温中散寒・健脾止瀉

1．内科

症例1	
主　訴	8年来，泥状便あるいは下痢が続き，ここ1年ひどい。
経　過	8年前，食べすぎから腹痛・下痢が起こった。冷えるとすぐ起こり，下痢は毎晩4〜5回，食欲不振・だるい・腹部不快である。
診　察	痩せ・顔は生気なく黄色・腹部平坦で柔らかい，検便の結果は顕微鏡下でブドウ球菌の塊と膜がみられた。 舌診：舌質淡・苔薄 脈診：細弱

診　断	中医病名：泄瀉	西医病名：慢性腸炎
弁　証	脾胃虚弱	

治　法	温中散寒・健脾止瀉

取　穴	建里・足三里・中脘・天枢

取　穴：建里・足三里・中脘・天枢

操　作：刺針は補法を行い，毎日1回，20分置針をし，抜針後大きめの艾柱の灸を建里・足三里に3壮すえた。続けて10回治療をすると，食事量も増え，気力も出てきて，便の回数も減って，1日2〜3回となった。再度10回治療を行うと，諸症状はなくなり，便も形をなすようになり，便の回数も1日1〜2回となった。1年後に訪問検診すると再発はみられなかった。

《考察》

　張景岳は，「泄瀉の根本は，脾胃に由来しないものはない」といっている。脾胃が損傷を受けると，飲食物の消化・吸収・運搬に障害が発生し，清濁が分かれなくなり，混ざり合ったまま大腸に下りて，泄となる。これ

からみても，泄瀉の病機は脾胃湿盛であることがわかる。

　泄瀉を弁証するには，まず虚実を弁別しなければならない。この患者は病歴が長く，かつ発作を繰り返しており，また同時に身体は痩せ型・顔色は生気がなく黄色・食欲不振・だるくて力が出ない・腹部は冷えて温めると心地よいなどがあるので，脾胃虚弱型の下痢であることがわかる。脾胃虚弱・昇降が順調にいかない・清濁が分けられないなどから便がときに泥状，ときに下痢となる。脾陽不振・胃気虚弱・胃の受納と運搬機能が乱れるなどから食欲不振となり，下痢が長期に止まらなくなる。脾胃はますます虚となり，気血生化の源が不足するので，身体は痩せてきて，だるくて力が出なくなる。

　治法は温中散寒・健脾止瀉とすべきである。針灸処方中の建里は清陽を引き上げ脾胃を強め，足三里は脾胃を補い濁逆を降ろす。2穴を合わせて用いることにより，一方は上昇，一方は下降となり，上昇と下降が協調し，脾胃を強め，中気を補い，虚損を治療し，食欲を増進し，泄瀉を止める力が倍増するのである。すなわち脾胃虚弱から起こった消化不良および慢性下痢を治療するための専用穴なのである。

　ほかに胃の募穴中脘，大腸の募穴天枢，胃経の合穴足三里に針と灸を併用することによって，脾胃を温養し，胃腸を調整する効能をうまく引き出し，止瀉の目的を達成することができるのである。

　臨床では，慢性腸炎の針灸治療は経過が長く，発作を繰り返すので，難度がわりあいに高い。効果を上げるためには，必ず長期の治療を行うことが必要である。多くの症例の臨床症状からみて，一般に脾胃虚弱を主症とするものがわりあいに多く，そのため治法は補脾助運を主とし，治療は針灸併用するとよい。そのうえ食事に注意すれば，全快にいたることができるのである。

症例2（抄録）

患　者：李〇〇，男性，32歳，工員。
初　診：1973年8月

1. 内科

症例2	
主　訴	下痢・腹鳴
経　過	飲食の不摂生のうえに寒邪を受け，上腹部が脹満して下痢・腹鳴を発症。強い消化剤の投与により脾虚になり悪化。押さえると心地よく，冷えると不快。
診　察	疲労感・顔は黄色 舌診：舌苔白膩 脈診：濡緩
診　断	中医病名：泄瀉
弁　証	脾胃陽虚
治　法	健脾燥湿・昇提
取　穴	天枢・大腸兪・脾兪・足三里・公孫・百会（灸）

主　訴：下痢・腹鳴が1週間続いている。
経　過：なまものや冷たいもの，油っこいものを食べすぎ，そのうえ寒邪を受けたため，上腹部が脹満してしまい，下痢・腹鳴を発症した。ある医者が，上腹部が苦しくて脹満しているのをみて，暴飲暴食から下痢をしたと思って，強い消化剤を投与したので，ますます脾虚になり，便は緩く，無臭で，回数は1日3〜4回となり，食が進まなくなり，腹鳴するようになった。押さえると心地よく，冷えると不快である。
検　査：疲労感があり気だるい・顔はやや黄色・舌苔は白膩・脈は濡緩。
診　断：泄瀉（脾胃陽虚型）
治　法：健脾燥湿・昇提〔脾気下陥による下痢などを治す〕
取　穴：天枢・大腸兪・脾兪・足三里・公孫・百会
操　作：天枢・大腸兪に瀉法を行い，脾兪・足三里・公孫に灸頭針で補法

を行う。1日1回。

　続けて11回治療を行うと、上腹部が緩み、食が進むようになった。便も形をなし、回数も1日1～2回になったが、依然として腹が脹り腹鳴があるので、百会に灸をすえて、清陽を引き上げるようにした。さらに4回の治療で下痢の症状は全快した。

《考察》

　泄瀉は大腸機能の失調であるが、その病因・病位および疾病過程の変化は脾にあり、主要な病因は湿にある。そのため、『内経』では、「脾虚であれば腹満、腹鳴し、下痢に食物の残滓が残る」といっており、『沈氏尊生書』には、「泄瀉は脾病である。脾が湿を受け、余分な水分を吸収できず、大腸と小腸の境目の元気が損なわれ、水穀を分別できないまま大腸に入って下痢となる」と記載されている。これは、下痢の主臓が脾であり、成因は湿であることを説明している。脾は昇と運化を主っており、陽気内充を全面的に頼みにしているので、陽気不足になると、脾の昇清機能が影響を受け、引き上げる力がなくなり、脾虚下陥となる。臨床上では、長期にわたって下痢をしている人がよくみられ、未消化物を下し、腹鳴や切られるような痛みがあり、疲労感や気だるい感じがある。舌苔は薄白、脈は沈緩で無力であり、治療は昇提・健脾燥湿を主法とする。

　この症例の泄瀉は、まず、なまものや冷たいものを食べて、脾気を損傷し、そこに寒邪を感受し、さらに追撃ちをかけるように強い薬剤を投与したので、脾気が弱り清陽下陥*し、腹鳴と下痢が起こったのである。これはまさに『時病論』にいうところの、「寒気が脾を内襲し、脾胃が寒を受ければ陽虚となる。虚すれば運用不能となり、清陽の気は上昇できず、かえって下陥し下痢となる」ということである。

　治法は健脾昇陽。天枢・大腸兪を取り、大腸を調整し、大腸の清濁分別の機能を健全にし、脾胃の寒を取り除き、脾胃の湿を除去する。足三里に灸頭針を行って、上下の気を通運させ中焦脾胃を扶助する。公孫は脾を働かせ、脾兪は脾を補する。この3穴を配合すれば、中焦の気を健運し、中宮の陽を温補することができる。長期の下痢で陽虚となり、清陽不昇となっ

ているので，百会の灸を加えて昇陽益気する。これらのツボの働きが合わさって，運化機能が取り戻され，清陽は上昇し汚濁の気は降り，下痢はおのずと止まるのである。

（『現代針灸医案選』より抜粋）

10　痢疾〔赤痢〕

症例1

患　者：冉〇〇，女性，20歳。
受　診：1996年9月26日
主　訴：下痢が3日間続いており，ひどくなり腹痛も加わり，2日前から熱が出ている。
経　過：患者が自ら話したところによると，9月22日の晩に友達と会食した際，なまものや冷たいものを食べすぎて，翌日腹部に不快感があり，下痢を1回した。自分で香連片を飲んだが効果はなく，24日には腹痛が起こった。便は1日7〜10回，粘液膿血状で，肛門に灼熱感があり，裏急後重感もある。さらに発熱を伴い，尿量は少なく尿の色は赤い。吐き気があり嘔吐したので，職場の医務室で診察を受け，ハロペリ酸カプセルを服用したが，諸症状は寛解しなかった。1996年9月26日外来を受診した。
検　査：体温38.8℃・急性病の様子・心肺は正常・腹は柔らかい・肝脾や季肋部には触れない・左下腹部に圧痛がある。便の検査より，粘液（＋＋＋）・白血球（＋＋）・赤血球（＋＋）・膿球（＋＋＋），便の細菌培養検査は陽性。
診　断：中医：痢疾（湿熱型）
　　　　西医：急性細菌性赤痢
治　法：清熱化湿・調気導滞

41

症例1	
主 訴	下痢・腹痛・発熱
経 過	飲食不摂生のため腹部不快となり，下痢・腹痛が起こった。便は1日7～10回・粘液膿血状・肛門部灼熱感・裏急後重・発熱・尿赤い・嘔吐がある。
診 察	体温38.8℃・左下腹部に圧痛。検便では粘液（＋＋＋）・白血球（＋＋）・赤血球（＋＋）・膿球（＋＋＋）・細菌培養検査陽性。
診 断	中医病名：痢疾　　西医病名：急性細菌性赤痢
弁 証	湿熱
治 法	清熱化湿・調気導滞
取 穴	天枢・上巨虚・曲池・合谷・少海

取　穴：天枢・上巨虚・曲池・合谷・少海

操　作：1日1回の針治療。患者は仰臥位で，両方の腕を胸の前で交差させておく。通常の消毒をしてから，4寸の毫針で曲池から少海に透刺する。深さは曲池から少海に達するところでよい。提挿・捻転を組み合わせて，すばやく引き上げゆっくり押さえ，大きく早い捻転の瀉法を行う。天枢・上巨虚・合谷は2寸の毫針で直刺し，30～40分置針し，置針している間に1～2回手技を加える。治療して3日目に，患者は症状が軽減したことを自覚し，便も1日2～3回になり，体温も正常になった。さらに4日間治療し，便の培養検査をしたところ陰性であった。

《考察》

　患者は炎熱の9月に発症しており，暑熱がたいへん激しかった。発病前

に友人たちと会食し，なまものや冷たいもの，不潔なものなどを食べたり飲んだりして蔵気を損なっており，外邪が食滞と絡んで腸腑を塞ぎ，大腸が伝導の力を失い，気血が凝滞し，腸腑の絡脈が損傷を受けたのである。そのため膿血便を下すようになり，腹痛・粘液性膿血便・発熱・裏急後重・肛門の灼熱感・尿量が少なく尿が赤いなどの症状が出てきた。これは湿熱型痢疾に相当する。自分で香連片・ハロペリ酸などの薬を服用したが，病気が激しいのに薬が軽かったので，奏効するにいたらなかった。

　この場合の治法は清熱・化湿・調気導滞とすべきで，それによって膿血便を抑えるのである。『医宗金鑑』には，「白痢〔痢疾の1つ，白色粘液便を下す〕は大腸から，赤痢〔痢疾の1つ，下痢に血が混じる，血痢ともいう〕は小腸からくる」と記載されている。曲池は大腸経の合穴，小腸は心と互いに表裏の関係にあり，少海は心経の合穴である。また天枢は大腸経の募穴，上巨虚は大腸経の下合穴である。「合穴は腑病を治す」という原則により，曲池から少海に透刺し，天枢・上巨虚を取って大腸の腑気を通調させると，気は調い，湿はとり除かれ，滞りはなくなるのである。合谷は手の陽明経の原穴であり，手の陽明経の合穴である曲池を配穴することによって，大腸の腑気が通じ，その熱がとれる。これらの腧穴の相互作用により，清熱・化湿・通腑がなされて，下痢はおのずから治癒するのである。痢疾の針灸治療は，症状を抑えることができるだけでなく，治療効果も顕著であるが，病状のきわめて重い患者の場合は，必ず総合的な治療措置をとるべきである。

症例2（抄録）

患　者：李〇〇，男性，30歳。
初　診：1972年10月10日
主　訴：発熱・腹痛・下痢が2日続く。
経　過：患者は普段から健康であったが，不注意な飲食により痢疾にかかり，発熱・腹痛・裏急後重などが現れ，血の混じった下痢が1日20回以上もある。

症例2	
主 訴	発熱・腹痛・下痢
経 過	飲食の不注意から発熱・腹痛・裏急後重の症状が現れた。血の混じった下痢が1日20回以上ある。
診 察	元気なくだるい・口乾・検便でゾンネ菌検出 舌診：舌苔黄膩 脈診：滑数
診 断	中医病名：痢疾　　　西医病名：急性細菌性赤痢
弁 証	胃腸の病邪が熱を内蔵した病変
治 法	清熱解毒・祛湿消積
取 穴	地機・関元・曲池・足三里・合谷・天枢

検　査：元気がなくだるい・口が乾く・舌苔は黄膩・脈は滑数。便の培養検査でゾンネ菌を検出。
診　断：急性細菌性赤痢
治　法：清熱解毒・祛湿消積
取　穴：地機・関元・曲池・足三里・合谷・天枢
操　作：毫針による刺針・棒灸

　　　　まず足三里に刺針し，順次，合谷・天枢・関元に刺針して，比較的強く捻りの回数の多い捻針刺激の瀉法を行い，15〜30分置針する。10〜15分おきに1回強刺激を加えて，治療効果を増す。置針時に急な便意を催したら，両側の足三里の捻転を多くすれば寛解するので，抜針しないようにする。1日2回の針治療で症状の寛解をみたら，1日1回，平補平瀉で中等度の捻転の手法で針治療を行う。患者は熱がないか，あってもそれほど高くないので，置針時や抜針後に腹部に棒灸を施すと，治療効果を加速すること

1．内科

ができる。

　初診では主穴に曲池を加えて，瀉法を用い，20分置針した。1日2回の針治療で腹痛は軽減した。2日目には熱がとれ，腹痛は軽くなり，裏急後重も軽減し，下痢の回数も減少した。さらにこの方法で2回治療した。3日目には症状が順次改善されたので，合谷・地機・天枢・関元に改め，平補平瀉法を行った。4日目になると便は形をなし，血液も混じらなくなったので，天枢・気海・足三里への棒灸に改めた。5日目に再びこれらの腧穴に棒灸を1回行って治癒した。

《考察》

　痢疾は，中国の伝統医学では腸澼・大瘕瀉あるいは滞下などともいわれ，流行性・伝染性の強い病毒〔細菌・ウイルス〕と下焦の湿熱によって引き起こされる下痢病である。『素問』太陰陽明篇では，「食事の不摂生，日常生活が規則正しくない，などのときに陰がこれを受ける……陰がこれを受ければ五臓に入り……五臓に入れば満ちて閉塞し，未消化物を下痢し，久しくして腸澼となる」といっている。また，『素問』至真要大論篇では，「少陰の勝……腹満して痛み，泥状の下痢をし，伝変して赤沃〔血尿血便〕となる」としている。喩昌は，『医門法律』痢疾門・痢疾論で，痢疾の論治について詳細に述べており，同時に逆流挽舟〔外感挟湿型痢疾の治法〕の法を創出した。李中梓は，「治法で大切なことは，いかなる邪に損傷されたのか，いかなる臓が病を受けたのかを追求しなければならないということであり，……新病で実であれば，通因通用〔反治法の1つ，固渋薬を使わずに，通利薬で通泄の病証を治療する法〕を行い，久病で虚のものには，塞因塞用〔反治法の1つ，現象が塞であっても，本質が虚である病証には，通を行わず，反対に補法を用いる法〕を行うべきである」という考えを提出している。葉天士は，「痢疾治療の大原則は，通塞という2つの道理につきる」としているが，この言葉に要約されているというべきである。清代の孔毓礼の『痢疾論』，呉道源の『痢疾滙参』などは，痢疾の弁証施治の集大成ともいうべきものである。

45

筆者は，痢疾の針灸治療について早くから記載している晋代の『針灸甲乙経』や，近代文献が蓄積している多くの経験にもとづいて，針灸治療によって痢疾の細菌性赤痢の発熱・腹痛・裏急後重などの症状を，比較的うまくかつ早く抑えることができると考えた。その治療効果は今日用いられている中薬や西洋薬による治療に劣らないものである。治療効果ということでは，経穴の選択と手法の運用が適切であることがたいへん重要である。
　細菌性赤痢について考察してみると，これは胃腸の臓腑の病邪が熱を内蔵した病変なので，用いる腧穴の部位は，当然所属経穴と症状に関連する経絡の経穴を主とすることになる。手法の運用が適切であれば，熱は退き，痛みもとれ，迅速に寛解し，その他の症状もそれにつれて改善される。
　臨床では，「邪盛正虚」の患者を診察することもあるが，この場合は身熱不揚〔はじめは体表に触れてもあまり熱くないが，しばらくすると手が灼けるように感じる熱象の1つ〕・胸悶・元気がなくだるい・下痢便は白色粘液状・口は渇かない・舌苔は膩・脈は細数などの症状が常に現れ，湿が熱より重いので，前者ほどすみやかに奏効するとは限らない。患者の便がすでに形をなしていて，粘液状でなくなっていれば，天枢・気海・関元・足三里・地機などの腧穴に2～3日灸をすえてやるのが一番よい。そうすれば治療効果は確固としたものになる。

（『中国当代針灸名家医案』より抜粋）

11　便秘

症例1

患　者：曹〇〇，女性，15歳。
受　診：1990年4月8日
主　訴：14年にわたって排便困難があり，ここ1年ひどくなっている。
経　過：患者は1976年4月，1歳のときに便秘が始まり，排便が困難とな

1．内科

症例1	
主 訴	排便困難が14年続き，この1年ひどい。
経 過	1歳のときから便秘，肛門損傷・浣腸の常用・上腹部の脹痛・脇腹苦しい・げっぷ・悪心・手足無力がある。
診 察	腹部触診で腸形を触れる，X線検査では器質的病変はない。 舌診：舌苔薄膩 脈診：弦

診 断	中医病名：便秘	西医病名：習慣性便秘
弁 証	肝脾不和・気機鬱滞	
治 法	調和肝脾・順気行滞	
取 穴	天枢・中脘・太衝・腹結・上巨虚・足三里	

り，毎日大量の蜂蜜水の潤腸剤や食物繊維の多い野菜などをとったが，どうしても便が順調に出なかった。はじめのうちは，2～3日に1回，堅い塊の便を出していたが，5歳になってからは下剤や牛黄解毒片を服用するようになり，3～4日に1回，羊の糞のような便を出していた。排便時に力を入れるので，肛門が傷つき出血してしまい，しばしば医者に行って中薬をもらって飲んだが，服薬したときは便がよく出るのだが，薬を止めると元通りになってしまい，さっぱり効果がない。1989年4月以来，症状は次第に悪くなり，浣腸をするか手でほじくり出すかしなければ排便できなくなり，食欲もなくなり，上腹部の脹痛・脇腹が苦しい・げっぷが多い・悪心・手足に力が入らないなどの症状がある。

検 査：精神的なものと水穀の気とが合わさって起こっており，慢性病の様相である。心肺は正常だが，腹部は触診すると腸形に触れ，舌苔は薄膩・脈は弦。腹部X線写真およびバリウムによるX線造影

では，いずれも器質性の病変はみられない。

診　断：中医：便秘（気機鬱滞型）
　　　　西医：習慣性便秘
治　法：調和肝脾・順気行滞
取　穴：天枢・中脘・太衝・腹結・上巨虚・足三里
操　作：1日1回の針治療，毎回3〜4穴を取り，経穴の部位に通常の消毒を行い，腧穴を正しく取って快速刺針する。得気を得たら10〜20秒捻針する。病状によっては30〜40分置針をし，5〜10分ごとに1回捻針し（腹部の経穴には置針しない），抜針時には消毒綿で押さえて出血を防ぐ。20回の治療で治癒した。1年の訪問検診でも排便は正常である。

《考察》

大腸は伝導を主るので，大腸の気機が鬱滞すれば，通降が正常でなくなり，糟粕〔かす〕が内停し，便秘となってしまうのである。この患者は生後2カ月で発病しており，小児は七情〔喜・怒・憂・思・悲・恐・驚の7つの精神活動〕の傷つくところが少ないとはいうものの，古人がいうように，小児は「脾が常に不足し，肝が常に有余」なのである。肝は疏泄〔疏通と排出・身体全体に気血水を順調に回らせる機能〕を主り，脾は運化〔輸送と消化〕を主る。臓腑の昇降機能の根本は，脾の運化は肝の疏泄に依拠しており，また，脾の運化機能が健全ならば，肝の疏泄を助けるということである。いま，肝が強くて脾が弱いということなので，お互いに協調することができず，「肝脾不和」となり，気機の昇降が阻害され，気機が鬱滞するために，便秘となり，食欲不振・上腹部の脹痛・脇腹の膨満苦悶・よくげっぷが出る・悪心・手足に力がない・舌苔は白膩・脈は弦などの諸症状が出たのである。治法は肝脾の調和と順気行滞＊である。天枢穴は大腸の募穴であり，大腸の経気が集まるところなので，天枢穴に刺針すると大腸の経気を通行させることになり，大腸腑気の不通からくる便秘症にとって治療効果が高い。上巨虚は大腸の下合穴なので，腹結を配穴すると，腸の滞りをとり除くことができ，ともに便秘治療の効能を発揮する。腑の

1．内科

会穴である中脘は，足の厥陰経の原穴である太衝を配穴して疏肝理気*し，大腸の滞りを通行させる。足の陽明経の合穴である足三里は，脾胃を助け，胃の気を調整して膨満苦悶を解消し，共同して肝脾を調和させて，根本を治療するという効果を上げることができる。肝脾が調和し，大腸の腑気が通暢すれば，伝導はおのずと回復して正常になるのである。

症例2（抄録）

患　者：李○○，男性，27歳。
入院日：1976年11月25日
経　過：患者は坐骨神経痛のため入院した。入院後すぐに便が乾燥して固くなり通じがなくなった。口は乾いて渇く・心煩燥〔胸中に熱があり，安らかでない〕・上腹部脹満・排便したいが出ない・尿は黄色で少ない。
検　査：舌質は紅・舌苔は黄厚膩・脈は弦数。
治　法：支溝・上巨虚を取り，瀉法を施す。その日の午後に1回排便した。患者はすぐにすっきりした感じを覚え，1カ月あまりの入院で便秘の再発はなかった。

症例2	
主　訴	坐骨神経痛で入院・便秘
経　過	口渇・心煩躁・上腹部脹満・便意はあるが出ない・尿黄色で少。
診　察	舌診：舌質紅・苔黄厚膩 脈診：弦数
診　断	中医病名：便秘
取　穴	支溝・上巨虚

《考察》

　支溝は手の三焦経の経穴であり，三焦の火の勢いが強いのを冷まし，通じをよくする働きがあり，便秘治療の要穴である。上巨虚は大腸経の下合穴であり，『内経』に，「合は内腑を治す」とあるが，胃経の所轄するところなので，胃腸の実熱をとる効果がある。この2穴を配穴することで，双方が補完し合うようになりいっそう効果が上がり，よい結果を収めることができたのである。

症例3（抄録）

患　者：楊○○，男性，65歳，医者。
入院日：1976年2月14日
経　過：患者は脳血栓後遺症のため入院したが，長期にわたってベッドに寝ているので，経常的に便秘するようになった。排便はときには3〜4日に1回だったりして，気力がなく，動くと息切れがし，力が出ず，自汗がある。

症例3	
主　訴	脳血栓後遺症で入院・便秘
経　過	経常的に便秘，3〜4日に1回排便・気力がない・息切れ・力が出ない・自汗である。
診　察	舌診：舌質紅・苔白 脈診：沈細無力
診　断	中医病名：便秘
取　穴	気海・支溝・上巨虚

1．内科

検　査：舌質は紅・舌苔は白・脈は沈細で無力。
治　法：気海・支溝・上巨虚を取り，いずれも補法を施す。治療後6時間で排便した。

《考察》

　気海を補うことで益気補中することになり，胃腸の陽気を強める。支溝を補うことで三焦の気の働きを活発にする。さらに大腸経の下合穴である上巨虚を加えて補えば，いっそう便通をよくする効果が上がる。

症例4（抄録）

患　者：劉○○，男性，66歳，医者。
入院日：1976年8月23日
経　過：患者は多発性硬化症・高血圧・動脈硬化のため入院したが，便が

症例4		
主　訴	多発性硬化症・高血圧・動脈硬化で入院，便秘。	
経　過	排便は7〜8日に1回，腹は脹満し痛む・手足心熱・煩躁・不眠・尿失禁。	
診　察	顔面紅潮 舌診：舌紅・無苔 脈診：沈細	
診　断	中医病名：便秘	
弁　証	腎陰虚・火熱内鬱・津液枯渇	
治　法	滋陰泄火・潤下	
取　穴	照海・気海・支溝	

乾燥して固く，ときには7～8日に1回しか出ない。腹は脹満し痛み，手足に心熱〔手掌・足底に熱がある〕があり，煩燥して不眠になっており，尿失禁もある。
検　査：顔面は紅潮し，舌質は紅で無苔・脈は沈細。煎じ薬として大黄・芒硝・番瀉葉・郁李仁などを加えて服用させたが，無効であった。
治　法：照海・気海・支溝に補法を行った。治療の約7時間後に便通があり，患者は気分がよくなった。

《考察》

　照海は八脈交会穴の1つであり，陰脈〔経脈中の陰経〕に通じる。照海を補すことによって滋陰泄火*することができるが，これがすなわち増水行舟の法〔潤下法：津液を増益して，熱のために水分が枯渇した糞便を下させる〕である。支溝・照海を補して，三焦の気を補益すれば，便はおのずと順調になる。

症例5（抄録）

患　者：姜〇〇，女性，49歳，工員。
入院日：1976年8月23日
経　過：患者は脳血栓症のため入院したが，入院後すぐに便が乾燥して固まり通じなくなった。排便は3～5日に1回で，腹は脹満し不快で，手足は冷え，顔面は青黒く，力がでない。
診　察：舌質は淡，舌苔は薄白で潤いがある。脈は沈弱で無力。
治　法：関元・支溝・上巨虚に刺針をすると，その日の夜には便通があった。

《考察》

　関元を用いることによって，腎陰を通補し，支溝・上巨虚を配穴して三焦と大腸の腑気を通調すれば，排便機能はおのずから回復するのである。

（『現代針灸医案選』より抜粋）

1．内科

症例5	
主 訴	脳血栓症で入院・便秘
経 過	排便は3〜5日に1回・腹は脹満で不快・手足冷え・顔色赤黒・力がでない。
診 察	舌診：舌質淡・苔薄白で潤 脈診：沈弱無力
診 断	中医病名：便秘
取 穴	関元・支溝・上巨虚

12　脱肛

症例1

患　者：張〇〇，男性，2歳。
受　診：1988年5月28日
主　訴：(母の代弁) 脱肛するようになって1カ月経ち，ここ5日症状が重くなっている。
経　過：患児は4月28日に下痢をして直腸端が少し脱出した。はじめは自然に戻っていたので，気にしていなかったが，次第にひどくなった。5月23日から，毎日5〜8回脱出するので，排便のたびに泣き叫ぶが，手で元に戻すことはできた。母親がいうには，子供は正常のお産だったが，もともと胃腸の働きがよくなくて，食事のときにちょっと不注意だとすぐに下痢をするという。
検　査：患児の顔は黄ばんでいて艶がない・舌質は淡で舌苔は白・脈は細弱。指紋〔3歳以下の小児の食指の手掌側の表層静脈で，そ

53

症例1	
主　訴	脱肛するようになって1カ月，ここ5日ひどい。
経　過	1カ月前に下痢の後直腸が脱出した。5日前から毎日5〜8回直腸が脱出。もともと下痢しやすい。
診　察	顔色は黄ばみ艶がない・肛門脱出5cm 舌診：舌質淡・舌苔白 脈診：細弱 指紋：淡・気関（第2指関節）
診　断	**中医病名**：脱肛　　　**西医病名**：Ⅱ度脱肛
弁　証	中気下陥
治　法	益気昇提・昇陽固脱
取　穴	百会・長強・大腸兪・会陽・承山

の長さ・色・形を見て，弁証の参考にする〕は淡で気関〔小児指紋の診断部位，第2指関節に位置する〕に現れている。肛門の脱出は5cm。

診　断：中医：脱肛（中気下脱型）
　　　　西医：Ⅱ度脱肛
治　法：益気昇提*
取　穴：百会・長強・大腸兪・会陽・承山
操　作：すばやく切皮し，急速に刺入しゆっくり引き上げる提挿を9回行い，20分置針し，灸を併用する。百会を取り，患児の頭髪を分けて経穴を出し，まず棒灸を数分施してから，雀啄灸法〔施灸時に棒灸を上下させる〕にする。長強は尾骨先端の凹陥部から刺針し，針尖を上に向けて尾骶骨に平行に1〜1.5寸刺入する。会陽は長強の両側1.5寸のところに刺針し，針尖を内側に向けて1〜1.5寸

刺入する。毎日1回, 6回を1クールとして, 3クールで治癒した。

《考察》

この患児は発症してから1カ月あまりだが, もともと身体がわりあいに弱く, 脾胃の機能が失調しているので, 日頃からよく下痢をしており, そのため元気が不足し, 中気下陥*となり, 大腸の収斂機能が弱って, 直腸が脱出したのである。中気が不足すると, 運化の働きが弱り, 生化の源〔生命の根源, 原気〕が不足し, 血少気虚となるため, 顔色が黄ばみ, 舌は淡・舌苔は白・脈は細弱・指紋は淡という気虚の象となるのである。そのため, 治療は督脈と足の太陽経の腧穴を主とし, 益気昇提をはかる。百会は虚性の脱肛治療の主穴であり, これに灸をすえると, 益気昇提し, 脱出した肛門を引き上げることができる。長強は督脈の絡穴であり, そばの肛門に対して昇陽固脱*の効能があるので, これに針を行うことによって肛門括約筋を強化することができる。足の太陽経は尾骶骨をめぐっており, 肛門は大腸に連結する部分なので, 承山に大腸兪を組み合わせれば, 直腸の回収を促すことができる。さらに, 会陽は局部取穴, 承山は遠隔取穴であり, ともに尾骶骨をめぐる足の陽経に属しており, 遠近相互配穴により肛門の括約筋の働きを強めることができる。数穴を同時に用い, 標治・本治を同時に行い, 一挙に全面的な効果を上げることができたのである。

症例2（抄録）

患　者：郝○（かく）, 男性, 50歳。
初　診：1986年1月20日
主　訴：幼年時に脱肛があり, 現在まで43年間続く。
経　過：幼年時に痢疾に罹り, 当時は条件が悪くて, 医者にかかれず, ぐずぐずするうちに日が経って, 治らないまま脱肛になった。数十年の間, 排便するたびに肛門が脱出し, その長さは3.5cmになる。排便後は自然には戻らず, 手で入れなければならない。毎日2〜3回便通があるが, 排便後には下墜感が非常に強い。中西医のさ

症例2	
主　訴	幼少より43年間脱肛
経　過	幼年時に痢疾に罹り，その後脱肛。排便のたびに肛門が3.5cm脱出，排便後手で戻す。下墜感・動悸・息切れがある。
診　察	痩せ 舌診：舌苔薄白 脈診：細弱・ときに結代
診　断	中医病名：脱肛　　　　西医病名：脱肛
弁　証	中気下陥
治　法	補中益気・昇陽挙陥
取　穴	長強・大腸兪・百会・関元・気海・足三里

まざまな治療を受けたが，効果は芳しくない。動悸・息切れもある。

診　察：身体は痩せている・舌苔は薄白・脈は細弱でときどき結代がある。
診　断：脱肛（中気下陥型）
治　法：補中益気・昇陽挙陥*
取　穴：長強・大腸兪・百会・関元・気海・足三里
操　作：上記の腧穴を交代で用いる。いずれも補法で，長強には1.5寸刺針し，捻転補瀉法で補法を行う。針感が腰部に達するようにし，大腸兪は針感が仙骨に行くようにする。百会は昇提の手法を用いる。
再　診：上記の腧穴に続けて3回刺針を行い，その後は関元・気海・足三里だけを用いた。まず気海に提挿の補法を行い，針感が恥骨に達するようにし，さらに関元は針感が会陰部に行くようにし，足三里は捻転の補法で，針感が上に向かうようにすると，脱出してい

た肛門は半分に収まった。その後この2組の腧穴を交互に用いて，毎日1回治療したところ，合計15回の治療で全快した。

《考察》

脱肛は長期の下痢や大病の後の元気喪失によるものが多く，中気下陥になり，督脈・任脈が衰弱し，吸収力がなくなって排便時に肛門が飛び出してしまうのである。長強を取って督脈を活発にし肛門括約筋の機能を強化し，百会で下陥の気を引き上げ，大腸兪で大腸の機能を調整し，関元・気海で元陽〔腎陽〕の気を培養し，足三里で健脾補中する。これらを相互に用いれば，効果はたいへんよいものになる。

(『中国当代針灸名家医案』より抜粋)

13　脇痛

症例1

患　者：林〇〇，男性，61歳。
受　診：1994年8月16日
主　訴：脇痛が繰り返し起こるようになり1年4カ月になる。昨日再発した。
経　過：患者は1993年4月中旬に突発的に右の脇腹に激痛が起こり，嘔吐・発熱を伴ったので，急患として入院した。その病院では胆囊結石の感染症併発と診断され，抗炎症・鎮痙などの治療を受けて，病状が寛解したので退院した。その後，食事や生活面で不注意だと，いつも類似の病症が誘発される。入院治療してようやく寛解する状態で，あちこちの中医や西洋医にかかったが，効果ははっきりしない。昨日も友人と誕生日の食事をし，うっかりしていたら，脇痛が起こり，口乾・口苦・心煩・悪心・嘔吐を伴い，便通も不

症例1	
主 訴	脇痛が反復するようになって1年4カ月になる。
経 過	突発的に右の脇腹に激痛が起こり，嘔吐・発熱を伴う。胆嚢結石の感染症併発と診断。少しの不注意で再発。昨日発作が再発し，口乾・口苦・心煩・悪心・嘔吐・便通不快がある。
診 察	腹筋やや緊張・マーフィー徴候は陽性。超音波検査では胆嚢の壁毛ざらつき，胆嚢頸部にエコー像，音響陰影を伴う，総胆管の拡張はない。 舌診：舌苔黄膩 脈診：弦滑
診 断	中医病名：脇痛　　　西医病名：多発性胆嚢結石
弁 証	肝胆湿熱
治 法	清熱化湿・疏肝利胆・排石
取 穴	期門・日月・丘墟 耳穴：胆・迷根・肝・十二指腸

快である。

診　察：苦痛の表情をし，腹筋はやや緊張している。マーフィー徴候は陽性。舌苔は黄膩，脈は弦滑。超音波検査では，胆嚢の壁毛はざらついているが，はっきりした肥厚はみられない。胆嚢頸部にいくつかのエコー像がみられ，最大1枚約0.8mm×0.6mm，いずれも音響陰影を伴う。総胆管は拡張していない。

診　断：中医：脇痛（肝胆湿熱型）
　　　　西医：多発性胆嚢結石

治　法：清熱化湿・疏肝利胆・排石

取　穴：耳穴の胆・迷根・肝・十二指腸に期門・日月・丘墟を配穴する。

操　作：耳穴にはいずれも王不留行の種子を貼付する。つまり王不留行の種子を0.7cm×0.7cmの粘着テープに付けて，上記のツボに貼付し，患者は食事の後で毎回1つのツボに5分，合計20分間押圧する。寝る前に1回で，毎日合計4回行う。毎回片方の耳に交互に行い，1週間に2回貼付し直す。期門・日月・丘墟は，28号の毫針で刺入し，捻転に小さい提挿を加えた瀉法を2分施す。置針はせず，これも週に2回，体針は右側だけを取る。毎日1回，治療期間に便を採取するように患者に指示する。

　　1回の治療後，患者は痛みが和らいだといった。2週目には痛みはなくなり，口乾・口苦・心煩・悪心・嘔吐などの症状もすべて改善され，同時に何回かの便の中に砂と石の粒を排出した。3カ月しっかり治療して，11月19日に再度超音波検査を行ったところ，胆嚢内にエコー像はみられなかった。

《考察》

　患者の主症は疼痛であり，部位は脇肋部にあるので，中医学の脇痛の範疇に属する。超音波検査と合わせて，西洋医は多発性胆嚢結石と診断した。症状は脇痛・口苦・口乾・排便がすっきりしない・舌苔は黄膩などであるから，おもに湿熱の邪毒によるものであることを示している。湿熱の邪毒が胆汁と結びつき，煮詰まって石を形成し，脇絡を阻滞し，肝胆の疏泄機能が失調して発生したというのがおもな病機である。

　治法は清熱化湿。肝を疎通させ胆の働きを取り戻して排石するということである。期門・日月は肝胆の気の集まるところなので，これらを用いれば，肝胆の気血の流れをよくすることができる。それに胆の募穴である日月に，胆経の原穴である丘墟を配穴すれば，清熱利湿をし，肝胆の疏泄と調整をすることができる。耳穴は優れた鎮痛と通導の効能があるので，これらの腧穴の組み合わせによって清熱化湿・疏肝利胆・排石の効果を得られたのである。

症例2（抄録）

患　者：祁〇〇，女性，28歳，検査技師。
受　診：1978年6月10日
主　訴：右の脇肋部が脹満し不快感があり，1年あまりになる。
経　過：1977年10月，患者は右季肋部に脹満と不快感を覚え，食事量も減り，油っこいものを食べたくなくなった。某医院の検査で，肝区に圧痛があり，肝が一横指分大きくなっていた。肝機能検査は，トランスアミナーゼ 185U/l・チモール綿状反応〔TFT〕（＋＋＋）・チモール混濁反応〔TTT〕10単位で，慢性肝炎と診断された。中西医結合の方法で，中薬を合計70剤あまり服用し，補肝薬を3～4種類長期に使用した。毎日砂糖を大量に摂った。6カ月の治療を終えて，症状と徴候は増悪するばかりでよくなることはなかった。その後トランスアミナーゼは240単位にまで上昇し，各所で治療を受けたが効果がなく，当院を受診した。現在の症状は，右脇の脹満と疼痛・腹が脹る・食事量が少ない・力がでないである。
検　査：意識ははっきりしているが，元気がなく，顔面は青みがかった黄色で，身体はやや痩せており，慢性病の容貌。腹は軟弱で平坦・肝は季肋下1横指肥大・押すと痛みがある・舌質は紅・舌苔は薄白・脈は細数。
診　断：脇痛（慢性肝炎）・肝鬱気滞型
治　法：舒肝理気*・胃気を調整する
取　穴：肝兪・中脘・足三里
操　作：麦粒大の艾柱で直接灸を毎日1回行う。1カ所に5～7壮，3回行うと，皮膚に小さい水泡ができるが，それが次第にかさぶたになり，中に水が貯まり，白い液になり，さらに灸を続けると，かさぶたはいっそう厚くなる。そこで1日おきに灸を行い20回でかさぶたが取れたら，1cm四方の潰瘍面に艾の灰を置いて，引き続き施灸する。

　　　　1978年7月，患者は季肋部の脹満がなくなったといったが，肝

症例2	
主 訴	右の脇肋部脹満・1年間不快
経 過	1年前，右の季肋部に脹満と不快感があった。油っこいものを食べたくなくなったり，肝区に圧痛があり，慢性肝炎と診断。治療したが無効。右脇に脹満と疼痛・腹脹・食事量が少ない・力がでない。
診 察	元気ない・顔色青黄色・痩せ・腹は軟弱で平坦・季肋下1横指肥大・押すと痛み 舌診：舌質紅・舌苔薄白 脈診：細数
診 断	中医病名：脇痛　　西医病名：慢性肝炎
弁 証	肝鬱気滞
治 法	舒肝理気・胃気の調整
取 穴	肝兪・中脘・足三里（灸）

区の圧痛は残っていた。検査ではトランスアミナーゼが160単位だったが，その他は正常であった。さらに1カ月施灸を続けたところ，上記の諸症状はいずれも消失した。精神的にも充実し，気持ちもすっきりしてきた。すべての検査項目も正常の範囲になった。6カ月後の訪問検診でも健康で，通常の仕事に従事していた。

《考察》

脇痛というものは，肝疾患と関係がある。例えば『霊枢』五邪篇では，「邪が肝にあれば，すなわち両脇が痛む」といっている。『素問』蔵気法時論篇でも，「肝病というものは，両脇下が痛み，下腹部に引っ張られる」としている。臨床では，脾胃の症状が比較的はっきりとしているものもある

し，肝胆の症状が比較的強く現れるものもある。また，まず脾胃の症状が現れて，それから肝胆の症状が出るものもあるし，その逆に先に肝胆の症状が出て，後から脾胃の症状が出るものもある。つまり，発病の機序には，湿熱の邪が先に脾胃を損傷し，それから肝胆の気機の疏通に影響するというものと，まず肝胆が損傷されて，それから脾胃に影響するというものとがあるのである。そのため治療にあたっては，脾胃の調整と肝胆の疏通とを主とすべきである。この患者は中脘・足三里を取って，脾胃の調整をし，肝兪を取って疏肝理気を行い，艾柱による直接灸法を用いて効果を上げたのである。

(『中国当代針灸名家医案』より抜粋)

14 胸痺〔胸背部痛〕

症例1

患　者：李○○，男性，46歳。
初　診：1996年6月8日
主　訴：胸部が苦しくて痛む発作が繰り返し起こるようになって5年になる。この7日間発作がひどくなっている。
経　過：患者は1990年6月に娘が家を出たきり，いまだに行方不明になっており，長い間気持ちが塞がれて，1年後に次第に胸部が苦しくなり痛みが出てきた。ときには絞られるような絞痛があり，左の肩背部に放射する。某医院で心電図検査を行った。それによると，運動負荷後のV_1〜V_5のST低下，T波は平坦で低く，冠状動脈性心疾患と診断された。今年の6月1日以来，脇部の苦悶と痛みはひどくなり，左の上肢にまで放射する。発作時間は1回に5〜10分，日ごろから感情が刺激されるといつも誘発される。
診　察：意識ははっきりしている・言葉は明瞭・身体はやや肥っている・

1. 内科

症例1	
主 訴	胸部苦痛の発作が5年，この1週間ひどい。
経 過	6年前，娘が行方不明になり，1年後から脇部苦痛，ときに絞痛がある。心電図検査を受け，冠状動脈性心疾患と診断。痛みは上肢に放射する。
診 察	やや肥満・顔色暗い，心電図検査V_1〜V_3のSTは水平型で低下，T波は逆転。 舌診：舌に斑状出血・舌下静脈は青紫 脈診：沈渋
診 断	中医病名：胸痹　　　西医病名：冠状動脈アテローム硬化性心疾患
弁 証	気滞血瘀
治 法	活血化瘀・理気止痛
取 穴	①膻中・厥陰兪・肝兪・内関・陰郄・行間 ②巨闕・心兪・膈兪・郄門・通里・太衝

　　　　顔色は暗い・舌に斑状出血がある・舌下静脈は青紫・脈は沈渋。心電図検査によると，運動負荷後のV_1〜V_3のSTは水平型で低下，T波は逆転した。

診　断：中医：胸痹（気滞血瘀型）
　　　　西医：冠状動脈アテローム硬化性心疾患
治　法：活血化瘀・理気止痛
取　穴：①膻中・厥陰兪・肝兪・内関・陰郄・行間
　　　　②巨闕・心兪・膈兪・郄門・通里・太衝
操　作：2組の腧穴を交替で使用し，毎日1回，8日で1クールとし，1クール終わると2日休止する。28号針を用いて，捻転の瀉法を主とした強刺激で，5分ごとに1回手技を行い，毎回30分置針する。

この方法で3クール治療すると，病状は好転し，胸部の苦悶と痛みの自覚症状はなくなった。心電図検査も基本的に正常になった。

《考察》

　胸痺とは，臨床上は胸部の間欠性の激しい痛みを主症状とする。それは，刺すような，絞られるような痛みで，胸部の苦悶・心悸亢進・息切れして息が続かないなどがあり，すでに『内経』に記載がある。『素問』蔵気法時論篇では，その症状を次のように述べている。「心病とは，胸中が痛み，季肋部が膨満し，脇の下が痛み，膺部〔前胸部両側〕，背部，肩甲骨の間が痛み，両腕の内側が痛む」。『霊枢』厥論篇ではその予後を，「真心痛〔狭心痛〕，手足の関節から先がチアノーゼ，心痛が激しい，朝に発症すれば夕方に死ぬ，夕方に発症すれば朝に死ぬ」と述べている。これはいずれも西洋医学の冠状動脈性心疾患の狭心症や心筋梗塞などときわめて似ている。この病気について，中医は，思い煩いが脾を傷める・鬱積や怒りが肝を傷める・油物や甘いものの食べすぎ・寒邪が内に侵攻する・加齢による身体の弱りなどの要因と密接に関係し，発病のおもなメカニズムは心脈が塞がれて通じなくなったことだと考えている。

　針灸による冠状動脈性心疾患の狭心症治療については，中医の古代文献のなかに早くも記載がみられる。『甲乙経』では，「厥心痛〔真心痛〕には……まず京骨，崑崙を取り，抜針すればただちに止まる，止まらなければ然谷を取る」といい，『針灸大成』では，「心胸痛には，曲沢，内関，大陵」と記載している。中医では，心は血脈を主り，血は気の母，気は血の帥〔気と血とが相互対立，相互依存の関係を保っていること〕，脈は血の運行の通路であると考えているので，もし，思いどおりにならない・機能活動がスムーズにいかない・気が鬱結して痰が溜まる・血行がよくない・心の陽気が活発にならないなどがあればすぐに，心脈が塞がれ気滞血瘀となり，胸部の苦悶・心痛が発生してしまうのである。

　この患者は，長期にわたって気持ちが塞がれ，肝が疏通の働きを失い肝鬱気滞となり，気血の運行がスムーズにいかず，経脈・絡脈がうまく働かず，気滞血瘀となり，心脈が塞がれてしまった。「通ぜざればすなわち痛む」

ということから，上記の諸症状が出てきたのである。処方穴中の心兪と厥陰兪は通陽散結し，膻中・巨闕は寛胸理気し，また，巨闕と心兪は兪募配穴であり，心気を調え・瘀血を除くことができる。肝兪と膈兪は疏肝・行気・活血をすることができ，気の会穴膻中と血の会穴膈兪の2穴は行気活血をし，通里・内関は絡穴であり，内関はまた八脈交会穴でもあり，郄門と陰郄は郄穴で，救急に用いて効果があり，これらの4穴により，通経活絡・宣暢心陽をし，救急の止痛をし，行間・太衝は行気活血をすることができる。これらの諸穴を配合することによって，共同して活血化瘀・理気止痛の効果を引き出すことができるので，よりよい治療効果を収めることができたのである。

症例2（抄録）

患　者：黄〇〇，男性，55歳，幹部。
初　診：1986年5月
主　訴：胸部苦悶・胸痛が1年続き，この1週間ひどくなった。
経　過：患者はふだんから血圧が高めで，1年前に胸部の苦悶・心痛が1回起こったことがあるが，短期の治療で症状は消失した。ふだんから睡眠がよくとれないが，食事は通常である。いままた，突発的に間欠性の絞痛〔絞扼感のある疼痛〕が心区に起こり，胸内苦悶・頻呼吸があるので，治療を求めて来た。
診　察：顔面は蒼白・口唇はチアノーゼ・手足は冷たい・腕に痺れがある・背中が痛む。心電図検査の結果，①冠状動脈の酸素供給不足，②心筋の損傷がみられた。舌は暗い紅色・舌苔は薄白・脈は弦細。
診　断：中医：胸痺（心陽痺阻）
　　　　西医：冠状動脈性心疾患・狭心痛
治　法：温振心陽・行気活血
取　穴：内関・間使・心兪・厥陰兪
配　穴：大陵・神門・曲池・太衝・足三里・太谿
操　作：毫針を用いて平補平瀉法。

症例2	
主　訴	胸部苦悶，胸痛1年，この1週間ひどい。
経　過	平素から血圧高め，1年前胸部苦悶・心痛，後に消失。今回突発的に心区に間欠性の絞痛，胸内苦悶，頻呼吸。
診　察	顔面蒼白・口唇チアノーゼ・手足冷たい・腕に痺れ・背中痛み。心電図検査では冠状動脈の酸素供給不足，心筋の損傷。 舌診：舌暗い紅色・舌苔薄白 脈診：弦細
診　断	中医病名：胸痺　　　西医病名：冠状動脈性心疾患・狭心痛
弁　証	心陽痺阻
治　法	温振心陽・行気活血
取　穴	主穴：内関・間使・心兪・厥陰兪 配穴：大陵・神門・曲池・太衝・足三里・太谿

　座位で俯かせ，額のところに柔らかいものを当て，両手を前に曲げさせる。まず1寸の毫針で両側の心兪あるいは厥陰兪に，やや脊椎方向に刺入する。だるいような痺れたような針感を得た後，1～2分捻転し，針の上から棒灸を施すか，吸角をかける。同時に両側の内関あるいは間使に刺針し，針感が出たら，間欠的に軽い捻転を行い，15～20分置針する。

　初日は2回針を施した。1日目に症状はやや好転し，2日目には針灸の後，症状は次第に寛解した。針灸治療を1日1回にすることにした。

　10日後には，基本的に症状は消失した。遠からず臨床的には治癒すると思われる。患者に引き続き内関と足三里に，毎日2回，100回ずつ指圧をするか，あるいは棒灸をするように指示した。

また，中薬の生脈散加味（党参15ｇ，麦門冬15ｇ，五味子９ｇ，炙甘草９ｇ，丹参30ｇ，何首烏30ｇ，川芎12ｇ，山楂子９ｇ，麦芽20ｇ，天麻９ｇ，桑椹子20ｇ，石決明30ｇ）を常用することで，治療効果を強めるようにした。２年間の訪問観察では，患者の病状は安定しており，血圧も正常に回復し，軽い仕事や運動などをしていた。

《考察》

『素問』蔵気法時論篇では，「心病とは，胸中が痛み，季肋部が膨満し，脇の下が痛み，膺部〔前胸部両側〕，背部，肩甲骨の間が痛み，両腕の内側が痛む」といっている。『素問』挙痛論篇では，「経脈は循行して止むことがなく，全身を循環して休まない。寒気が経に入ると滞留し，滞って進まなくなる。経脈外に着けば血が少なくなり，経脈中に入れば気は通じなくなり，突然に痛みが出る」と指摘している。これは，臨床面から，また病因面から，狭心痛に対して明確な記載をしているのである。唐の孫思邈は『千金要方』と『千金翼方』のなかでも，心痛胸痺の証の特徴と治法を列挙している。すなわち，「心痛がにわかに絞るようで，息が絶えそうになるものには，神府〔奇穴。中庭の下0.3寸〕に灸100壮……」「心痛が錐で刺すようで気滞するものに，膈兪に灸７壮」「心痛が錐で刺すようなものには，然谷，太谿がこれを主る」「心痛し息切れするものには，手の太陰を刺す」「胸痺の痛みが背に引っ張られるようでときどき寒気がするものには，間使を使う。胸痺，心痛には天井がこれを主る」などである。心痛の針灸治療については，有効な経験が多数まとめられている。

筆者は中国医学の伝統的な理論と近年の研究成果に基づいて，自身の臨床経験を次のように認識している。すなわち，人体の経絡は気血を運行させているので，気血の運行が阻まれると痛みが出てくる，いわゆる「通ぜざれば，すなわち痛む」である。狭心痛は心経と心包経の気血の運行が遅滞しているということを示しているので，現れる症状群と痛みの発生部位は，心経と心包経の２経上であることが多い。そのため，処方の配穴は心経と心包経の経穴が主となる。とりわけこれらの経の募穴・兪穴が中心と

なり，症状の出方によって，他経の関連穴を用いるということである。中国の伝統医学では，針灸治療は経絡を通じさせ，気血を導くことができるので，調整の働きが出てくると考えている。経気を疏通させれば，経絡の気血の運行がスムーズになるので，いわゆる「通じれば痛まず」ということになり，狭心痛は寛解に向かうのである。

　現代医学の研究では，冠状動脈性心疾患の狭心痛は，心臓の虚血のために産生される代謝産物が求心性神経線維を刺激し，脊髄を通って視床の痛覚中枢に伝えられ，それが大脳皮質に反射され，皮質は再び相応する伝達経路によって心前区に痛みを反映させると考えられている。刺針時の針感もインパルスの１つであり，脊髄・視床を通って大脳皮質にいたり，その結果，針感の求心性インパルスと狭心痛の求心性インパルスが脊髄・視床および大脳皮質内で互いに制約し合って整合作用を作りだし，結果として狭心痛のインパルスが抑制され心前区の疼痛が寛解されるということが証明されている。

(『中国当代針灸名家医案』より抜粋)

15　心動悸〔心悸亢進の激しい病症〕

症例1

患　者：江〇〇，男性，52歳。
初　診：1998年8月3日
主　訴：心悸亢進・胸部苦悶が9カ月続く。
経　過：患者は1997年12月に，高熱が出て，心悸亢進があったため入院した。病院では，ウイルス性心筋炎と診断され，治療を受けて熱は下がったが，ときどき心悸亢進が起こる。退院後中西薬を服用して3カ月治療したが，効果ははかばかしくない。先月，中風に罹り，左半身が不随となり，すでに1カ月になるのだが，病院

1．内科

症例1	
主　訴	心悸亢進・胸部苦悶が9カ月続く。
経　過	高熱が出て，心悸亢進，ウイルス性心筋炎と診断された。治療したがときどき心悸亢進が起こる。1カ月前に中風に罹り，左半身不随，脳梗塞と診断された。高血圧・めまい・息切れ・不眠・多夢がある。
診　察	左半身運動障害・血圧は150／90mmHg，心電図では発作性心室性頻拍・左心室外膜高電位。 舌診：舌質紅・舌苔薄黄 脈診：弦細・結代
診　断	中医病名：心動悸　　　西医病名：ウイルス性心筋炎
弁　証	陰虚陽亢
治　法	滋陰潜陽・寧心定悸
取　穴	①神門・内関・公孫・太谿・三陰交・足三里・太衝・曲池 ②腎兪・風池・環跳

　　　では脳梗塞と診断されている。患者自身のいうところによると，すでに3年の間，しばしばめまいがあり，高血圧であった。今は，心悸亢進・胸内苦悶・動けば息切れする・左半身の運動障害・あまり眠れず夢が多い・めまいなどがあるが，食事と便通は通常である。
診　察：左半身の運動障害・歩行はおぼつかない・舌質は紅・舌苔は薄黄・脈は弦細でしばしば結代する・血圧は150／90mmHg。心電図は，①発作性心室性頻拍，②左心室外膜高電位を示した。
診　断：中医：心動悸（陰虚陽亢型）
　　　　西医：ウイルス性心筋炎
治　法：滋陰潜陽*・寧心定悸

取　穴：①神門・内関・公孫・太谿・三陰交・足三里・太衝・曲池
　　　　②腎兪・風池・環跳
操　作：患者を仰向けに寝かせ，30号のステンレス毫針を用いて，まず第①組の経穴に刺針し，捻転と提挿の平補平瀉法を行う。中程度の刺激で，患者が耐えられる範囲にし，得気を得たら，15分間置針する。5分ごとに1回手技を加え，得気を強める。抜針後，今度は患者を俯せにし，第②組の経穴に針をする。環跳は針感が下肢の遠位端までよく伝わるようにし，どの経穴にも小幅に捻転と提挿を行い，置針はしない。1カ所の経穴に1分前後手技を加えて，すぐに抜針する。
再　診（8月4日）：患者は針の後に胸部の苦悶が減ったように感じ，よく眠れた。刺針時間は前回と同じで，置針時間を30分に延ばした。
第3診（8月7日）：心悸亢進・胸部苦悶は軽減し，脈の結代も少なくなり，患者は治療効果があったと言った。治法は変えない。

　　以後，1日おきに1回針治療を行い，15回の治療を終えたところで，頻拍は減りたまに起こる程度になった。心悸亢進・めまいも著しく軽減した。引き続き5回治療すると，自覚症状はなくなり，血圧は128/84mmHgで，心電図検査も正常，脈象も正常に回復した。以後は左半身不随の治療が中心になった。

　　11月10日に訪問検診すると，自覚的には正常で，心電図検査も正常であった。ただし左半身はまだ完全には回復していないので，話し合った結果，引き続き治療を行うことにした。

　　12月13日の訪問検診では，自覚的にも脈象も正常で，すでに仕事に復帰していた。

《考察》

　患者はもともと肝腎不足・肝陽上亢の体質であったが，そこに邪毒を受けて心火上炎*し，熱が津液を損傷し水火不済*となって，心悸亢進・胸部苦悶・めまいなどの症状が出たのである。患者の症状から，中医は心動悸〔心悸亢進の激しい症状〕と診断したのだが，弁証は陰虚陽亢であり，

1．内科

その病位はおもに心・肝・腎および関連経絡にあり，処方は，心・心包・肝・腎・胆の経と陽明経の腧穴が中心になった。神門は心経の原穴で，寧心安神することができる。内関は心包経の絡穴で，陰維脈に通じ，手の厥陰経で，別絡は心包・心系〔直接心臓と連絡する大動脈・肺動脈・肺静脈などの大血管〕と密接な関係があるので，古来から内関は心病治療に使われてきている。例えば，『甲乙経』には，「心澹澹〔心中動悸があって安らかでない〕として，よく驚き恐れるもの，内関がこれを主る」と記載されている。内関と公孫はまた八脈交会穴であり，おもに胸・心・胃疾患を治療する。足三里は胃経の合穴であり，足の陽明経の別はまた「心に通じ」ており，陽明は多気多血の経で，足三里は心気を強め，心血を増す作用がある。三陰交は肝・脾・腎3経の交会穴で，足の太陰脾経は「心中に注ぐ」，足の少陰腎経は「心に絡み」，足の厥陰経の別は少陽と合して，「上は心を貫き」，脾・腎・肝の3経は，いずれも心と密接な関係があるので，三陰交は心血を補い，心疾患を治し，交通心腎*し，滋陰潜陽*する作用がある。この症例はもともと腎陰不足・水火不済*なので，腎兪・太谿を取り腎陰を滋養し，心火を治療することで本治をしている。風池は胆経の腧穴で，熄風〔内風を鎮める〕に長けており，足の少陽経の別は，「上に心を貫いて」おり，肝胆は互いに表裏なので，この経穴は平肝熄風・寧心安神をすることができ，予防に役立つ。太衝は肝経の原穴で，足の厥陰経は，「督脈と頭頂で会い」，その別は，「上は心を貫く」ので，太衝を取ることで平肝潜陽・寧心安神をすることができる。曲池は手の陽明経の合穴で，陽明は多気多血の経であり，上肢の経気を疏通させることができるので上肢の不随を治療することができる。環跳は足の少陽経の腧穴であり，足の太陽経と交会しているので，下肢の経気を疏通・調整し下肢の不随を治す。この患者の証は陰虚陽亢で，虚中に実があるので，平補平瀉の手法を施した。治療が早く，選穴が正確で，操作が法に則っていたので，スムーズに効果を上げたのである。

症例2（抄録）

患　者：李〇〇，女性，63歳，北京出身。

受　診：1965年3月27日

主　訴：心悸亢進が10年あまり続き，ここ4カ月症状が重くなった。下肢の浮腫もある。

経　過：10年前から動悸が出始め，しばしば発作を起こしていた。仕事の疲れと関係があるが，まだ通常の家事はできるので治療はしていない。1年前に心悸亢進がひどくなり，とりわけ仕事や歩いたときなどに現れ，下肢の浮腫・食事が進まないなどの症状がある。北京の某医院で，梅毒性心臓病・心機能分類Ⅱ度と診断され，薬物治療を受けて症状は寛解した。4カ月前に病状が再発し，治療したが好転しないので，当科を受診した。来診時に患者は，心悸亢進・息切れ・胸内苦悶が耐えがたい・呼吸は荒い・横になって寝られない・睡眠不足・両脇が脹る・上腹部が脹満・食後に悪化・ときに吐き気がある・食事がおいしくない・下肢に浮腫がある・押すと陥凹する・尿は少ない，便は乾燥しているなどがみられた。性病に罹ったことがあるが，関節痛などの病気にはなったことがないという。

診　察：意識ははっきりしている・唇は青紫色・舌苔は白膩・脈は弦滑数で沈めて取ると力がなく結代もみられる・頸静脈の怒脹がある・心拍動がよくわかる。心拍は92回/分，不整脈・心尖部に拡張期雑音が聞こえ，両肺底部に細水泡性ラ音が聞こえる。胸部X線では心臓が両側に拡大している。

診　断：心悸亢進・水腫（脾腎両虚・水気凌心*型）

治　法：健脾利湿・益腎寧心。取穴は足の太陰・陽明および任脈の経穴を主とする。

取　穴：上脘・中脘・気海・内関・足三里・三陰交・復溜

操　作：上脘・中脘・内関は平補平瀉法，その他の腧穴は補法で，1日おきに1回行う。

72

1. 内科

症例2	
主　訴	心悸亢進が10年あまり続き，この4か月重い。下肢の浮腫もある。
経　過	10年前から動悸が出始め，しばしば発作を起こす。1年前から症状がひどい。下肢浮腫・食少，梅毒性心臓病・心機能分類Ⅱ度と診断された。心悸亢進・息切れ・胸内苦悶・呼吸荒い・睡眠不足・脇が脹る・上腹部脹満・吐き気・尿少・便乾燥の症状がある。
診　察	唇青紫・頸動脈怒脹・心拍は92／分・不整脈・拡張期雑音・細水泡性ラ音・胸部X線所見で心臓拡大 舌診：苔白膩 脈診：弦滑数・沈無力・ときに結代
診　断	中医病名：心悸亢進・水腫
弁　証	脾腎両虚・水気凌心
治　法	健脾利湿・益腎寧心
取　穴	上脘・中脘・気海・内関・足三里・三陰交・復溜

　　上記の方法で3回治療したところ，心悸亢進はほぼ好転したが，その他の症状は変化がなかった。

再　診（4月1日）：最初の取穴に増減し，中脘・下脘・水分・気海・足三里・三陰交・復溜・内関・公孫を取り，補法で刺針し，合わせて灸も加えた。そのうち水分・気海・足三里・復溜は毎日1回，毎回灸を9壮すえた。7回の治療で心悸亢進は止まり，足の浮腫もとれ，脇肋と上腹部の脹満も著しく軽減した。

再　診（4月14日）：背兪を主にした治療に改める。効果を上げるために，心兪・膈兪・肝兪・脾兪・胃兪・腎兪・内関・太谿を取り，1日おきに補法で刺針した。

5回の治療で腹脹はなくなり，次第に食事も進むようになり，1日の食事が350ｇにまでなった。歩いたり通常の仕事をしても動悸はしなくなり，軽度の家事労働ができるようになった。脈象は弦滑で，結代がたまに出る，心拍数70回/分。1カ月あまりの治療によって，症状はなくなったので，怒らないように，仕事もほどほどに，食事に気をつけるようにと指示した。

《考察》

　この病気（病名は心悸だが，国際規準によって心動悸とする）は，腎気虚弱・脾失健運・水湿内蘊・下は皮膚に水分が溜まり上は心を侵攻するなどによって起こるものである。治療は上脘・中脘・足三里・三陰交を取って健脾利水し，気海・復溜を取って益腎利水し，内関を取って守心安神したのだが，法は証に符合していたのに，効果はあまり上がらなかった。その原因を詳しく調べると，病気は心・脾・腎に波及しているが，病の本は腎にあったのである。まさに張景岳がいうところの，「心の本は腎にあり，ゆえに，上下が安らかでないものは，下によらないものはない，心気虚のものは，精によらないものはない」ということである。論水腫証のなかでも「まさにこれをいうに，すべて陰陽の害あり，而して病の本は皆腎に帰す」といっている。これによって，最初の取穴に増減して，腎陽を補うことを主とし，灸法を増やし，めざましい効果を上げたのである。つまり，病気の治療にはその本を求めることが大切であるということがよくわかる。

　その後，『素問』陰陽応象論篇の，「よく針を用いるものは，陰より陽を引き，陽より陰を引く」と，『霊枢』九針十二原篇の，「五臓に疾あれば，十二原をとるべし」という主旨により，背兪穴を取り，足の少陰腎経の原穴と組み合わせて，効果を収めた。これはすなわち，臨床では，弁証が正確で，配穴が的を射ており，補瀉がはっきりしていれば，頑固な疾患でも，よい効果を得ることができるということである。

　　　　　　　　　　　　　　（『中国当代針灸名家医案』より抜粋）

1．内科

16　不寐〔不眠〕

症例 1

患　者：劉○○，女性，50歳。
初　診：1996年5月9日
主　訴：不眠が1カ月続く，ここ11日ひどくなった。
経　過：患者の訴えによると，4月8日に眠れなくなり，眠ってもすぐ目が醒める。睡眠不足のため，昼間は疲れきって，頭痛やめまいがする。4月26日には，寝入ったばかりなのに，気が下から上に，頭部にまで突き上げるような感じがあり，すぐにうつらうつらして，一晩中眠れず，とても不快だった。今は，精神的に疲れて，めまいがあり，頭が圧迫されるようで，ときには胸部苦悶があり，心悸亢進して息切れがする。自らオリザノール・ビタミン剤・朱砂安神丸などの中西薬を服用したが，好転しないので，針灸治療を求めて来院した。
検　査：慢性病の様子。不快感がある・顔は青黒い・舌質は淡・舌苔は厚膩・中心の色は黒くて水分が多い・脈は弦緩で力が弱い・心電図は正常。
診　断：中医：不寐（衝・蹻失調型）
　　　　西医：心身症
治　法：衝脈・陽蹻・陰蹻脈を調整する，降逆安神*
取　穴：申脈・照海・公孫・太衝
操　作：照海・申脈はそれぞれ内・外踝の先端から1寸下に取穴し，針尖を踵骨下縁に沿わせて1.2寸ほど刺入する。得気を得たら，同時に照海を補し，申脈を瀉す。公孫・太衝はいずれも瀉法で，強刺激。30分置針し，5分ごとに1回手技を加えた。

　上記の治療を1回行うと，その晩はどうにか眠れて，気逆上衝も好転した。翌日同じツボに再度刺針をしたところ，その晩は5時

75

症例 1	
主 訴	不眠が1カ月続き，この11日ひどい
経 過	1カ月前に眠れなくなった。気が突き上げる感じ・めまい・頭が圧迫されるよう・胸部苦悶・心悸亢進・息切れがある。
診 察	不快感・顔色は青黒い・心電図は正常 舌診：舌質淡・舌苔厚膩（中心は黒くて水分多い） 脈診：弦緩・力が弱
診 断	中医病名：不寐　　　西医病名：心身症
弁 証	衝脈，陰蹻・陽蹻脈の不調和，気逆上衝
治 法	衝脈，陰蹻・陽蹻脈の調整，降逆安神
取 穴	申脈・照海・公孫・太衝

間ほど眠れたが，ときおり気逆上衝があり，3日目に，同様の治療をすると，睡眠は正常に回復し諸症状もなくなった。治療効果をしっかりさせるために，さらに継続して3回治療を行った。5カ月後に会う機会があったが，症状はすべてなくなり再発はしていないということだった。

《考察》

不眠は臓腑機能が乱れることにより，陰陽が失調して，正常な睡眠が損なわれる病症である。軽いものは，なかなか眠りに入れず，眠っても目覚めやすく，醒めた後は眠れない。重いものは，一晩中眠れず，そのため他のさまざまな症状が発生する。中医では，心・腎・肝・脾・胃に病気があるときに，不眠が引き起こされると考えている。また，衛気の運行が阻害され，陰・陽2蹻脈の機能が失調しても，不眠になる。臨床では，一般的には安眠・内関・神門・郄門・通里・三陰交・心兪などの腧穴が使われる。

本症例は，陰陽が失調し衝脈・陰蹻・陽蹻脈が調和しなくなり，不眠となった典型的な気逆上衝の症状であり，治療は蹻脈を調整する方法で行った。十分に満足のいく効果があり，弁証の正確さが重要であることを証明した。効果のカギは手法にあり，陰蹻の照海を補し，陽蹻の申脈を瀉すという補陰瀉陽をすべきで，それを間違えると治療効果はなくなる。『甲乙経』では，「病瞑目するを得ないものは，衛気が陰に入るを得ず，常に陽に留まり，陽に留まれば，即ち陽気満ち，陽気満ちれば，すなわち陽蹻盛んとなり，陰に入るを得ず，陰気虚となり，ゆえに瞑目せず」と指摘している。つまり，不眠は衛気の運行が阻害され，陰・陽2蹻脈の機能が失調することと密接な関係があるのである。照海・申脈は陰・陽2蹻脈の代表穴であり，これを使えば蹻脈を調整し，陰陽を協調することができるので，これが主穴となる。『素問』骨空論篇には，「衝脈が病めば，気逆して腹痛切迫する」とあるが，この患者はときおり気逆上衝しており，睡眠に影響している。つまり，衝脈の気逆から起こっており，公孫は衝脈に通じているので，これを取って衝脈を瀉し，上逆の気を降ろすのである。太衝は肝経の原穴であり，太衝を取ることによって疏肝降逆・鎮驚安神*し，しっかり鎮静させ安眠の効能を得ることができる。取穴は4穴であるにもかかわらず全面的な効果を得たのである。

症例2（抄録）

患　者：劉〇〇，男性，36歳，工員。
初　診：1978年6月12日
主　訴：不眠が3年続いており，ここ1年ひどくなった。
経　過：患者は3年前に，仕事上の学習が緊迫し，次第にめまい・頭痛・不眠が起こるようになり，記憶力も低下した。外来で対症治療を行ったが，症状は軽くなったり重くなったりしている。1年前に精神的な刺激があってひどくなった。これまで2回入院し，薬物や理学療法を行ったがいずれも効かなかった。今は，頭痛・めまいがあり，なかなか寝つけず，早くに目覚めてしまい，普段の睡

症例2		
主　訴	不眠3年続き，この1年ひどい。	
経　過	3年前，仕事上の学習の緊迫から，めまい・頭痛・不眠となり，記憶力も低下した。1年前からひどくなり，口苦・脇肋部重苦しい・便秘・怒りっぽい・猜疑心・悲観。	
診　察	心配そうな表情・感情的・自己中心的な様子 舌診：舌質紅・舌苔薄黄 脈診：弦数	
診　断	中医病名：不寐	西医病名：不眠症
弁　証	肝陽上亢	
治　法	平肝潜陽・瀉火安神	
取　穴	神門・完骨・足三里・太衝・肝兪・大陵・天枢	

　　　眠は3～4時間，ときには一晩中眠れないこともある。口苦・脇肋部が重苦しい・便秘・怒りっぽい・よく邪推する・疑いや心配が多い・1人でいるのを怖がる・精神障害になってしまったのではないかと疑っている。悲観し，失望して，あちこちで治療を受け，いても立ってもいられない。

検　査：意識ははっきりしており，心配そうな表情をしている。患者は病が重いというが誇張もされている。ときおりため息をつき，感情的で自己中心的な様子である。舌質は紅・舌苔は薄黄・脈は弦数。
診　断：不寐〔不眠〕（肝陽上亢型）
治　法：平肝潜陽*・瀉火安神
取　穴：神門・完骨・足三里・太衝・肝兪・大陵・天枢
操　作：瀉法。同時に患者に，疑念をなくし，病気を治すという確信をもつように言い聞かせた。

患者は3回の治療で自覚症状が寛解し，合計23回の針灸治療で気分がよくなり，睡眠も正常に回復し，自覚症状もなくなった。全快して6カ月後に訪問したところ，精神的にも充実しており，仕事も正常に行っていた。

《考察》

　中国伝統医学では，「精・気・神」が，人体の生命活動の3要素であると考えている。神は人体の生命活動が外に現れたもので，人の意識や感情が集中的に現れる状態，心理活動の表現である。不眠関連の症候は，神不守舎*が根源にあるので，治療は安神〔精神的不安を治す〕を主とする。「心は神を蔵し，肝は魂を蔵し，腎は志を蔵す」ということは，いずれも神〔思考，意識活動〕，すなわち大脳の機能活動に関連している。不眠治療の選穴は，心経の原穴の，神門を主とし，腎経の原穴の，太谿と肝経の原穴の，太衝を配穴し，補腎瀉心の補瀉を行って寧神清心*する。それに完骨・足三里・関元・三陰交などを配穴して，経脈の気血を調和させ，陰平陽秘*し神を平常にするのである。

　不眠の針灸治療は，虚実を弁別し補瀉を行うという比較的簡単明瞭なものである。筆者が治療した1,157例の症例のうち，総有効率は98.4％，治癒率は41.7％で，6カ月後の訪問検診では480例が全快と著効であり，多くの治癒症例の治療効果が確実なものになっていただけでなく，210例の著効のあった患者のうち，自然に治ったものが138例あった。針灸による不眠治療は臨床上の治癒効果が明らかで，有効な予防効果もある。不眠の発病は「七情」からくるものが多く，治療効果と回復は，患者の感情と深い相関関係がある。針灸治療はきわめて綿密な弁証施治を行わなければならないし，また，患者に対して気にかけ，理解し，その心理状態を掌握することが必要である。的確に対応し，しっかり説明し，励ましながら，その心理的な原因を取り除く手助けをし，合わせて患者の信頼と協調を獲得するということがきわめて重要なことである。患者の心理的な原因は社会生活の環境などの影響を受けており，良好な仕事と生活の環境を作りだすことが治療効果を確たるものにし，再発を防止するために積極的な意義があ

るのである。

(『中国当代針灸名家医案』より抜粋)

17　癲狂〔統合失調症などの精神障害〕

症例1

患　者：王○○，女性，16歳，学生。
初　診：1996年6月5日
主　訴：(父の代弁による) 精神が抑うつ状態になって1カ月になる。夜はまったく眠れず，ここ1週間は人を罵ったり，ものを壊したりする。
経　過：患者は普段から内向的な性格で，オドオドしているが，5月5日，テストの成績が悪かったことで，教師が保護者の責任に言及したため精神的に落ち込んで，授業が始まっても気持ちが集中できず，ときおり顔つきもおかしくなり，わけもなく級友に喧嘩をふっかけるようになった。4月28日以来，病状はひどくなり，通常の状態で授業に出ることができなくなり，一晩中眠れず，昼間はイライラして落ち着かず，話すこともつじつまが合わないし，ものを投げつけたり，両親を殴ったり罵ったりする。自ら朱砂安神丸や安定剤などを飲んだが効果はなかった。
検　査：両眼はうつろに凝視しており，話すことは錯乱し，質問にもまともに答えられず，手を動かしたりして落ち着きがない。舌質は紅絳・舌苔は黄燥・脈は弦大滑数。
診　断：中医：癲狂〔統合失調症などの精神障害〕(痰火擾神*型)
　　　　西医：統合失調症
治　法：清心降火・安神定志*
取　穴：大椎・人中・鳩尾・神門・強間・内関・労宮・湧泉・豊隆・太衝

1．内科

症例1	
主　訴	抑うつ状態になって1カ月。まったく眠れず，人を罵りものを壊す。
経　過	成績不良から精神的に落ち込み，集中できず，荒れてきた。イライラ・話しが意味不明・ものを投げる・両親を殴る・罵る。
診　察	両眼うつろ・凝視・話しは錯乱・落ち着きがない。 舌診：舌質紅絳・舌苔黄燥 脈診：弦大滑数
診　断	中医病名：癲狂　　西医病名：統合失調症・思春期精神病
弁　証	痰火擾神
治　法	清心降火・安神定志
取　穴	大椎・人中・鳩尾・神門・強間・内関・労宮・湧泉・豊隆・太衝

操　作：刺針はいずれも瀉法を用いる。大椎には28号2.5寸の毫針を用い，2寸の深さまで直刺し，針感を下方の神道穴より下に向かうようにし捻転して抜針する。その他のツボは，得気を得たら30分置針し5〜10分ごとに1回手技を加える。毎日1回，10回を1クールとする。

　患者は初日には針治療に同意しなかったので，押さえておいて内関に針をした。

　2日目は，なだめすかして，大椎・強間・内関・太衝に刺針した。

　3日目以降になると，ようやく治療を受け入れるようになった。1クール後，不眠・騒いで落ち着きがないなどの症状は明らかに好転し，積極的に針灸治療に協力するようになった。全部で5ク

81

ールの治療を行うと，症状はすべて消失し，訪問検診でも今まで再発はしていない。

《考察》

中医では，癲狂についての記述が大変多い。『素問』至真要大論篇では，「諸々の躁にして，常軌を逸するものは，みな火に属す」としており，また，『素問』脈要精微論篇では，「衣服ははだけ，言語は錯乱し，親疎の区別がつかなくなったものは，神明〔精神〕の乱れたものである」と述べている。治療は一般的には瀉火滌痰・養心安神の法を行う。普通は狂病〔興奮状態を呈する精神病，実証〕には，取穴を多く，刺激量も多くすべきで，置針はしない。癲病〔抑うつ状態・感情鈍麻などを呈する精神病，虚証〕は取穴を少なくし，刺激量も軽くすべきで，置針をする。この患者は年齢がわりあいに低く，ちょうど成長・発育の途上で，テストの成績が下がったために落ち込んで落ち着きがなくなり，さらにもともとこらえ性がないので鬱して化火〔病理的な機能亢進〕となり，水液が痰になり，痰火が上逆し，心竅が塞がれ，心神がかき乱され精神錯乱となり，上記の症状が出てきたもので，狂病という診断は疑いない。弁証は痰火擾神で，治法は清心降火・安神定志である。大椎・湧泉・強間を取って瀉火安神・醒脳定志をし，人中・労宮・鳩尾を取って開竅醒神*する。神門・内関で寧心安神し，豊隆で清熱滌痰し，太衝は肝経の原穴なので理気疏鬱することができる。本証は難治であるが，弁証取穴が的確であれば，よい効果を得ることを期待できる。思春期精神病は，患者の年齢がまだ幼いので，教え導きつつ心理的な治療を組み合わせて気を配る必要がある。

症例2（抄録）

患　者：王〇〇，女性，60歳，家事従事。
初　診：1988年7月
主　訴：(夫の代弁) 精神が衰弱し，わけもなく泣いたり笑ったりし，食べようとしない状態が4カ月続いている。

1．内科

症例2	
主　訴	精神の衰弱・わけもなく泣き笑う・食べようとしない。
経　過	半年前，転居により生活が変化し精神が抑うつした。不眠・ぼんやりして無口・怒り・幻覚・幻聴・泣き叫ぶ。
診　察	衣服や髪の乱れ，汚いものときれいなものの区別がつかない。言語不明・目は直視。 舌診：舌絳 脈診：弦細数

▼

診　断	中医病名：癲狂病
弁　証	肝気鬱結 → 心陽偏亢

▼

治　法	舒肝解鬱 → 健脳寧心・開竅舒肝・清心定志・健脾養心

▼

取　穴	太衝・湧泉（透刺），合谷・労宮（透刺），中枢 → 百会，太衝，風池，巨闕，間使・支溝（透刺），中脘，三陰交

経　過：6カ月前，引越して，生活が不便になり精神が抑うつし，夜は眠れず，次第にぼんやりして無口になった。わけもなく愚痴を言ったり，涙を流したりするので，朱砂安神丸を服用したが，いまだに好転しない。さらに不快な気分になり，わけもなく怒り，幻覚や幻聴も出て，ときには壁に向かって泣き叫ぶこともある。ペルフェナジンを1日6〜10mg服用したが，いまだにはっきりした効果がないので来院した。

検　査：衣服をきちんと着用せず，髪を振り乱し，汚いものときれいなものとの区別がつかない。話すことは意味不明で，目は直視している。舌は絳・脈は弦細数。

診　断：癲狂病・肝気鬱結型

治　法：舒肝解鬱
取　穴：百会・風池・太衝・湧泉・合谷・労宮・中枢
配　穴：臂中〔経外奇穴：肘横紋と腕横紋を結ぶ線の中点，尺骨と橈骨の間〕・十宣。
操　作：毫針による平補平瀉法。

　　太衝から湧泉に，合谷から労宮へ透刺，太い針で中枢穴に横刺し，24時間置針する。その他のツボは，刺針して得気を得たら，捻転と提挿による平補平瀉法を行い，20分置針をし，途中に1回手技を加える。毎日1回，20回を1クールとする。病状によってクール間で1週間前後治療を休止することもある。

　　患者は治療を始めて2週目のときに，ある日突然狂暴になり，わめき続け，親しい人であろうとなかろうと，ナイフで首を切りつけたり，夜には建物から落ちたりした。

　　舌苔は黄燥・脈は洪大で有力。これは心陽偏亢によるものである。配穴を巨闕・間使から支溝への透刺，中脘・三陰交に改め，同時に塩酸クロルプロマジンを1日50mg服用させペルフェナジンを止めたら，病状は好転し，5日後には塩酸クロルプロマジンも止め，精神状態は日増しによくなった。2クールしっかり治療して全快した。1年後の訪問検診で再発はない。

《考察》

　この症例の患者は60歳の高齢の女性で，教養も低く，性格は孤独，他人との交際もあまりない。引越ししたため，人とも土地ともなじみがなくて，生活に不便をきたし，気持ちも楽しまず悶々としていた。そういう状態が続いて肝気が鬱結し，ぼんやりとして無口になり，わけもなく泣いたりするようになった。舒肝解鬱法で針治療を行ったところ，病状は一転して狂暴になり，2度自殺未遂があったが，これは針治療の後の「痰動」と関係がある。弁証を分析すると次ぎのようである。すなわち，ふだんから孤独な性質で鬱々として過ごしていたために，心脾を損傷し，心陰偏傷し，心陽がひとり亢進して発狂・妄動・自傷などになったのである。刺針の主

穴は百会で健脳寧心し，太衝・風池で開竅舒肝・解鬱し，巨闕・間使を配穴して清心定志し，三陰交で健脾養心する。同時にペルフェナジンの服用を，寝る前に塩酸クロルプロマジン50mgの服用に変え，再び安眠させた。1クールの治療で精神状態は日増しに好転し，塩酸クロルプロマジンを止めても，病状は再発をみず，そのまま全快した。本病からみると，癲狂の患者は病状が多岐にわたっており，針で一時的にコントロールできなくなったとき，対症療法として適量の西洋薬を服用させるのは，治療効果を上げる助けとなる。患者にとって有利なことなので，西洋薬をやみくもに忌避すべきではない。

(『中国当代針灸名家医案』より抜粋)

18 癇病〔てんかん〕

症例 1

患　者：劉○○，女性，7歳。
初　診：1996年9月
主　訴：7年ほど，頻繁に失神してひきつけを起こす。軽度の痴呆がある。
経　過：患児は出産時に難産で，不幸にも脳に損傷を受け，まもなく失神・ひきつけの症状が出てきた。生後1年以前には，ほぼ20日に1回の割合で発作が起こっていたが，以後次第にひどくなり，今では毎日3〜4回発作が起こるまでになり，1回の発作時間は20分ぐらい，刺激を受けると発作回数は増える。数年来あちこちの医者を探しては治療を受け，さまざまな中薬・西洋薬を服用したが，いまなお効果はない。
検　査：精神は衰弱し思考力はにぶい・顔色は蒼白・舌質は淡・舌苔は白膩・脈は細渋で少力。脳波検査では焦点性間代性び慢性3Hz棘徐波がみられる。

	症例1	
主　訴	出生直後から頻繁に失神・ひきつけ，軽度の痴呆	
経　過	出産時難産のため脳に損傷を受けた。失神・ひきつけ，今では毎日3～4回発作，発作時間は約20分。	
診　察	精神衰弱・思考鈍い・顔色蒼白。脳波検査では焦点性間代性び漫性3Hzの棘徐波。 舌診：舌質淡・舌苔白膩 脈診：細渋・少力	
診　断	中医病名：癇病	西医病名：残遺てんかん
弁　証	気滞血瘀・血虚風動	
治　法	活血化瘀・醒脳止搐	
取　穴	百会・四神聡・水溝・上星・太陽・風府・風池・腰兪・間使・豊隆	

診　断：中医：癇病（気滞血瘀型）
　　　　西医：残遺てんかん
治　法：活血化瘀・醒脳止搐*
取　穴：百会・四神聡・水溝・上星・太陽・風府・風池・腰兪・間使・豊隆
操　作：いずれも平補平瀉法を用い，30分置針し，5分ごとに1回手技を加える。毎日1回，1週間に2日休む。百会は後方に向けて横刺し，四神聡はそれぞれ前頂・後頂・絡却の方向に0.5寸透刺する。水溝・上星は0.5寸，太陽・風府・風池・間使は1寸直刺。腰兪は上に向けて仙骨管裂孔のなかに2寸刺入する。そのときまず45度の角度で刺針し，0.3寸入れたら横刺にし，針感が上に向かって伝わるようだとよい。豊隆は2寸直刺。

1．内科

　　上記の方法で，6カ月きちんと治療を行ったところ，失神・ひきつけの症状はなくなり，患児は全快した。3年後に訪問検診したが再発はなかった。

《考察》

　この患者は，難産のために絡脈を損傷し，気血が外に溢れ，脳の絡脈がうっ血し，滞って通らなくなり，筋肉に栄養が行かず，脳が働きを失い，心竅〔心神の竅。心は神を蔵す。心竅が塞がると意識不明などとなる〕が塞がれ，血虚風動*となり，てんかんの諸症状が出たのである。その病位は脳にあり，取穴は髄海〔脳〕の近辺にある百会・四神聡・水溝・上星・太陽などのツボを主とし，活血通絡*・醒神開竅させる。間使は癇病治療の経験要穴である。豊隆は袪痰の要穴，風府・風池は熄風止痛*する。腰兪は上に向けて刺入し，毫針が仙骨管に入るようにし，直接馬尾神経を刺激し，督脈を経て脳に達するようにして，経脈をめぐって上下を通じさせ，脳の意識活動を呼び覚ますのである。中医薬によるてんかん治療の方法はたくさんある。熄風定癇・化痰開竅・瀉火通腑*・活血化瘀・育陰潜陽*・扶助正気などである。もし，弁証が的確で，運用が的を射ていれば，年来の重い病気もたちまち消え，満足すべき効果を収めることができるであろう。針灸治療の方法と服薬治療とは，手段は違うが，治則治法はまったく同じである。上記の治法はいずれも，針灸処方の立法としては，選ばれた項目と考えられる。臨床の観察および実践，研究により，針灸にはすばらしい活血化瘀の作用があること，経絡と脳とは直接通じていること，中医の弁証施治の優越性を存分に発揮すれば，てんかんの治療において満足のいく効果を得ることができるということを実証したのである。

症例2（抄録）

患　者：王○○，女性，12歳，学生。
初　診：1987年4月12日
主　訴：発作性のひきつけが3年に及ぶ。

症例2	
主　訴	発作性のひきつけが3年に及ぶ。
経　過	3年前突然ひきつけを起こし、両目を見はり、ものを落とした。約2分意識がなかった。症状は次第に重くなる。発作時は失神・白い泡・両目見開き・牙関緊急・尿失禁であった。
診　察	意識ははっきりしている・発育正常・心肺異常なし。脳波検査で大脳に軽いあるいは中等度の異常がある。 舌診：舌質淡・舌苔薄黄 脈診：弦細
診　断	中医病名：癇証
弁　証	風痰が心竅を覆う
治　法	熄風定癇・豁痰開竅
取　穴	風府・鳩尾・豊隆・中脘・照海・大椎・百会

経　過：家人の話によると、3年前、突然ひきつけを起こし、両目を大きく見はり、手に持っているものを落とした。家人の問いかけにも答えない。約2分ほどで正常に回復した。後になって、自分の発症した病状がはっきりわからない。その後、4～5カ月に1回発作が起こり、病状は次第に重くなる。発作時はいつも気を失って地面に倒れ、口から白い泡を吹き、両目は見開いて上を向き、牙関緊急〔咀嚼筋の強直・緊張性痙攣による開口障害〕となり、呼んでも答えず、尿失禁がある。ある医院で、てんかんと診断され、フェニトインナトリウム・ビタミンB_1・ビタミンCなどを服用したが病状は抑えられない。このところ発作の間隔は短かくなり、回数も増え、発作の後は疲れて寝たくなり、気力がなくなる。

検　査：意識ははっきりしている・発育は正常・心肺は異常がない・舌質

は淡・舌苔は薄黄・両脈は弦細。脳波検査では大脳に軽いあるいは中等度の異常がみられた。

診　断：てんかん（風痰が心竅を覆う型）
治　法：熄風定癇・豁痰開竅*
取　穴：風府・鳩尾・豊隆・中脘・照海・大椎・百会
操　作：まず，梅花針で大椎を叩き，風府は頭部から下肢にかけて放電感が走るように刺し，置針はせず，瀉法を行う。その後，鋒勾針〔特殊な三稜針〕で百会・鳩尾・中脘・豊隆・照海に2～3回操作〔考察参照〕する。この方法を1日おきに行う。
初　診：針治療の後，頭の働きがよくなったような感じがあり，身体が軽くなり，ひきつけの発作も起こらない。
第2診：治療後，翌日に1回発作が起こったが，発作の程度は以前より軽かった。
第3診：治療後好ましくない感覚は起こらず，発作もない。
　　　　14回の治療で病状は抑えられ，発作も起こらなくなった。6カ月後，患児は膝関節が痛くなって，針灸治療を受けに来院したが，てんかんのことを聞くと発作は起こっていないということだった。訪問検診でも現在まで良好な状況である。

《考察》

　本病（この病名は癇証であるが，国際標準規範により，癇病とする）は，臨床ではよくみられるもので，発作はいくつかのタイプに分けられるが，頑固で難治性の疾患である。病因は風・痰・火が竅絡を塞ぐために起こる。現代医学では脳の損傷・色々な脳部の感染・脳腫瘍・脳血管疾患・変性疾患・脳代謝障害および中毒などと関係があると考えられている。現在のところ満足できる根治療法はない。

　本病の針灸治療は，弁証施治が適切でさえあれば，効果はわりあいに満足できるものとなる。治療にあたって取るべきおもな腧穴は，大椎・風府・鳩尾である。すなわち，大椎は督脈の第7頸椎下にあり，経気は脳に行っており，清脳寧神・熄風定癇*の効能がある。風府は風邪を取り除き，竅

絡を通じさせ，頭の働きをはっきりさせることができる。鳩尾は気持ちを落ち着け，豁痰開胸*する。これらの3穴を合同で使うか，交替で使うかすれば，てんかんを治療することができるのである。百会は頭頂部にあり，昇陽固脱・平肝熄風・開竅寧神の働きがある。中脘は胃の募穴であり，理中和胃・化湿消滞する。豊隆は足の陽明胃経の絡穴であり，痰湿を取り除き，意識を落ち着ける効用がある。

梅花針・鋒勾針・毫針は，弁証取穴をするにあたって，うまく組み合わせて用いる。針と腧穴が適切に対応すれば，病邪を取り除くことができる。

鋒勾針というのは，「新九針〔古代の九針にもとづいて作製された新しい型の針具〕」の針具の1つである。長さは約4寸，針体のなかほどはやや太くなっており，両端は次第に細くなっている。針頭は鈎状に曲がっており，先は鋭利で，3面に刃がある。針体の両端の鈎状の頭には大小があり，部位によりあるいは病状により選択して用いる。絡脈を刺したり瀉血に用いたりするだけでなく，皮下の脂肪や筋線維を少し切るのにも用いられ，局部の阻滞を取り除くことができるのである。

(『中国当代針灸名家医案』より抜粋)

19　癃閉〔排尿障害〕

症例1

患　者：文〇〇，女性，4歳。
初　診：1996年3月20日午前10時
主　訴：(父の代弁) 26時間尿が出ない。
経　過：1996年3月19日午前8時ごろ，下腹部が脹って切迫し，尿が出なくなったため，本院でドレナージをした。このとき尿が出たっきりで，その後ずっと尿が出なくなった。翌日の午前に，再度ドレナージを行おうとしたところ，尿道口が赤く腫れていてドレナー

1．内科

症例1	
主　訴	26時間尿が出ない。
経　過	前日，下腹部が脹って尿が出なくなった。ドレナージ後，尿道口が腫れ，導尿不可。
診　察	下腹部膨脹・尿道口発赤腫脹 舌診：舌質紅・舌苔黄 脈診：弦数

診　断	中医病名：癃閉	西医病名：急性尿閉
弁　証	湿熱下注	

治　法	清熱利湿・開関通閉

取　穴	足五里

ジ管が圧迫されて，導尿することができなかった。そのため，外科の方から針灸科に立ち合い診療を求めてきた。

検　査：患児は不安で泣き騒ぎ，下腹部は膨張しており，尿道口は明らかに赤く腫れ，舌質は紅・舌苔は黄・脈は弦数。

診　断：中医：癃閉（湿熱下注*型）
　　　　西医：急性尿閉

治　法：清熱利湿・開関通閉

取　穴：足五里（左右）

操　作：28号1寸の毫針で，0.8寸刺入し，提揷で瀉法を行い，強刺激で，置針はしない。両側の足五里に約5分針を行うと，即座に大量の排尿があった。尿検査では蛋白（±），尿沈査では白血球0〜1・赤血球（－）・円柱（－）であった。膀胱の痛みと脹満はなくなり，患児も泣き止んだ。観察していると，3時間後に再び大量の排尿があり，その後，排尿は正常に回復した。

《考察》

　癃閉は排尿困難・下腹部の脹満・尿液が自力では排出しないというのが特徴である。癃と閉には軽重緩急の違いがある。病勢が緩やかで，排尿が困難，チョロチョロと出るというのが「癃」，病勢が急で，排尿せず，出そうと思っても出ないものを「閉」という。この患児は，26時間もの間排尿しなかったもので，証は尿閉である。癃閉の針灸治療は，一般には任脈を取るのが主で，中極・関元・気海・三陰交・陰陵泉などが常用穴である。ただし，腹部の臍以下の腧穴は，膀胱壁を傷つけて尿が外に漏れると急性腹症を起こす危険があるので，膀胱が充満しているときは刺針しない方がよい。この症例でも，そのために他の方法で足の厥陰肝経上にある足五里１穴だけを取った。すなわち，『内経』にいう「肝，足の厥陰の脈は，……大腿の付け根をめぐり，陰毛に入り，外陰部を通り，下腹に至る……」という経絡理論に従ったもので，治療しやすいし心配がない。これでただちに効果が出たのである。針灸は，さまざまな原因によって起こった非梗塞性の尿貯留にはいずれも一定の効果があり，ドレナージによる苦痛や不自由な感覚も受けなくてすみ，尿路感染を引き起こすリスクも回避できるのである。臨床では，中医弁証にもとづいて治療を行うのが原則で，任・脾・腎・肝・膀胱などのいくつかの経脈の腧穴を臨機応変に選んで用いる。本症例では，１穴だけで優れた効果があったが，この方法は簡単で便利なので追試する価値がある。

症例２（抄録）

患　者：栄○，女性，58歳。
初　診：1980年２月５日
主　訴：手術後，12日間尿が出なくなった。
経　過：患者は，12日前に８時間に及ぶ網膜修復術を受け，術後に尿が出なくなってしまった。腹部は膨隆し，ドレナージをするか，カテーテル管を留置するかして排尿を誘導しなければならなくなっ

1．内科

症例2	
主 訴	手術後，尿が出なくなって12日になる。
経 過	網膜修復術後，尿が出なくなり，腹部膨隆。ドレナージあるいはカテーテルによる導尿，苦痛は耐えがたい。
診 察	膀胱充満・下腹部脹満・手足冷たい・口唇乾燥 舌診：舌質淡・舌苔白 脈診：沈弱
診 断	中医病名：癃閉
弁 証	腎陽衰憊
治 法	温陽益気・補腎利尿
取 穴	神闕・気海・命門・腎兪

　　　た。西洋薬のネオスチグミンを服用し，さらに針・棒灸・湿布・あんまなどさまざまな方法を試みたが効果がない。苦痛は耐えがたく，特別に往診治療を依頼してきた。
検　査：膀胱は充満し，下腹部は脹満（前回の導尿から14時間経っている）し，疲れきった様子で，頭部は汗びっしょり，手足は冷たい。排尿困難にため，水を飲まないでいるので，口唇は乾いてカサカサしている。舌質は淡・舌苔は白・脈は沈弱。
診　断：癃閉（腎陽衰憊型）
治　法：温陽益気・補腎利尿
取　穴：神闕・気海
操　作：蘇州産の薬物棒灸・太乙灸で治療した。まず，柔らかい紙7枚を経穴上に置き，それから各穴に3回押圧を加える。すると尿意が出てきた。ベッドに排尿すると困るので，座位にしたところ，尿液がポタポタと出てきた。再び紙を置いて，命門穴に押圧灸〔紙

または布を敷いた上から棒灸を直接押しつける法〕を行うと，たちまちとぎれとぎれに排尿が起こった。上記の治療を3回行うと3回排尿した。約100ccの排尿があり，腹脹感は軽減した。

　4時間後に，もう一度同じ方法で，神闕に3回治療を行うと，500ccの排尿があった。翌朝には自力で排尿することができたが，まだ十分にすっきりせず，残尿感があるので，引き続き同じ方法で神闕・気海・命門・腎兪の各穴に，それぞれ3回治療を行った。午前と午後に1回ずつ施灸したところ，3日目には，排尿は完全に正常になった。

《考察》

　尿液が出ないのを，中医では癃閉という。膀胱は充満し，下腹部は脹満して，苦痛は甚だしい。尿液の排泄は肺の粛降〔清粛下降〕作用に拠っており，腎の開闔（かいごう）〔開閉〕および三焦と膀胱の気化〔人体内の気の機能の運行・変化〕と共同して完成する。そのうちのどの臓（腑）に病変が起こっても，尿液の排泄障害となる可能性がある。この症例では，手術時間が長かったうえに，患者は還暦に近い年齢で，体力がもたず，腎気が虚損し，三焦・膀胱の気化が失調し，水道の流れが阻害されたため，尿が出なくなったのである。治法は補益元気・調理気機・通調水道となる。そのために，神闕・気海を取ったが，これは助陽理気＊の意味がある。腎兪・命門は補腎助陽であり，膀胱・三焦の気化を助けることにもなる。ここで使われた灸法は瞬間的な熱刺激が特徴で，患者に瞬間的で強い刺激を与え，実邪を除去し，運輸機能を回復させるのである。本症例は本虚標実の例で，この治療法は虚邪扶正の特徴を具体的に現したものになっている。

（『中国当代針灸名家医案』より抜粋）

1．内科

20　遺精

症例 1

患　者：唐○○，男性，29歳。
初　診：1991年4月7日
主　訴：遺精が1年3カ月続き，ここ1カ月ひどくなった。
経　過：患者の語るところによると，1990年1月にはじめて遺精が起こったのだが，金鎖固精丸・封髄丹・桑螵散合水陸二仙丹などの中成薬を自ら服用しても効果はなかった。遺精が始まったばかりのころは，眠りにくい・勃起しやすい・夢で遺精した。今年3月の初めごろから症状が重くなり，1週間に3～5回遺精し，昼間でも妄想するとすぐに滑精し，夜間には夢を見なくても自然に遺精が起こる。心中煩悶・眠れない・腰がだるい・膝に力が入らない・めまい・心身ともに疲労・食欲もかんばしくない・忘れやすいなどの症状がある。
検　査：慢性病の様相・意識ははっきりしているが顔に艶がない・身体は痩せている・甲状腺は腫大していない・心肺は正常・舌質は紅・舌苔は少ない・脈は細数。
診　断：中医：滑精〔夢によらない遺精〕（心腎不交*型）
　　　　西医：性的神経衰弱症
治　法：清心降火・益腎摂精
取　穴：心兪・腎兪・神門・太谿・関元・三陰交・風池
操　作：毫針を用いて，心兪・神門・風池に瀉法を施す。腎兪・太谿・関元・三陰交には補法を行い，1日おきに1回，毎回30分置針する。10回の治療で1クールとする。
　　　　　4回治療すると睡眠は好転し，夢精は止まったが，妄想すると滑精が起こる。9回の治療後，夢がなくて1回起きたが，妄想による滑精は以前と同じであった。会陰穴を加え，毫針で2寸直刺

症例1	
主 訴	遺精が1年3カ月続き，ここ1年ひどい。
経 過	遺精が起こり中成薬を服薬しても無効。この1カ月症状は重い。夢を見なくても遺精・心中煩悶・不眠・膝腰だるい・めまい・心身疲労・食欲少ない・健忘などがある。
診 察	顔に艶がない・痩せ・心肺正常 舌診：舌質紅・舌苔少ない 脈診：細数
診 断	中医病名：滑精　　西医病名：性的神経衰弱症
弁 証	心腎不交
治 法	清心降火・益腎摂精
取 穴	心兪・腎兪・神門・太谿・関元・三陰交・風池

し，平補平瀉の手法を行った。その後2回治療すると，夢精は止まり，滑精も治まった。さらに4回治療して効果を強化した。合計15回の治療で諸症状はなくなり全快した。

《考察》

遺精には夢精と滑精の2種類がある。その病機については，各家の論述は似たり寄ったりである。一般には，夢を見て遺精するものを夢精といい，多くは君相の火〔君相二火は，機能活動を推進するもの〕の偏旺によるもので，実証に属する。夢がなくて遺精するものを滑精といい，腎虚で腎が収斂する力を失ったために起こるもので，多くは虚証に属する。ただし，夢精が長引いて，腰がだるく膝に力が入らない・めまい・耳鳴りなどの症状が出てきたら，肝腎虧虚*の象である。臨床の現場では，具体的な状況に応じて，具体的な分析をすべきで，1つの決まった治法にこだわりすぎ

1．内科

てはいけない。

　この患者は，妄想が激しく，心陰が消耗し，心陽偏亢となり，心陽と腎陰が協調できず，相火妄動*となり，精室をかき乱して，夢精が起こったのだが，長引いて腎陰が消耗し，腎気が収斂の力を失い滑精となったのである。治法は清心降火・益腎摂精とすべきである。処方のなかの神門は心経の原穴，太谿は腎経の原穴なので，神門を瀉せば心火を鎮めることができ，太谿を補せば，腎水を滋養することができ，心腎交通*の働きを引き起こすことができるのである。腎兪・心兪は背兪穴で，固精填髄*・益腎寧心することができる。関元・三陰交は滋陰降火し，腎を強化して遺精を治すことができる。風池は風によるめまいを治すので，諸穴を同時に用いて，腎陰を助け心陽を鎮め，水火既済*して，上下が調整されるのである。さらに，会陰を取ったのは，任督を通調し，陰を平常にし，陽を抑え，固摂精関させるためである。たとえ夢精や滑精という頑固な病気であっても，たちまち平癒させることができたのである。

症例2（抄録）

患　者：包〇〇，男性，23歳，工員。
初　診：1979年11月
主　訴：滑精が2年以上に及ぶ。
経　過：患者は3年前に夢精が起こり，はじめは2〜3日に1回だったのだが，次第に毎晩になり，1日中，めまいがしたり頭が圧迫されて重く感じるようになった。食欲がなくなり，足腰がだるくて疲れ，意気消沈している。補腎壮陽薬がよいと聞いて，いくつか服用したのだが，効果がなく，気持ちがおじ気づいてしまっている。医者に診てもらい，煎じ薬を30剤あまりも飲んだが，一向に効かない。次第に悪化して，夢がなくても遺精するようになった。
診　察：顔色は青黄色く艶がない・頭髪はカサカサ・目はくぼみ白目が青くなっている・耳は赤黒い・唇は薄いピンクで乾いて割れている。舌先だけ赤く，舌苔は薄黄，潤いがない。脈象は細数で無力。両中

症例2		
	主　訴	滑精が2年あまりに及ぶ。
	経　過	3年前に夢精するようになり，次第に悪化。めまい・頭が重い・食欲なくなる・足腰だるいなどの症状がある。服薬も無効で，夢がなくても遺精するようになった。
	診　察	顔は青黄色・頭髪はカサカサ・目くぼみ・唇乾燥・中髎穴に圧痛・陰嚢の触診は異常ない。 舌診：舌先赤い・舌苔薄黄で潤いない。 脈診：細数・無力
	診　断	中医病名：滑精
	弁　証	陰虚火旺・腎気不固
	治　法	益腎制火・固秘精関
	取　穴	太谿・照海・神門・支溝・太衝・三陰交・中髎

　　髎穴に顕著な圧痛があり，強く押すと仙骨部全体が痛い。会陰を少し押すと，尿道口から透明な粘液が流出するのが見え，顕微鏡下で少数の不活発な精子を確認できる。陰嚢の触診では異常はない。
診　断：滑精（陰虚火旺型）
治　法：益腎制火・固秘精関*
取　穴：太谿・照海・神門・支溝・太衝・三陰交・中髎
操　作：まず照海・太谿・神門・三陰交を補し，その後太衝・支溝を瀉す。中髎穴は針気が尾骶骨と外陰部に拡散するように手技を行う。毎日1回の治療で，30分置針し，その間10分おきに1回手技を加える。10回を1クールとし，1クールが終わったら，1週間休み，また同じ方法で行う。
　　治療を始めて2クール経つと，妄想しなければ滑精はしなくな

ったが，夢精はまだある。同じ方法でさらに20回治療すると，夢を見ても遺精しなくなった。この状態を維持するために，六味地黄丸を毎日服用して，内功を修練することを指示した。訪問検診を2年以上行っているが，再発していない。

《考察》

滑精という証は陰虚火旺に属するものが多く，水火の道理に精通していないとしばしば過ちを犯す。この患者は水の不足から発症しているのに，まず辛熱壮陽*の薬剤を誤って服用したので，真陰をいっそう消耗させ，相火が燃え盛ってしまい，精関を損傷させ，滑精を引き起こしたのである。しかし，筆者は弁証取穴を上手に使うことができたので，まず，太谿・照海・神門・三陰交を補して益腎斂陰・安神寧志し，太衝・支溝を瀉して潜降相火*し，さらに中髎を取って腎気不固を治した。これらの諸穴を組み合わせて，腎水を強めて心火を抑え，下焦を保護することができたのである。長期間に積み重なった病気は，短時間では治すことができないが，諦めずにしっかり治療していけば治るのだから，じっくりと回復をはかるべきである。そこで，腎水を補う薬剤をしばらく飲みつづけるように言いつけ，損なわれた精を扶養することにした。患者が医者のいうことを信じたのも，全面的に奏効した理由の1つである。

(『中国当代針灸名家医案』より抜粋)

21 頭痛

症例1

患　者：宋〇〇，男性，39歳。
初　診：1992年7月13日
主　訴：右側の頭痛が繰り返し起こり，5カ月になる。

症例1	
主 訴	右側偏頭痛が繰り返し起こり5カ月になる。
経 過	カゼのため服薬した後に頭痛が起こるようになった。痛みはひどくなりときに悪心・嘔吐・精神的な疲れ・食欲少・不眠がある。
診 察	言葉に力がない・呼吸微弱・血圧100/60mmHg 舌診：舌質淡・舌苔白 脈診：細・力ない

診 断	中医病名：頭痛
弁 証	気虚

治 法	益気昇清・活絡止痛

取 穴	百会・率谷・風池・足三里・足臨泣・外関

経　過：患者は，今年の2月にカゼをひき，頭痛・発熱・鼻づまり・鼻水などの症状が出たので，感冒カプセル・SMZなどの薬を服用して治癒した。しかしそれ以後，仕事で疲れたときや，夜よく眠れなかったときに，いつも右側頭部に痛みが起こるようになり，痛んだり止んだりする。たまたまカゼをひいたりすると，頭痛はいっそう激しくなり，ときには悪心や嘔吐を伴うこともある。いつも解熱鎮痛剤を服用して，一時の寛解を得ているが，今は，精神的にも疲れて，食欲もなくなり，睡眠もとれたりとれなかったりである。大小便は正常。

診　察：意識はしっかりしている。慢性病の様相。言葉に力がなく，呼吸は微弱で，口数が少ない。舌質は淡・舌苔は白・脈は細で力がない・血圧は100/60mmHg。

診　断：頭痛（気虚型）

治　　法：益気昇清＊・活絡止痛
取　　穴：百会・率谷・風池・足三里・足臨泣・外関
操　　作：毫針で百会・足三里に補法を行う。その他は平補平瀉法で，1日1回，毎回30分置針する。置針している間に3〜5回手技を加える。

　　　　5回の治療で，明らかに好転したという自覚があり，8回の治療を終えたところで頭痛は基本的に消失した。治療効果を確実にするために，さらに2回治療した。6カ月後に訪問検診したが頭痛の再発はなかった。

《考察》

　頭痛は頭風ともいい，病因病機によって外感・内傷の別があり，また，経絡部位によって，太陽・少陽・陽明・厥陰の別がある。本症例の患者の場合は，外感風熱の邪によって発症しており，治療したのだが，病後の調整ができていなかったので，消耗した津液と気が，適時に補充されず，身体が虚していたうえに，気血が脳髄と絡脈を栄養できなくて，上記の諸症状が現れたのである。部位からいうと，両側は少陽に属しており，証候からいうと，患者は精神的に疲れており，言葉に力がない・呼吸は微弱で口数が少ない・舌質は淡・舌苔は白・脈は細で力がないなどがあるので，気虚の象である。つまり，この時点では，病はすでに表から内傷に転じているのである。取穴処方のうち，百会は陽気を引き上げ，率谷・風池はどちらも足の少陽の腧穴で袪風通絡する。足三里は補気益脾するので，病の本を治すのである。外関は手の少陽の絡穴，足臨泣は足の少陽の五輸穴のうちの輸穴で，この2穴はまた，八脈交会穴でもあるので，少陽の経気を疎通させ，活絡止痛することができる。針灸は，さまざまな原因から起こった頭痛に対して良好な鎮痛効果がある。臨証取穴にあたって，症状が1側にあるものには，一般には患側だけを取るが，両側の腧穴を取ることもある。また，巨刺法を用いて，健側の経穴を取ることもできるが，一般的には遠位端の両側を取ることが多い。

症例2（抄録）

患　者：孫〇〇，女性，46歳，教師。
初　診：1987年7月23日
主　訴：前額部の脹痛が3カ月あまり続いている。
経　過：患者は3カ月前に，はっきりした原因がなくて頭痛が起こった。地元の医院で治療を受けたが，よくならないので，針灸治療を求めて来院した。現在は頭部に持続的な痛みがあるが，以前は前額部の脹痛が主だった。午後になると痛みはひどくなり，本も新聞も読めず，眠ることもできない。食事はまだよいが，尿は黄色で，便は乾いて堅く，排便は2～3日に1回である。
診　察：意識ははっきりしており，言葉もなめらか。体形は中等で，動作は通常。顔色はピンクがかった赤色で，頭の大きさは正常で奇形はない。毛髪は普通にあり，心肺の聴診も正常。舌質は紅・舌苔は薄黄・脈は弦数で有力。
診　断：頭痛（心身症）・陽明頭痛
治　法：清熱瀉火・疏風通絡
取　穴：風池
操　作：両側の風池に浅刺し，針尖をやや上に向け，同側の眼球に向けて刺入する。小幅にゆっくりと捻針し，針感を前頭部に伝え，30分置針する。
　　　　2回の治療後，頭痛は明らかに軽減し，睡眠も良好になった。さらに2回治療したところ全快した。

《考察》

　陽明頭痛は，一般には，大腸経と胃経から論治するが，筆者は，風池1穴のみで，特殊針法を使って，針感を前頭部に至らせ，陽明の実熱を清瀉し，疏風・通絡・止痛の効果を得た。筆者は，刺針の方向が往々にして針感の伝導方向をリードしており，このことは得気を得た後に手技を加え，導気〔針感を一定の方向に伝達させること〕・候気〔得気がまだ

1. 内科

症例2	
主　訴	前額部に脹痛が3カ月あまり続いている。
経　過	原因不明の頭痛が起こった。現在は頭部に持続的な痛みがあり，睡眠障害・尿黄色・便乾燥・便秘を伴っている。
診　察	顔色はピンクがかった赤・一般症状は良好 舌診：舌質紅・舌苔薄黄 脈診：弦数・有力

▼

診　断	中医病名：陽明頭痛	西医病名：心身症
弁　証	陽明実熱	

▼

治　法	清熱瀉火・疏風通絡

▼

取　穴	風池

得られないときに，しばらく待つ法〕をして，気を病所に至らせるカギであり，気が病所に至ることが治療効果と密接に関係しているので，病位と取穴部位によって刺針方向を確定すべきであると考えている。病位の方向に刺入し手技を加えれば，治療効果が得られるのである。

　筆者は，風池1穴で各経の痛みを治療するが，その刺針方向には4通りある。①針尖をやや上に向け，同側の眼球に向けて斜めに刺入し，陽明経の前額部痛を治療する。②内斜刺，すなわち，針尖を頭の正中線方向に向け，やや上向きに刺入し，厥陰経の頭頂部の頭痛を治療する。③外斜刺，すなわち，針尖を同側の目の外眼角に向けて刺入し，少陽経の偏頭痛を治療する。④横斜刺，すなわち，左右2穴に向かい合うように刺入し，太陽経の頭頂部の強い痛みを治療する。以上4種の刺針方向によって，各経・各部の頭痛を治療するのだが，刺入は一般には，0.5〜0.8寸にし，急激な提挿をしないで，軽微な捻転手法を用いるのがよい。これは，1つの経穴に刺針しても方向を変えることによって，その経穴の周辺の病証を治療す

ることができるということであり，1穴多用は，もちろん弁証を基礎としているのだが，弁証取穴の刺針方法にはこだわらないのである。

（『中国当代針灸名家医案』より抜粋）

22 眩暈〔めまい〕

症例1

患　者：柳〇〇，女性，39歳。
初　診：1995年6月13日
主　訴：めまい・耳鳴りが3カ月続き，ここ3日ひどくなった。
経　過：3月13日，患者は突然頭がクラクラしてめまいが起こり，天地が回るような感じがして，目を開けていられず，左の耳が耳鳴りするなどの症状が出て，ある医院でメニエール症候群と診断された。ジメンヒドリネート・安定剤・天麻丸などの中薬や西洋薬を80日あまり服用し，少しは好転したように感じた。しかし，6月10日に症状がひどくなり，心中煩悶し，上腹部の膨満感があり，悪心・嘔吐などの症状が出て，さまざまな薬も効かないので，試しに針灸治療をしてもらいたいといってきた。
診　察：意識や思考は正常に働いている。慢性の苦痛の様相。左耳に軽い聴力低下がある・眼球の振戦はない・顔色に艶がない・舌質は淡紅・舌苔は少・脈は濡滑。
診　断：中医：眩暈（痰濁中阻型）
　　　　西医：メニエール病
治　法：健脾化痰・燥湿和胃
取　穴：頭維・内関・風池・聴宮・足三里・陰陵泉・豊隆・中脘
操　作：平補平瀉の手法で，中等度の刺激を加え，1日1回，毎回30分置針する。5回の治療で，めまいは軽減し，10回の治療で，めまい

1. 内科

症例1	
主 訴	めまい・耳鳴りが3カ月続き，この3日ひどい。
経 過	突然めまい・耳鳴りが起こり，メニエール症候群と診断された。服薬後も症状が出る。心中煩悶・上腹部膨満感・悪心・嘔吐などがある。
診 察	左耳に軽い聴力低下・眼球振戦はない・顔に艶がない。 舌診：舌質淡紅・舌苔少 脈診：濡滑
診 断	中医病名：眩暈　　　　西医病名：メニエール症候群
弁 証	痰濁中阻
治 法	健脾化痰・燥湿和胃
取 穴	頭維・内関・風池・聴宮・足三里・陰陵泉・豊隆・中脘

は基本的になくなった。しかし，左耳の耳鳴りは残ったので，さらに10回治療すると，症状はなくなり治癒した。

《考察》

本症は，中国の伝統医学においては早くから記述がある。多くは痰濁上蒙・清陽受蒙によるか，肝腎陰虚・髄海不足によるか，肝陽上擾*により耳を傷害するか，気血虧虚のため脳が栄養されなくなるなどの原因からくる。

本症例の患者は，心中煩悶し，上腹部の膨満感があり，悪心・嘔吐，脈は濡滑などの症状が出ていたので，これを分析し，痰濁中阻という弁証をしたのは間違いない。処方中の陰陵泉・豊隆は化痰除湿に用いられ，中脘は上腹部の膨満感を取り，内関は心包経の絡穴で寧心安神・和胃止嘔の働きがある。風池は手足少陽の交会穴で清熄風阻し，足三里は胃経の合穴で脾胃を強化し，痰湿を取る。聴宮は耳の通りをよくし，頭維は局所の気機

を疏通し調整し,清寧神志することができる。これらすべての働きにより,健脾化痰・燥湿和胃*の効能を発揮できるのである。某所では,この治療法を用いて治療した196例のうち,有効率は91.6％で,そのうち治癒率は40.3％であったという。

症例2（抄録）

患　者：李〇〇,男性,62歳,幹部。
初　診：1981年1月24日
主　訴：めまい・頭痛が10年あまり続き,ここ6カ月ひどくなった。
経　過：患者は10年前に腹を立てて,その後めまいと頭痛に襲われた。某医院で検査を受けたところ,高血圧症と診断された。中薬や西洋薬による治療を受けたが,症状は軽くなったり重くなったりしている。ここ6カ月めまいがひどくなり,頭部に脹っているような痛み・ものがはっきり見えない・胸中苦悶・動悸・胸中に熱があって不安感がある・怒りっぽい・耳鳴り・難聴・腰痛・膝に力が入らない・歩行不安定などの症状がある。しばしば頭がクラクラしてつまずいたり,情緒不安定になったりし,それがひどくなっている。
診　察：身体はでっぷりしている・頭はぼんやりしている・顔面は紅潮・話し声は高ぶっている・脈は弦数で両方の尺部がともに弱い・舌質は赤・舌苔は白乾・下肢に浮腫・血圧は190／100mmHg。脳血管造影では椎骨―脳底動脈管の緊張度が高く,弾性は減弱している。
診　断：眩暈〔めまい〕(肝陽上亢型)
治　法：滋陰潜陽*・益腎柔肝*
取　穴：行間・太衝・大陵・内関・曲泉・太谿・曲池・豊隆
操　作：毫針を用いる。太衝から刺入し,得気を得たら行間に透刺する。大陵から,得気を得た後に針尖を上に向けて内関に透刺する。曲泉・太谿は,いずれも経絡の流れに沿って刺針する。曲池は平補平瀉で,豊隆は瀉法を行う。30分置針して上部の針を抜針し,た

1．内科

症例2	
主 訴	めまい・頭痛が10年あまり続き，ここ6カ月ひどい。
経 過	10年前，立腹後めまい・頭痛に襲われた。高血圧症と診断された。このところ症状がひどい。頭部脹痛・ものがはっきり見えない・胸中苦悶・動悸・胸中熱・怒りっぽい・耳鳴り・難聴・腰痛・膝に力が入らない・つまずく・情緒不安定などがある。
診 察	顔面紅潮・下肢浮腫・血圧は190／100mmHg。脳血管造影では椎骨—脳底動脈管の緊張度高い，弾性減弱。 舌診：舌質赤・舌苔白乾 脈診：弦数・両尺部弱い
診 断	中医病名：眩暈
弁 証	肝陽上亢
治 法	滋陰潜陽・益腎柔肝
取 穴	行間・太衝・大陵・内関・曲泉・太谿・曲池・豊隆

だちに血圧を測定すると180／106mmHgであった。

第2診：頭部の脹痛はやや軽くなったが，依然としてめまいはある。血圧は190／105mmHg。行間・大陵に同様の刺法で針を行う。復溜を取り，経絡の流れに沿って刺針する。陽陵泉・中渚に再度瀉法を行う。30分置針し，抜針後血圧を測定すると170／75mmHgであった。

第3診：めまい・頭痛ははっきりと軽減し，以前よりものがはっきり見えるようになり，表情も生き生きしてきた。初診と同様の刺針を行う。

　　その後，初診と第2診の経穴を代わるがわる取り，同じ手法で合計20回施術したところ，諸症状はなくなり，血圧も150／90mmHg前後に落ち着いた。脳血管造影はおおむね正常であった。

6カ月後に訪問検診すると，血圧は安定し，精神的にもはつらつとしており，臨床上治癒となった。

《考察》

　この病気は，精神的な不安定により肝気鬱結*し，肝が疏泄の機能を失って気鬱化火*するために起こるものである。つまり，火旺陰傷・肝陰暗耗・風陽昇動・上擾清宮などの病機が，めまいと頭痛を起こしたのである。また，病気が長引くと，腎が損傷され，腎水が不足するようになり，そうすると肝を滋養できなくなり，肝陰不足となり，肝腎陰虚・肝陽亢盛という本虚標実証になるのである。腎が下部で不足し，肝を滋養できなくなると，肝陽は上部で亢進し，上逆して脳をかき乱すために本虚標実となるわけで，これは上実下虚の証である。標実が過剰になると本虚となるのであるから，急いで標治しなければならない。標本ともに治療すべきで，瀉南補北〔心を瀉し，腎を補す〕の兼治であるが，重点は瀉南にある。「母を補し，子を瀉す」という原則にもとづいて，肝の陰虚には，腎を補せば，腎水が補充されて，肝陽が滋養されるというわけである。肝陽の亢進には，必ず心火〔心熱〕を瀉すべきで，心火が平定されれば，肝陽は度を越えないのである。『難経』の「東方実し，西方虚すれば，南方を瀉し，北方を補す」という理論を用いて，腎・心・肝それぞれの経の経穴を取ったのである。具体的にいうと，行間は肝経の滎穴で火に属しており，肝の子穴である。大陵は心包経の輸穴で土に属し，心包の子穴である。火が実したらその子を瀉すということから，1つは太衝から行間へ透刺し，もう1つは大陵から内関に透刺し，2穴を併用して経絡に逆らって刺針する。これは，「迎えてこれを奪う〔経気が来るのを迎え撃って，これを奪い取る方法〕」という瀉法であり，これで「瀉南」をすることになり，すなわち，「標治」となるのである。曲泉は肝経の合穴で水に属し，肝の母穴である。太谿は腎経の原穴，復溜は腎経の経穴で金に属し，腎の母穴である。これら3穴は，いずれも経に沿って刺針しており，「随いてこれを済う〔経脈の気に随って，これを扶助するような方法〕」という補法になっており，「補北」したことになり，すなわち「本治」になるのである。補助的に，中渚・陽

陵泉を取って舒肝理気する。豊隆・曲池は瀉熱滌痰のためである。これらの経穴を併用して，心火を瀉し，腎水を補う，すなわち，瀉火存陰・補陰制陽ということになり，水液が充足し，陽火が衰え，陰陽が平定されるのである。

瀉南補北法の原典は『難経』七十五難であり，また，「虚すればその母を補い，実すればその子を瀉す」という整体観の法則は，広範かつ臨機応変に，中医の各家臨床にとって指標となっているのである。

(『中国当代針灸名家医案』より抜粋)

23 中風

症例1（抄録）

患　者：陳〇〇，女性，69歳。
初　診：1985年4月6日
主　訴：右側半身麻痺・顔面神経麻痺になって3カ月になる。
経　過：患者は15年来高血圧を患っている。1984年7月に，過労が原因で脳梗塞を起こし，左半身が麻痺してしまった。中薬や西洋薬を服用し針灸治療を行ったところ，病状は好転し，生活も自分一人でできるようになった。1985年の春に，激情にかられることがあって，頭がクラクラし，めまいが起こり，突然倒れ，意識不明となった。顔面神経麻痺が出て，右半身が麻痺したので，すぐに北京の某医院に運ばれて治療を受けたところ，脳内出血と診断された。救急治療により病状は抑えられ，症状もやや好転し，意識もはっきりしてきたが，右上下肢の片麻痺が残ってしまった。尿失禁があり，便秘している。
診　察：意識ははっきりしている・顔面神経麻痺・鼻唇溝が浅くなっている・涎をたれる・言語障害・右半身の麻痺・心肺聴診（－）・腹は

症例1	
主 訴	右側半身麻痺・顔面神経麻痺が起こり3カ月
経 過	15年来高血圧。昨年，脳梗塞で左半身麻痺。最近激情にかられ卒倒し意識不明となり，その後顔面神経麻痺が現れた。脳内出血と診断された。尿失禁・便秘がある。
診 察	顔面神経麻痺・鼻唇溝浅い・流涎・言語障害・右半身麻痺・心肺聴診（－）・血圧は150／100mmHg 舌診：舌質紅・舌苔少ない 脈診：弦

▼

診 断	中医病名：中風後遺症　西医病名：脳内出血後遺症
弁 証	肝腎陰虚・肝陽上亢

▼

治 法	滋補肝腎・平肝潜陽

▼

取 穴	主穴：太衝・風池・人中・合谷・頬車・肩髃・曲池・環跳・陰陵泉・陽陵泉 配穴：印堂・廉泉・下関・地倉・迎香・肩髃・血海・梁丘・三陰交・八風・八邪

　　　押さえると柔らかく肝脾は触れない・血圧は150／100mmHg・舌質は紅・舌苔は少ない・脈は弦。
診　断：中風〔脳内出血〕後遺症（肝腎陰虚・肝陽上亢型）
治　法：滋補肝腎・平肝潜陽
取　穴：太衝・風池・人中・合谷・頬車・肩髃・曲池・環跳・陰陵泉・陽陵泉
配　穴：印堂・廉泉・下関・地倉・迎香・肩髃・血海・梁丘・三陰交・八風・八邪
操　作：上記の腧穴の主穴と配穴から，毎回15穴ほど選んで，毎日1回刺針し，20回を1クールとする。先に瀉，後に補の手法を用い，1

クール終了後，5日休み，再度次のクールを行う。

第1クール終了後，涎は少なくなり，言葉も以前にくらべてはっきりしてきた。自分で立ったり座ったりできるようになり，脚の屈伸もできるが，力が入らない。引き続き同様の治療を行った。

第2クール終了後，顔面神経麻痺は基本的に治癒した。上肢は胸の高さまで上げることができ，握りこぶしを作れ，ものを持って歩くことができるようになった。

第3クール終了後，言葉はすっかり明瞭になり，上下肢の機能も基本的に回復した。杖を持って250m歩くことができ，生活も自分でできるようになった。

《考察》

患者は長年高血圧を患っていたために，肝腎陰虚・肝陽上亢の体質になっていた。そこに，激情にかられることがあって，肝陽上亢のさらに進んだ症状となり，血気がともに上部に上り，中風（脳内出血）を発症したのである。救急治療を受けて臓腑の機能は回復したが，経絡は依然として阻滞不通であったため，半身不随・顔面神経麻痺・言語障害・涎などの症状が後遺症となったのである。このときの治療は，肝腎の陰を補い，浮上した陽を平定することを主とし，活血通絡を補助とした。風池・人中・陰陵泉・陽陵泉・太衝で疏通経絡・平肝潜陽し，血海・曲池・八邪・八風などの腧穴で活血通絡する。三陰交で肝腎の陰を補い，浮上した陽を制御し，地倉・頬車・廉泉・迎香などの腧穴で局所の経気を疏通調暢する。こうして顔面神経麻痺を矯正し，言語障害を治すことができたのである。これらの腧穴を合同で用いることによって，満足できる治療効果を得ることができた。

（『中国当代針灸名家医案』より抜粋）

24 面風痛〔顔面痛〕

症例1

患　者：姚〇〇，女性，52歳。
初　診：1997年6月13日
主　訴：右側の顔面部に，発作性の電撃様の痛みが繰り返し起こるようになって6年になる。
経　過：患者の訴えによると，1991年6月に，右側の顔面部に，突然電撃様の激痛が，1日1～2回起こるようになり，まるで電撃的な火で焼かれるようで，その痛みはたとえようがないという。寒い日や冷えたときなどは，痛みがいっそう激しくなる。1993年に，某医院の神経科で，三叉神経痛と診断され，無水アルコールによる局部神経ブロックを受けたところ，痛みは約1年の間は寛解したが，その後再発し，発作の間隔は短くなり，無水アルコールによるブロックも効かなくなった。そこで県の中医院で，針灸治療を2カ月受けたが，効果ははかばかしくない。現在は，1～2分に1回発作がくるので，まったく耐えられない。
検　査：苦痛の様相・右側の顔面が汚れている・感覚は健側にくらべてやや鈍い・運動機能は正常・舌質は淡紅・舌苔は薄白・脈は弦であった。
診　断：中医：面風痛〔顔面痛〕(風寒襲絡型)
　　　　西医：三叉神経痛
治　法：疏風通絡・散寒止痛
取　穴：主穴：下関・四白・夾承漿〔経外奇穴。承漿の両側1寸，地倉の直下〕(いずれも右側)
配　穴：合谷(左)・翳風(左)・風池
操　作：まず28号の毫針を用いて，平補平瀉の手法で刺針する。遠位穴には巨刺の手法をとる。下関穴は1.5寸ぐらい刺入し，電気に触れ

1．内科

症例1	
主　訴	右顔面部に発作性電撃様の痛みが起こるようになって6年になる。
経　過	6年前に突然痛みが発症した。1日1～2回起こり，三叉神経痛と診断された。ブロック治療後再発した。
診　察	苦痛の顔貌・右側顔面汚れ・感覚鈍麻・運動機能正常 舌診：舌質淡紅・舌苔薄白 脈診：弦

▼

診　断	中医病名：面風痛	西医病名：三叉神経痛
弁　証	風寒襲絡	

▼

治　法	疏風通絡・散寒止痛

▼

取　穴	主穴：下関・四白・夾承漿（いずれも右） 配穴：合谷（左）・翳風（左）・風池

　たような感覚が舌あるいは下顎部に伝わるようにし，5～10回提挿を行ってから抜針する。四白穴は眼窩の方に向けて1寸刺入し，得気を得ればよい。夾承漿は斜め下方約30度の角度に0.5寸ほど刺入し，電気に触れたような感覚が下唇に伝わるようにし，5～10回搗刺〔針を皮下に刺した後に，一定の深さの範囲内で針を反復して上下に動かす方法〕する。その他の腧穴は，いずれも約1寸の深さに刺入し，得気を得たら置針せずにすぐに抜針する。針の後は30分棒灸を施す。1日1回の治療で，10回を1クールとする。

　2クール終了後に，患者は痛みが半減したと言った。合計4クールで症状はすべて消失した。訪問検診でも2年間再発していない。

《考察》

　三叉神経痛とは，顔面部の三叉神経分布域内に現れる発作性・瞬発性・電撃様の引き裂くような，針で刺されるような，焼かれるような激痛をいう。中医では，「面風痛」といい，多くは，風寒の邪が陽明の筋脈を襲うか，あるいは風熱の邪毒が顔面部に入り込むなどして起こるものである。顔面部の経絡の気血は塞がれ，通じなくなるので痛みが起こる。処方中の四白穴は，胃経に属しており，下関は胃経と胆経の交会穴である。この2穴が，右側の顔面部の経絡の気血を疏通させることができる。翳風・風池は疏風散邪によい。合谷は手の陽明に属しており，四総穴の1つなので，顔面の疾患をよく治療し，痛みを止める効能がある。夾承漿は経外奇穴であるが，局部の気血を疏通させるために用いた。最後に棒灸を加えたのは，温経・散寒・止痛をはかるためである。これらを合わせ用いて，風寒を取り除けば，気血はめぐるようになり，「通じれば痛まず」の効果を得ることができるのである。この方法を用いた2,100例の三叉神経痛の治療において，有効率98.9％，治癒率54.9％という報告もある。

症例2（抄録）

患　者：陳〇〇，男性，33歳，工員。
初　診：1976年1月9日
主　訴：15年間，右の顔面部に激痛が繰り返し起こっている。
経　過：患者は，1967年に突然右顔面部に電撃様の激痛が走り，その後1日に1〜2回発作が起こるようになった。1969年までに，症状は次第にひどくなり，1日20〜30回電撃痛が繰り返し起こるようになった。発作の持続時間は約10〜30秒である。瀋陽の某医院で，三叉神経痛と診断された。電気針・穴位ブロックそれに中西薬治療を試みたが，効果はなかった。ここ1カ月は発作性の痛みが一日中100回以上もあり，右側の鼻唇溝から太陽穴にかけて痛みが走る。硬いものは食べないようにして，流動食だけにしている

1．内科

症例2	
主　訴	右顔面部の激痛が起こり15年になる。
経　過	突然右顔面部に電撃様の激痛が起こり，次第にひどくなった。1日20〜30回発作。三叉神経痛と診断された。ブロック療法無効。現在1日100回以上発作が起こり，耐えがたい痛みである。
診　察	苦痛の様相・血圧は130／90mmHg・脈拍70／分・右眉中と右鼻翼に圧痛 舌診：舌苔白厚 脈診：弦
診　断	中医病名：顔面痛　　　西医病名：三叉神経痛
弁　証	肝風襲絡
治　法	平肝熄風・活絡止痛
取　穴	四白（右）・太陽（右）

　　　　が，苦痛は耐えがたく，本院を受診した。
検　査：一般症状はまだよいが，苦痛の様相である。舌苔は白厚・脈は弦・血圧は130／90mmHg・脈拍70回／分。右眉中と右鼻翼の脇に圧痛がある。
診　断：顔面痛（三叉神経痛）肝風襲絡型
治　法：平肝熄風・活絡止痛
取　穴：四白（右）・太陽（右）
操　作：1日1回，毫針で平補平瀉の手法を行う。
　　　　4回の治療で，患者の激痛は消失し，歯を磨けるようになった。9回目で，痛みは明らかに軽減したが，まだ弱い痛みがときおりあった。15回の治療で，痛みは起こらなくなっていたが，ときど

115

き蟻走感がある。20回の治療で，痛みは完全になくなった。2年間の訪問検診で再発していない。

《考察》

　この病症（病名は「顔面痛」であるが，国際規準では「面風痛」としている）は，多くは，陽明経脈の気血が塞がれて，通じなくなるので痛むのである。『張氏医通』では，「顔面痛は，……口を開けて喋ることができず，手で触っても痛む，これは陽明経脈が風毒を受け，経絡に伝入し，血が凝滞しめぐらなくなったものである」と述べている。この病気に対する針治療は，陽明経を主とすることが多く，舒筋・活絡・止痛の法をとる。

　四白に刺針をするときは，針を45度斜め後ろ上方に向けて，眼窩孔に刺入し，電気に打たれるような針感が鼻の脇と上唇に伝わるようにし，20～50回提挿し，その後に抜針する。これは近位取穴であり，顔面部の筋脈を疏通させ，袪寒して清熱することができる。この方法で気血を調和させ，通じさせればすなわち痛まなくなる。

　筆者は，この方法で1,500例の原発性三叉神経痛を治療し，有効率99.2%，治癒率54.3%である。

（『中国当代針灸名家医案』より抜粋）

25　痺病〔邪気が内臓の経絡を塞ぐために起こる病症〕

症例1

患　者：袁〇〇，男性，27歳。
初　診：1990年1月25日
主　訴：四肢の関節が腫れて痛み，動かしにくくなって1年になる。ここ1カ月ひどくなった。
経　過：1989年1月，患者は冷たい水の中で魚を取ったのがもとで，それ

1. 内科

症例1	
主　訴	四肢関節の腫痛・運動困難になって1年，この1カ月ひどくなった。
経　過	1年前，水中で冷えて発症。特に両手の第2・3・4指関節の症状がひどい。関節リウマチと診断された。関節腫痛・微熱・不眠・朝に関節が硬直する。
診　察	苦痛の様相・顔面紅潮・体温38.3℃・心拍数88/分・呼吸20/分，両肩・肘・腕・指および踝関節腫痛。圧痛（＋）・指関節軽度の変形・血沈は68mm/h・ASLO832単位・リウマチ因子（＋） 舌診：舌質淡紅・舌苔薄膩 脈診：弦濡

診　断	中医病名：痺病	西医病名：慢性関節リウマチ
弁　証	風寒湿邪による着痺	
治　法	温陽除湿・祛風散寒	
取　穴	督脈：大椎から腰兪まで敷き灸	

　　から四肢の関節が腫れて痛み出した。運動に制限があり，特に両手の第2・3・4指の関節の症状がひどく，次第に悪化している。某医院で入院治療を受け，関節リウマチと診断され，ホルモン剤・アンピシリン・中薬などさまざまな方法で治療を受けたがよくならない。1989年12月25日以来，病状は悪化し関節の腫れと痛みの他に，微熱・不眠があり，朝起きると関節が硬直していて動かせないなどの症状もある。人に勧められて敷き灸治療を受けに来た。

診　察：意識ははっきりしている・苦痛の様相・顔面は紅潮・体温38.3℃・心拍数88回/分・呼吸20回/分。両肩・肘・腕・指および踝関節に腫脹があり，圧痛（＋），両手の第2・3・4指関節に，軽度の

舟型の変形があり，関節の屈伸はできない。舌質は淡紅・舌苔は薄膩・脈は弦濡・血沈は68mm／h・ASLO（抗ストレプトリジンO）832単位・リウマチ因子（＋）であった。

診　断：中医：痺病（着痺）
　　　　西医：慢性関節リウマチ
治　法：温陽除湿・袪風散寒
取　穴：督脈経：大椎から腰兪
操　作：斑麝粉1〜1.8ｇ（斑蝥（はんみょう）粉20％，麝香50％，丁香粉15％，肉桂粉15％からなる），皮をむいた大蒜を泥状につき砕いたもの500ｇ，古い艾200ｇを用意する。患者をうつ伏せに寝かせ，背中を出し，脊柱上に通常のアルコール消毒をして大蒜汁を塗る。脊柱の正中線上に斑麝粉を散布し，その上に，督脈の大椎から腰兪までの間に，2寸の幅で，5分の厚さに大蒜ペーストを載せる。さらにその上に，蛇のように長く作った艾柱を載せ，頭・身・尾の3点に点火する。燃え尽きたら灰を取り除き，もう一度同じように施灸する。この治療を合計3回行ったら，大蒜ペーストをきれいに拭き取り，温水で温めたタオルで軽く拭く。これで施灸は終わるが，灸の後に水泡ができるので，そこに塗り薬を塗って清潔にしておく。治療の間は，感染の防止に気をつけ，3日目に消毒した針で水泡液を抜き取り，アルコール綿できれいに拭き，メチルロザリニン水溶液を塗る。その後，1日おきに塗り薬を塗って自然に癒合するのを待つと，最後にかさぶたになって落ちる。灸の後は，なまもの・冷たいもの・辛いもの・油っこいもの・甘いもの・鶏・あひる・発酵食品を食べないように言いつけ，冷水のシャワーを禁止し（温水ならよい），冷風に当たらないように，また性交も慎み，1カ月間完全に休養するようにさせた。

　患者は，1月25日に敷き灸をすると，翌日には関節の痛みがたちまち軽減したと言い，手足も動かせるようになり，体温は37.3℃に下がった。3月2日に再検査をすると，血沈は40mm／h・ASLOは正常範囲・リウマチ因子（－）であった。さらに中薬の健脾丸

加減10剤を服用させ，治療効果を確実にした。6カ月後の訪問検診では，職場復帰して仕事を続けており，生活も平常になっていた。

《考察》

患者は，冷水に入ったため，衛気の機能が低下し，外邪がつけ入りやすくなったところに，風寒湿邪が虚に乗じて侵入し，脾腎に着き，経絡・関節を塞いだために起こったものである。敷き灸療法を用いたわけだが，大蒜は解毒散寒・消腫の働きがあり，麝香・丁香はよく走り骨まで到達し，通絡散結の効能がある。それに艾灸の火力がじわじわと浸透し督脈を伝わり，経気を強く活性化させる。健脾温腎の法は臓腑に達し，散寒止痛の法は四肢の関節を疏通させる。また，腎を強壮し，陰陽を調和し，気血を温通し，寒湿の邪を取り除き，合わせて正気を扶助して抵抗力を高めたのである。

症例2（抄録）

患　者：李〇〇，男性，50歳，北京出身。
初　診：1974年11月16日
主　訴：左側の脚と腰が痛くなって1カ月以上になる。
経　過：1カ月前の早朝，起床すると，左側に腰痛が起こったが，動き始めると痛みは和らいだ。職場で仕事を続けていたが，午後になると腰痛はひどくなり，さらに左側の下肢にまで及んだ。北京の某医大病院で診察を受けたところ，根性坐骨神経痛と診断された。プロカインブロック法で3回治療したが効果はなく，当院を受診した。来院時，左側の腰部の疼痛が同側の下肢に及び，放射性に大腿の後ろに沿って，下腿の外側に走り，持続性の疼痛が発作的に激化しており，咳やくしゃみで痛みは増加していた。腰を捻ることが困難になり，下肢は冷え，夜間の疼痛はひどくなり，眠ることもできない。痛みと天候の変化は関係があり，患肢は，側臥位で屈曲させているといくらか楽である。

	症例2	
主 訴	左側の脚と腰の痛みが起こって1カ月になる。	
経 過	1カ月前の早朝，腰痛が起こり，痛みは次第に下肢に及んだ。根性坐骨神経痛と診断された。ブロック治療無効。持続性の疼痛・下肢の冷え・痛みで眠れない状態である。	
診 察	脊椎左側弯，第4腰椎の左に圧痛。ラセーグ徴候（＋），殷門・委中・承山に圧痛，膝蓋反射・アキレス腱反射ともにある。下肢感覚減退，X線所見では椎体に軽度の増殖。 舌診：舌苔薄白 脈診：沈緩	
診 断	中医病名：痹証	西医病名：根性坐骨神経痛
弁 証	寒湿の経絡侵襲	
治 法	温経散寒・利湿通絡	
取 穴	主穴：腎兪・大腸兪・環跳・殷門・委中 配穴：承山・陽陵泉・崑崙・三陰交	

診　察：舌苔は薄白・脈象は沈緩。脊柱は左側弯，第4腰椎の左側にはっきりとした圧痛があり，左側の下肢に放射する。ラセーグ徴候（＋），殷門・委中・承山などにはっきりとした圧痛があり，膝蓋反射・アキレス腱反射ともにある。下腿外側の感覚は減退しており，X線写真では椎体に軽度の増殖がみられた。
診　断：痹証（寒湿型）
治　法：温経散寒・利湿通絡。主として足の太陽・少陽経の経穴を取る。
取　穴：腎兪・大腸兪・環跳・殷門・委中
配　穴：承山・陽陵泉・崑崙・三陰交
操　作：瀉法の刺針を行い，針感が経に沿って伝わるようにし，灸法を併用する（腎兪・大腸兪に灸頭針）。

1．内科

　　上記の方法で，1日1回治療し，10回を終えると，痛みは寛解し，諸症状は好転した。引き続き同じ方法で5回治療を行ったが，症状はそれ以上には好転しない。

　　12月15日に再診し，症状を尋ねると，腰部が痛くてだるい・下肢はつらくて力が入らない・下腿は痺れていて長く歩くことはできないということで，脈は沈細であった。その原因を追求すると，腰はそもそも腎の府であり，腎の精血が虧損し，経脈の気血が不足しているため，骨髄に流れ込んで，筋脈を栄養することができず，そのため，腰や膝がだるくて力が入らない・下腿が痺れる・労働に耐えられない，などになるのである。治法は腎気を補益し，気血の調和をはかること主にし，それに虚邪通絡を併用することになる。

取　穴：膈兪・肝兪・胆兪・脾兪・胃兪・腎兪・三焦兪・大腸兪・関元兪・腰眼・次髎・殷門・風市・委中・承山・飛揚・陽陵泉・外丘・懸鍾・足三里・上巨虚・衝陽・太谿・太衝

　　いずれも浅刺法で，0.2～0.5寸刺入し，1日おきに1回，4回の治療で痛みは明らかに軽減し，8回の治療を終えて全快した。

《考察》

　　この病名は「痺証」であるが，国際規準では，「偏痺」という。痺証は風寒湿邪が経絡を侵襲し，経気が塞がれて起こるものである。初期は邪気が旺盛で，正気も衰えておらず，病は実証に属するので，瀉法の刺針をすると効果が得られる。病の後期には，病証は好転し，邪気が衰えるが，正気も虚なので，病は虚証に属しており，扶正祛邪の法で治療を行えば，奏効するであろう。このケースでは，最初に瀉法で効果が出たが，引き続き瀉法を行ったら効果はなかった。これは，病証がすでに虚になっているからであり，浅刺多穴法の扶正祛邪に改めたら，病は全快したのである。浅刺多穴法は，もともと『霊枢』官針篇からきており，毛刺・半刺・浮刺・揚刺・豹刺・斎刺などが，いずれも浅刺多穴法に属する。病が経絡にある痺証で，とりわけ虚証のものに適用される。『霊枢』終始篇では，「脈

121

実ならば，これを深く刺し，その気を泄する。脈虚ならば，これを浅刺し，精気を出させないようにし，その脈を栄養し，ひとりその邪気を出す」と述べている。つまり，浅刺法は一種の補を重視した方法なのである。多穴法とは，取穴がわりあいに多く，針灸による通絡袪邪の効能を増強するものである。浅刺法と多穴法を組み合わせたのが，後半の治療の特徴である。病が経絡にある虚証のものによく用いられ，たいていよい効果を得ており，この症例はまさにこの例である。また，この症例でも弁証論治の重要性を再度立証している。

(『中国当代針灸名家医案』より抜粋)

26 痿病〔四肢が萎縮し，筋肉が麻痺するなどの病症〕

症例1

患　者：鄧〇〇，男性，26歳。
初　診：1991年1月13日
主　訴：四肢が萎縮して麻痺となり6カ月になる。
経　過：患者は1990年6月に百日咳を発症した。痰は出ないが，悪寒戦慄・微熱・口渇などの症状があった。1カ月後，手足がフニャフニャして力が入らなくなり，次第に麻痺するようになり，そのうえ全身の筋肉が日ごとに萎縮していった。某医院でギランバレー症候群と診断された。あちこちで治療を受けたが，いずれも治療効果ははっきりせず，治らないままになっている。
診　察：意識ははっきりしており，言葉も明瞭である。慢性の様相・身体は痩せている・顔には艶がない・両手の動作は不自由・腱反射は減弱・両足は弛緩性の麻痺になっている。腹壁反射は消失しており，バビンスキー反射（－）・舌質は淡紅・舌苔は薄黄・脈は細数であった。

1．内科

症例1		
主　訴	四肢が萎縮麻痺となり6カ月になる。	
経　過	半年前に百日咳を発症した。1カ月後手足に力が入らなくなり麻痺・筋肉萎縮。ギランバレー症候群と診断された。	
診　察	痩せ・顔に艶がない・両手の動作不自由・腱反射減弱・両足弛緩性の麻痺・腹壁反射消失・バビンスキー反射（－） 舌診：舌質淡紅・舌苔薄黄 脈診：細数	
診　断	中医病名：痿病	西医病名：ギランバレー症候群
弁　証	風熱犯肺	
治　法	清肺潤燥・健脾益気・通経活絡	
取　穴	①百会・気海・曲池・足三里 ②脾兪・腎兪・陽陵泉・太淵 ③曲泉・懸鍾・太谿・列欠	

診　断：中医：痿病（風熱犯肺型）
　　　　西医：ギランバレー症候群
治　法：清肺潤燥・健脾益腎・通経活絡
取　穴：①組：百会・気海・曲池・足三里
　　　　②組：脾兪・腎兪・陽陵泉・太淵
　　　　③組：曲泉・懸鍾・太谿・列欠
操　作：毫針を用いて，曲池・太淵・列欠に瀉法を行い，その他の経穴には補法を行う。毎日1回，毎回1組の穴群を使い，3組を順番に使って，できるだけ針感が経に沿って伝わるようにする。毎回30分置針し，5分ごとに1回，それぞれ補瀉の手法で手技を加える。6日を1クールとし，間で1日休み，再び次のクールを行う。

上記の方法で5回治療を行うと，食事がよくとれるようになり，両足の親指が動くようになった。合計36回の治療で，ついに全快した。飲食と日常生活の注意を与え，身体の鍛錬をするように言った。1年後に訪問検診に行くと健康になっており，再発はみられなかった。

《考察》

　患者は最初に風熱により肺が犯され，肺熱が津液を消耗し，そのため筋脈が栄養されなくなり，また脾の運化するべき源がないので，四肢の皮膚や筋肉が潤いを失い，次第に被害は肝腎に及び，萎縮と麻痺が発症したのである。古くからの中医の「痿を治すにはただ陽明を取る」という説により，治法は主として手・足の陽明経の経穴を取った。曲池・太淵・列缺は肺熱を取り，津液を輸布する。百会・足三里・気海は益気健脾・活血通絡する。脾兪・腎兪は脾腎を補血強化する。陽陵泉・懸鍾は筋肉を疏通させ活絡する。曲泉・太谿は滋陰補腎する。これら諸穴の組み合わせにより，陰陽を協調するので，四肢の皮膚や筋肉が水穀の気を得ることができ，津血は日増しに増え，血液の通りもよくなり，筋肉の気血は生き返り，栄養を得るようになり，萎縮と麻痺はおのずから治癒に向かったのである。

症例2（抄録）

患　者：李〇〇，男性，21歳，俳優。
初　診：1982年4月10日
主　訴：3カ月前から両下肢が麻痺して歩くことができず，感覚障害もある。
経　過：患者は，1982年1月6日の午前中に，水利修復工事のため河に入って浚渫作業をしていて，突然両足がひきつけを起こし，立っていられなくなり水中に倒れこんだ。人に助け起こされたが歩行することができず，23日間ベッドに寝ていた。まだ立つこともできない。両下肢に痺れ感があり，感覚は鈍麻していて大脳の支配を受けつけず，グニャグニャしたり硬直したりする。すでにあちこ

1．内科

症例 2	
主　訴	3 カ月前から両下肢麻痺・歩行できない・感覚障害がある。
経　過	水中での作業の後，両足がひきつれ倒れた。両下肢に痺れ・感覚鈍麻・排尿排便できない・腹痛・下痢・経常的に腰背に痛みがある。
診　察	下肢萎縮・顔色黄色艶がない・眼瞼に軽い浮腫・股関節運動制限・憔悴・情緒緊張・筋張力や腱反射は正常，筋電図検査では鼠径部に陽性反応。 舌診：舌質淡・舌苔薄白 脈診：濡弱
診　断	中医病名：痿証　　　西医病名：ヒステリー性麻痺
弁　証	脾胃虚寒
治　法	健脾除湿・温経散寒
取　穴	主穴：梁丘・足三里・条口・三陰交・陰陵泉・承山 配穴：陽性反応点

ちの医院で治療を受けており，ジアゼパムの服用，発熱剤やグルコン酸カルシウムなどの注射などを試みたが，いずれも症状の改善はない。しかも症状は日ごとに重くなっており，排尿や排便も自分ではできないので，日常生活に重大な影響を及ぼしている。もともと身体が痩せていて弱く，両手・腰・両足は何度もあちこち外傷の経歴があるが，痺れたことはなかった。腹痛や下痢も起こしており，とりわけ冷たいものを食べたり飲んだりするとすぐに発作が起こった。暴飲暴食の習慣もあった。運動器系統では，気功の鍛錬によって腰と背を痛めたことがあり，経常的に痛みがある。特に他人が足腰の痛みを訴えると，自分も耐えがたい痛みを感じる。下肢に力が入らなくなったということはこれまでない。

職業柄，精神的にはいつも緊張状態にあり，自己表現の技能はいつも抜群である。

検　　査：下肢は萎縮して力が入らず持ち上げることができない。顔はしおれて黄色く艶がない・舌質は淡・舌苔は薄白・脈は濡弱・眼球運動は正常・両眼の眼瞼に軽い浮腫・脊柱は右側弯だが運動に影響ない・両手の運動は良好・両足は立ったり歩いたりできない。股関節は屈伸・外転・内転とも制限がある。左右屈はそれぞれ3.5度，伸展は右が15度・左が20度，外転は右が30度・左が35度で，膝と足底の屈伸はできない。膝関節と中足間関節の協同筋はいずれも硬直性の収縮がある。筋肉の萎縮はない。意識ははっきりしている・顔色はやや黄色・憔悴の様相・情緒は緊張している・感情は高ぶったり落ち込んだりする・筋張力は正常・腱反射も正常・病理反射はみられない。両足の感覚障害があるが，部位は不定で，規則性はない。筋電図検査では両足の大腿四頭筋・前脛骨筋はただ2相波の電位を示し，腓腹筋はただ2相・3相の電位を示すが，多相波の電位もみられる。周波数はいずれも比較的早く，電圧は右側37.02±2.75（3筋肉の9回の平均値±標準値±標準偏差，μV）・左側35.53±2.55。

経絡検査：足の陽明経は鼠径部を通っているが，右側に5カ所，左側に4カ所の陥凹した陽性反応点を触れる。右側の反応点には0.5mm×0.3mmの大きさの陽性の反応物（平均値）を探り当てることができる。左側には0.2mm×0.3mmの反応物を探り当てる。反応点の圧痛は安定していないので，定量記録の比較はされていない。

診　　断：痿証（ヒステリー性麻痺）・脾胃虚寒型

治　　法：健脾除湿・温経散寒

取　　穴：主穴：梁丘（両）・足三里（両）・条口（両）・三陰交（両）・陰陵泉（両）・承山（両）

配　　穴：陽性反応点

操　　作：補法でゆっくりと刺入し，深いところまで入れて得気を得たら，慎重に刺し入れ軽く引き上げる提挿法を行い，少し捻転し，5〜

7分後に，ZM－1型低周波パルス治療器を使う。周波数5～10/秒，ピーク値電圧1.89±2.33（30穴の平均値±標準偏差，V）。波形はパルス波，毎日2回，毎回15分，治療後はすばやく抜針する。5日を1クールとする。

　治療中は，患者が病気を治そうとする信念をもつように励ます。第1クール終了後，両足の筋肉に軽快感が出て，わずかに動かすことができたが，まだ立つことはできなかった。食欲は増進し，精神状態も明らかに好転した。第2クールでは刺激量を多くし，パルス波の周波数は変えないが，ピーク値の電圧を2.10±1.50Vにした。第2クール終了後，患者は立つことができるようになり，歩くこともできたが，まだ不安定であった。情緒はよくなり，健康を回復するという確信は高まり，医者との関係も明らかによくなった。第3クールが終わると，患者の両下肢の運動機能は回復し，5～10分間歩くことができた。患者に毎日少なくとも30分は歩くように言った。第5クールまでしっかりと治療をすると，患者は全快した。2年6カ月経って訪問検診したが再発はみられず，仕事も正常にこなしていた。

《考察》

　ヒステリーというのは第二の心身症であり，その発病にはすでに精神障害があると考えられ，また身体機能にも障害がある可能性がある。この症例の患者は，寒湿の邪を感受したことが誘因となって，下肢の経脈が塞がれて痛みが起こっている。それに加えて患者の精神的負担は過重で，そのためにヒステリー性の麻痺となったのである。本病の治療には，足の陽明経・太陰経を使って健脾祛邪・活絡止痛をはかるほかに，必要な暗示を与えて，患者が必ず病気を治すという信念をもつようにさせた。

　刺針操作に当たっては，患者に必ず一定の針感が起こるようにし，これをあらかじめ患者に告げておいて，刺針時に一定の方向に放散感が走ることを体得させたので，その効果も迅速だったのである。

（『中国当代針灸名家医案』より抜粋）

27 腰痛

症例1

患　者：胡〇〇，女性，68歳。
初　診：1996年7月5日
主　訴：腰痛・右下肢の痺れるようになって6年になる。
経　過：患者は1990年7月に，仕事をしたことで腰痛が出始め，右の大腿部が痺れるようになった。仕事が少し多くなると痛みはひどくなる。某医院で腰部X線撮影をしたところ，腰椎の3・4・5番目に明らかな石灰化があり，脊柱管がやや狭窄している。数年来あちこちで治療を受けたが，いずれもはっきりした効果はなかった。腰や膝もだるくて力が入らない。
診　察：精神的には正常・身体は中肉中背・顔は黄色で潤いがある・言葉は明瞭・筋肉には萎縮はみられない・手足の運動は正常である・舌質は淡紅・舌苔は薄白・脈は沈弦。X線検査では腰椎3・4・5番の石灰化・脊柱管狭窄がみられた。
診　断：中医：腰痛（腎虚型）
　　　　西医：腰椎骨増殖
治　法：滋陰補腎・通経活絡
取　穴：腎兪・膀胱兪・志室・環跳・陽陵泉・絶骨・三陰交
操　作：針は補法を用いる。腎兪・膀胱兪・志室には灸頭針を5壮行う。毎日1回，10回の治療で1クールとし，2日休み，再度1クール行う。毎回30分置針し，間に5分ごとに1回手技を加える。
　　　　針灸治療を3クール行うと，諸症状は消失し，臨床上治癒となった。

《考察》

腰椎の骨増殖は，中高年の人によくみられる退行性病変である。一般に発病は緩慢で，寒さや湿気，天候の変化あるいは仕事の疲れなどで誘発される。中医では，「腰は腎の府」と考えられており，その病因は腎虚に

1. 内科

症例1	
主　訴	腰痛・右下肢の痺れが6年続く。
経　過	仕事により腰痛を発症。右大腿部に痺れ。X線検査で腰椎3・4・5に石灰化・脊柱管狭窄がある。
診　察	一般症状は良好，X線所見では腰椎3・4・5番の石灰化・脊柱管狭窄。 舌診：舌質淡紅・舌苔薄白 脈診：沈弦

診　断	中医病名：腰痛	西医病名：腰椎骨増殖
弁　証	腎虚	

治　法	滋陰補腎・通経活絡

取　穴	腎兪・膀胱兪・志室・環跳・陽陵泉・絶骨・三陰交

よることが多い。『諸病源候論』には，「腎は腰脚を主り，三陰三陽十二経，奇経八脈，腎に通じ脊に絡む……」という記述がある。本症例の患者は年をとって気血が虧損しており，腎陽が不足しているところに，寒湿が入り込んだのだが，温化することができず，脈絡が塞がれて，腰痛や脚の痺れが出たのである。腎兪・膀胱兪・志室に灸頭針をすることで，補腎壮陽し，筋骨を強壮することができた。環跳・陽陵泉は通経活絡して痛みを取る。絶骨・三陰交は養血益髄の効能がある。針灸同施・標本兼治をしたわけである。骨増殖自体を針灸が取り除くことはできないが，増殖によって引き起こされる臨床症状に対しては，治療効果が認められており，大多数の患者が，治療によって症状が寛解されるし，症状が取れることもある。

症例2（抄録）

患　者：孫〇〇，男性，51歳，幹部。
初　診：1976年7月15日
主　訴：腰痛になって3日になる。
経　過：患者は3日前に，バドミントンをしていて，うっかり腰を捻ってしまった。痛みがひどく，腰の前屈も後屈もできない。直立して腰をまっすぐにしたまま歩いており，自分で靴下を穿いたり脱いだりすることもできず，咳をすると痛みがひどくなる。妻に助けられて来院した。
診　察：命門穴の周囲に明らかな圧痛があり，前後に曲げることも左右に曲げることもできず，下にうずくまることもできない。咳をすると痛みがひどい。外科の立ち合い診察を受けたが，器質性の病変はない。舌質は淡・舌苔は薄白・脈は弦。
診　断：中医：腰痛（急性腰捻挫）
治　法：通経活絡・散瘀止痛
取　穴：人中・瘂門
操　作：上記2穴にいずれもすばやく刺入し，3～5分の深さまで針を入れ，同時に捻転し，雀啄を加える。患者に腰部を徐々に動かしていくようにし，けっしてやりすぎないようにと指導した。
　　　　1分ほど手技を行っていると，痛みは半分に軽減し，30分休んで，再び2回手技を行い，30分置針すると，痛みはとれて治り，腰部も正常に動かせるようになった。

《考察》

　人中・瘂門の配穴により，急性の腰部捻挫〔ぎっくり腰〕や打撲傷などを治すことができる。確かに人中は督脈の腧穴で，口と鼻の間にあり，袪風清熱・調和陰陽・醒脳開竅・回陽救逆*・鎮静安神・活絡止痛などの効能がある。瘂門も督脈の腧穴であり，位置は脳の後ろで，経絡を通じさせ，組織を活性化し，意識をはっきりさせ，竅〔孔道〕の絡脈を通じさせ，

1．内科

症例2	
主　訴	腰痛が起こって3日になる。
経　過	バドミントンをしていて腰を捻った。前屈・後屈できない・靴下の着脱もできない・咳をすると痛みがひどい。
診　察	命門穴の周囲に圧痛・器質性の病変はない。 舌診：舌質淡・舌苔薄白 脈診：弦

診　断	中医病名：腰痛	西医病名：急性腰捻挫
弁　証	督脈不通	

治　法	通経活絡・散瘀止痛

取　穴	人中・瘂門

失語症を治療するなどの効能がある。2穴を合わせて用い、1つは前、1つは後で相互に対応させることで、督脈を通じさせ、経気を導き、散瘀止痛の効果を上げることができたのである。

　急性の腰部捻挫に対する針治療は、臨床報告がとても多く、取穴も同じではないが、いずれも治療効果を上げている。捻挫による瘀血・水腫は、針で取り除くだけでなく、三稜針による点刺瀉血でもよいし、あるいはマグネット療法〔磁石の磁場が人体の経穴に作用することを利用した治療法〕ですばやく血腫の吸収・消散をはかってもよい。瘀血があって血腫がそれほどでもない患者には、刺針後に吸角療法を用いても効果はとてもよい。捻挫の痛点に灸をすえても、経穴注射をしても、効果は十分に期待できる。

(『中国当代針灸名家医案』より抜粋)

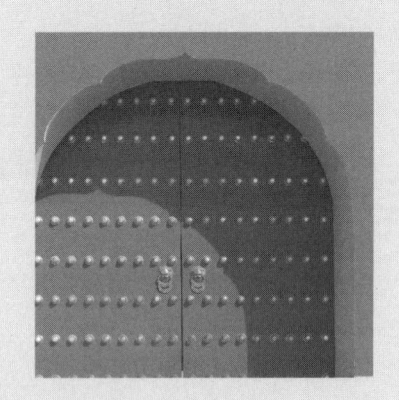

婦人科

2．婦人科

1　痛経〔月経困難症・月経痛〕

症例1

患　者：林〇〇，女性，32歳，工員。
初　診：1985年4月26日
主　訴：月経期間中の腹痛が2年1カ月に及んでいる。
経　過：患者の訴えによると，1983年3月，月経期間中に冷水をかけられたことから腹痛が起こり，月経が止まってしまった。その後月経は来るのだが，毎回下腹部に耐えがたい痛みがあり，さまざまな中薬や西洋薬を服用したが効果がなかった。現在，月経中だが下腹部は冷えて痛む。暖かいときはよいが寒いと辛い。月経血は下りにくく，色は暗紅色で血塊がみられる。
診　察：顔面は生気がなく黄色・腹部は平らで柔らかい・下腹部は冷えていて圧痛がある・塊やしこりは触れない・舌質は淡白・脈は沈細。
診　断：中医：痛経（寒湿凝滞型）
　　　　西医：続発性月経困難症
治　法：温経散寒利湿・調経止痛
取　穴：関元・三陰交・帰来・公孫
操　作：治療の前に排尿を済ませておく。関元は1〜1.5寸の直刺で，提挿の補法を行う。下腹部に脹るような感じを起こさせ，同時に温熱感を覚えるようにする。針の後で10〜15分棒灸を施す。三陰交は1〜1.5寸の直刺で，捻転の補法を行う。帰来は内側に向けて2〜2.5寸斜刺し，提挿の補法を行い，針感が下腹部に伝わるようにする。公孫は0.5〜0.8寸の直刺で，捻転の瀉法を行う。毎日1回，30分置針をする。
　　　　1回の治療で腹痛は即座に止まり，月経の状態もスムーズになり，色も紅色になった。3回治療すると血塊はなくなり，5回目で月経は終わり，諸症状も取れた。6カ月後の訪問検診では，月

135

症例1		
主 訴	月経期間中の腹痛が2年1カ月続く。	
経 過	月経期間中に冷水をかけられたことから発症し，月経が止まった。その後来潮したが，下腹部痛・冷え・月経血は暗紅色・血塊がある。	
診 察	生気なく顔色黄色・腹部平らで軟らかい・下腹部冷え圧痛 舌診：舌質淡白 脈診：沈細	
診 断	中医病名：痛経	西医病名：続発性月経困難症
弁 証	寒湿凝滞	
治 法	温経散寒利湿・調経止痛	
取 穴	関元・三陰交・帰来・公孫	

経は正常で，腹痛の発作もなかった。

《考察》

女性の月経期間は気血虧虚になっており，外部に対して無防備な状態であるのに，突然冷水を浴びてしまい，寒湿の邪が侵入し胞宮〔子宮〕に着いてしまったもので，寒凝血滞*となり，衝脈・任脈が失調して月経期の腹痛を起こしたのである。関元は足の三陰と任脈の会であり，五臓の正気が集まるところで，衝脈の始まるところでもある。男性は精を蔵し，女性は血を蓄えており，衝脈・任脈をよく調え，月経をスムーズに起こさせて痛みを止めることができる。三陰交は足の太陰・厥陰・少陰の会穴で，健脾・疏肝・益腎の効能があり，さまざまな婦人科病症を治療する要穴である。帰来は下腹部にあり，調経・行気・止痛の働きがある。公孫は脾経の絡穴で，八脈交会では衝脈に通じており，衝脈を平定し腹痛を止

める。上記諸穴を合わせて用い，また針の後に灸を加えることで，共同して温経・散寒・除湿の効能を発揮し，月経をスムーズに来潮させて痛みを止める効果を上げた。さらに寒湿を取り，経脈を通じさせ，気血を正常に循行させることで，腹痛はおのずから消失したのである。

症例2（抄録）

患　者：奚〇〇，女性，29歳。
診察・診断：月経前に下腹部が痛み，月経血は紫黒で，胸脇に刺痛があり，関脈・尺脈ともに渋なのはすなわち肝が条達の働きを失い，気鬱血瘀となったために起こったもので，疏肝理気をするのがよい。
処　方：期門・帰来・急脈・曲骨・三陰交（編者注：曲骨以外はすべて両方の経穴を用い，瀉法を行う）。
手　法：捻転後，15分の置針。曲骨は盤法〔刺入してから360度軽く回旋させる方法〕を用いる。1回の治療で痛みは軽減し，3回で治癒した。

症例2	
主　訴	下腹部痛
経　過	月経前に痛む。
診　察	月経血は紫黒・胸脇に刺痛 脈診：関脈・尺脈ともに渋
診　断	中医病名：痛経
弁　証	気鬱血瘀
治　法	疏肝理気
取　穴	期門・帰来・急脈・曲骨・三陰交

《考察》

　痛経の症状は原因が大変多く，朱丹溪は「月経前に痛むものは気の滞りであり，月経後に痛むものは気血の虚である」と記述している。考えてみると，女性はよく肝鬱を病むが，肝が条達の働きを失うと，気は滞りやすく，気滞となれば必ず血瘀となって痛みが出るのである。本症例では脈が渋滞しており，これは気結の象である。胸脇の刺痛は，肝が条達の働きを失った徴候であり，月経血が紫黒であるのは，気滞血瘀によって起こったものである。陸老中医は症状を慎重に検証して，その原因を探し，期門・急脈を瀉して，厥陰の気を疏通させた。曲骨は任脈・足の厥陰の会であり，疏肝して同時に衝脈・任脈を働かせる効能があるので，盤法を用いて下腹部の気を和らげたのである。三陰交に瀉法を施し，肝・脾・腎の３経をすべて調整し，帰来を補助として使ったわけだが，これらすべては婦人科の月経調整の経験要穴である。これを治療することで痛みは軽減し治癒したのである。

（『陸瘦燕針灸論著医案選』より抜粋）

2　閉経〔無月経〕

症例１

患　者：劉〇〇，女性，38歳，教師。
初　診：1989年６月12日
主　訴：月経が来なくなって２年になる。
経　過：患者は13歳で初潮があり，月経周期は正常で，一子をもうけたが，1987年11月に精神的な刺激のため，長期にわたって抑うつ状態になり月経が来なくなった。これまでにいくつかの医院で検査をして治療を受け，続発性無月経と診断され，プロゲステロンの注射と中薬の内服を続けてきたが，一時的によくなってもまた元の

2．婦人科

症例1	
主 訴	無月経になって2年。
経 過	2年前，精神的な刺激があって抑うつ状態になり，月経が来なくなった。続発性無月経と診断。服薬後も無効で，胸中苦悶・側胸部膨満感・煩躁・かんしゃくもち・頭が脹る・不眠・乳房脹痛がある。
診 察	イライラ・両目赤い 舌診：舌質暗・周辺に紫色の瘀斑・舌苔薄白 脈診：沈弦・有力
診 断	中医病名：閉経　　西医病名：続発性無月経
弁 証	気滞血瘀
治 法	疏肝解鬱・理気活血・通経
取 穴	気海・太衝・内関・三陰交・地機・血海

状態に戻ってしまう。いまは胸中苦悶と側胸部の膨満感があり，げっぷをすると少し楽になる。煩燥〔胸中に熱があり安らかでなく落ち着かない病症〕し怒りやすい・すべてのことが思うようにならないとかんしゃくを起こしやすい・頭が脹っているようで眠れない・乳房に脹痛がある・食事はまずく感じる・大小便は正常という状態である。

検　査：気持ちがイライラする・両目が赤い・舌質は暗で周辺に紫色の瘀斑がある・舌苔は薄白・脈は沈弦で有力。
診　断：中医：閉経〔無月経〕(気滞血瘀型)
　　　　西医：続発性無月経
治　法：疏肝解鬱・理気活血・通経〔月経を来潮させる〕
取　穴：気海・太衝・内関・三陰交・地機・血海

操　作：治療の前に排尿させておく。気海は1.5～2寸の直刺で，提挿の瀉法を行い，下腹部に脹るような感じを起こさせる。太衝は0.8～1寸の直刺で，捻転の瀉法。内関は少し上の部位に0.5～1寸直刺し，捻転の瀉法を行い，針感が肘の方に伝わるようにする。三陰交は0.5～1寸の直刺で，捻転の法で平補平瀉し，針感を大腿部に向かわせる。地機は針尖をやや上に向けて1～1.5寸直刺し，提挿の瀉法を行い，痺れるような脹るような感じが上に向かって伝わるようにする。血海は1.5～2寸の直刺で，捻転の瀉法を行う。毎日1回，毎回20分置針する。8回の治療で1クールとする。

　4回の針治療で胸中苦悶・煩燥・不眠などの症状は好転した。12回の治療を終えたところで月経がきたが，すっきりせず，下腹部の脹痛もあり，月経量も少なく，色は紫暗である。合計4クールの治療をして，諸症状はなくなり，月経が来て，色も量も正常になったので治療を終えた。1年後の訪問検診で，再発はみられなかった。

《考察》

　肝は疏泄〔疏通と排出・身体全体に気血水を順調にめぐらせる機能〕を主り，条達〔通りのよさ〕を好み抑うつを嫌う。七情〔喜・怒・憂・思・悲・恐・驚の7つの精神活動〕により蔵気が損われると，肝気は鬱して通らなくなり，気滞血瘀となり，衝脈・任脈が塞がり，胞脈〔子宮に附属する脈絡〕が滞り，月経が通らず，気滞血瘀型の無月経を引き起こすのである。治法は肝気を疏通させ，活血して瘀血を除き月経を来させるということである。処方中の気海は下焦にあり，これを瀉せば行気通経できる。太衝は肝経の原穴であり，疏肝理気して鬱を取り除くことができる。内関は手の厥陰の絡穴であり，また八脈交会穴で陰維脈に通じており，寛胸理気の効能がある。上記3穴は疏肝理気して鬱を取り除くための主要な腧穴であり，肝気が条達して気がめぐれば，瘀血は散じるのである。三陰交は足の太陰に属しており，足の三陰の会で，これを瀉せば疏肝活血することができ，婦人科の血証を治療する要穴である。地機は足の太陰経の郄穴で，活血行気し

痛みを止めることができる。血海は別名を血郄ともいい，気血を調整し，血室〔子宮〕を活性化させることができる。上記3穴は活血通経を主としている。本方は疏肝理気に活血祛瘀通経を兼ねて処方しており，気がめぐり瘀血が除かれることにより衝脈・任脈が通るようになり，月経がスムーズに来るようになったのである。

症例2（抄録）

患　者：耿〇〇，女性，20歳，営業員。

主　訴：ふだんは健康なのだが，15歳で初潮が来てから，月経周期が45日ぐらいまで延期し，月経が来るとたいてい腹痛・腹脹・全身の脱力・下腹部に脹痛を感じる。月経量は普通だが，色は暗紅色で血塊がある。月経期に腹痛があるといつも痛み止めの薬を服用して抑えており，そうしなければ仕事をきちんとすることができず，それでもときには鎮痛効果があまりよくないこともある。前回の月経から今日でもう76日経っているがまだ来ない。心中煩悶し怒りやすくなっており，食欲がなく，全身が不快である。

診　察：脈は沈弦・舌質は暗紅。気滞血瘀のため，月経が時期に応じてこないものと考えられる。症状は経遅〔月経の遅れ〕であるが，すでに日数がかなり経過しているので，ほとんど閉経〔無月経〕に属する。

治　法：行気活血通経を主とし，合谷・三陰交・曲泉・地機を取る。いずれも両方の経穴を取り，毎日1回治療する。まずはじめに合谷を取り右側に針をする。それから左に針をして，得気を得られれば，左右両穴の針感が経に沿って肘に伝わるようにしてから抜針する。三陰交は針の下に得気を得た後に，針感を経に逆らって伝わるようにする。つまり針感が足の指の先端に伝わるようにし，その後すぐに抜針する。それから曲泉・地機の2穴を刺す。翌日と翌々日も同じ方法で刺針し，順序や針感方向も前回と同様にする。4日目の午前に，患者は月経が来たことを告げた。不快感

	症例2
主　訴	月経周期が45日に延期し，月経期に腹痛・腹脹がある。
経　過	月経の量は普通・経色は暗紅・血塊がある。現在，前回の月経から76日経つが来潮しない。心中煩悶・怒りっぽい・全身不快がある。
診　察	舌診：舌質暗紅 脈診：沈弦

▼

診　断	中医病名：閉経　　西医病名：希発月経だが，ほとんど無月経
弁　証	気滞血瘀

▼

治　法	行気活血通経

▼

取　穴	合谷・三陰交・曲泉・地機

はないが，月経量は以前よりやや多めだということである。

《考察》

この症例の無月経は，気滞血瘀のために胞脈が冷え，月経が来なくなったもので，治療は行気活血によって月経を通じさせることである。合谷を取ったのは清熱調気のためであり，三陰交は滋陰養肝し，肝・脾・腎の3臓の瘀滞を疏通し，気血をめぐらせ，胞宮〔子宮〕を通じさせるためである。また，曲泉を加えたのは肝気を疏泄させるためであり，地機は血をめぐらせ瘀血を取るためである。気が行けば瘀血も通るようになるので月経もめぐるようになるのである。

（『現代針灸医案選』より抜粋）

2. 婦人科

3 崩漏〔機能性子宮出血〕

症例1

患　者：李〇〇，女性，36歳，農民。
初　診：1986年10月24日
主　訴：月経周期が不規則で，不正出血が1年続く。
経　過：患者は14歳で初潮を迎え，月経の量・色・周期は基本的に正常だった。23歳で結婚し，25歳で妊娠し順調に一子を出産したが，出産時の出血がわりあいに多かったため，産後は身体がめっきり弱くなった。1985年10月から月経期間が長くなり，いつも10日以上になり，出血は少しずつ続くようになった。3カ月を経て月経が遅れるようになり，月経周期が不規則になった。某医院で機能性子宮出血と診断され，中薬・西洋薬などさまざまな治療を行ったが，はっきりした効果はない。現在も出血はすでに20日以上になる。量はわりあいに少なく，色は薄く，質はサラッとしている。頭がクラクラして動悸がある・疲れて話すのがおっくう・動くと動悸がする・呼吸は促迫し手足には力が入らない・常に自汗がある・悪寒し手足が温まらない・食欲はない・大小便は正常という状態である。
診　察：身体は痩せて弱々しい・顔色は暗く光沢がない・口唇の色は薄い・舌質は淡で歯痕がある・脈は沈細軟で無力。血液像はヘモグロビン70g/dl，婦人科検診および超音波検査では腫瘍の可能性はない。
診　断：中医：漏下〔月経量は比較的少ないが絶えず持続する症状〕（脾気虚型）
　　　　西医：機能性子宮出血
治　法：補脾益気摂血
取　穴：隠白・関元・足三里・脾兪・血海・百会
操　作：隠白穴は上に向けて0.2寸斜刺し，棒灸を10〜15分施す。関元穴

症例1		
主 訴	月経周期不規則・不正出血が1年続く。	
経 過	出産時の出血過多により身体が弱り，月経期間が長くなり，出血が続く。月経周期は不規則で，機能性子宮出血と診断された。頭がクラクラ・動悸・呼吸促迫・手足に力が入らない・自汗・悪寒がある。	
診 察	痩せ・顔色暗く光沢ない・口唇の色薄い・ヘモグロビン70g/dl・超音波検査では腫瘍はない 舌診：舌質淡・歯痕 脈診：沈細軟・無力	
診 断	中医病名：漏下	西医病名：機能性子宮出血
弁 証	脾気虚	
治 法	補脾益気摂血	
取 穴	隠白・関元・足三里・脾兪・血海・百会	

はあらかじめ排尿させておいてから1〜1.5寸直刺し，提挿の補法を行う。さらに15〜20分棒灸を加え，下腹部にわりあいに強い温熱感を与える。足三里は1〜1.5寸直刺し，提挿の補法を行う。脾兪は内下方に0.8〜1.2寸斜刺し，捻転の補法を行う。血海は1〜1.5寸直刺し，捻転の補法を施す。百会は経に沿って0.5〜1寸横刺し，5〜10分棒灸を施す。毎日1回，毎回20〜30分置針する。

治療の翌日，出血量は減少し，3回の治療で出血は止まった。頭がクラクラしたり疲れたりする症状は軽減し，6回で治療を中止した。その後19日目に再び出血があったので，上記の方法でさらに6回治療すると，4日目には出血は止まったが，さらに帰脾湯加減を4剤服用して，効果をしっかりしたものにした。訪問検

2. 婦人科

診で2年後も再発していない。

《考察》

　女性の子宮が周期的でなく出血するものを崩漏という。突然大出血するものを崩中といい，持続的に続いて途切れないものを漏下という。崩漏は機能性子宮出血によくみられるが，子宮や附属器の腫瘍などその他の原因でもみられるので，必ず慎重に検査して誤診や誤治療を防がなければならない。気虚漏下はおもに脾気不足が原因で，統轄する力がないので，衝脈と任脈がその働きを全うできずに引き起こされるのである。処方中の足の太陰の井穴である隠白は，健脾益気・摂血固崩＊する。関元は丹田にあり，任脈と足の三陰の会であり，温補陽気することができ強壮の要穴である。これに重ねて灸をすえることで温陽益気して血行を調えることができる。足三里と脾兪は健脾益気し，気血生化の源を扶助するのである。血海はよく血証を治療することができ，止血もできるし治血もできる。百会は昇陽挙陥＊することができるので，脾虚気陥の漏証に対してよい効果がある。上記の諸穴は健脾益気し摂血機能を強化するという点で本治になり，衝脈を調えて止血するという点で標治になっている。標本兼治し，気が充実し止血できれば，崩漏は治癒するのである。

症例2

患　者：孫○○，女性，48歳，営業員。
初　診：1989年9月30日
主　訴：月経が止まらなくなって2カ月あまりになり，ここ3日大量に出血している。
経　過：患者は長期にわたって不眠症の既往歴があり，夜は就眠しにくく，眠っても目覚めやすく再び寝入ることができない。さらにめまいや寝汗などの症状もあり，ジアゼパムの服用に頼っている。去年の春から，月経期間と月経量が不正常になり，月経期間は長かったり短かったりし，量も多かったり少なかったりする。7月18

145

症例2		
主　訴	2カ月あまり月経が止まらず，ここ3日大量出血	
経　過	もともと不眠症。めまい・寝汗があり，去年から月経不順になった。耳鳴り・腰や膝に力が入らない・手掌足底に熱・胸中煩悶・出血量1日60～80cc。	
診　察	両頬やや紅色・婦人科検診で異常なし・ヘモグロビン90ｇ/dl・血小板20万/μl・凝固時間は正常 舌診：舌質紅・舌苔少ない 脈診：細数・無力	
診　断	中医病名：崩中	西医病名：機能性子宮出血
弁　証	腎陰虚	
治　法	滋腎養陰・虚熱を取る・止血固崩	
取　穴	血海・中極・腎兪・照海・太谿・陰郄・内関	

　　　日に月経が来てからは，量は少ないがずっと出血が続き，色は鮮紅である。婦血寧片やビタミンKなどを服用したが効果はない。めまいや耳鳴りがある・夜間は寝汗をかく・腰や膝は力が入らずだるい・手掌と足底に熱がある・胸中煩悶し眠りにくい。9月27日に月経量が突然増加し，1日の出血量は約60～80ccになったので，診察を受けに来た。

診　察：気持ちは落ち込み・両頬はやや紅色・舌質は紅・舌苔は少ない・脈は細数で無力。婦人科検診では異常はなく，超音波検査でも子宮および附属器は正常だった。ヘモグロビン90ｇ/dl・血小板数20万/μl・凝固時間は正常だった。

診　断：中医：崩中〔突然子宮から大量出血する病症〕（腎陰虚型）
　　　　西医：機能性子宮出血

2．婦人科

治　法：腎陰を補す・虚熱をとる・止血固崩
取　穴：血海・中極・腎兪・照海・太谿・陰郄・内関
操　作：血海は1～1.5寸の直刺で，捻転の補法を行う。中極は1～1.5寸の直刺で，提挿の補法を行う。腎兪は0.8～1寸の直刺で，捻転の補法を行う。照海は0.5～0.8寸の直刺で，捻転の補法を行う。太谿は0.5～1寸の直刺で，捻転の補法を行う。陰郄は0.3～0.5寸の直刺で，捻転の補法を行う。内関は0.5～1寸の直刺で，捻転の補法を行う。毎日1回，毎回20分置針する。

　　　　初回の治療で，出血量は減少し，心中煩悶もやや軽くなり，不眠も好転した。4回の治療後に少量の出血があった。7回目の治療後に出血は完全に止まったので，太谿・血海を止めて三陰交を加えて，不眠の治療に重点を置くことにした。合計19回の治療で，上記の諸症状は消失し，1年の訪問観察で月経は正常である。

《考察》

　『東垣十書』蘭室秘蔵のなかで，「婦人の血崩は，腎水陰虚が胞絡相火を鎮めることができず，そのため血が崩となるのである」と述べられている。腎は水を主り精を蔵し，心は火を主り神を蔵し，心腎相交*・水火相済*となり，精神と身体が健全になるのである。いま腎陰虧虚となり，心火が制約されず，相火が盛んになり，虚火上炎すると，不眠となる。熱邪が血に行き異常な動きをすると，崩漏を発症する。本症例の患者の場合，2カ月あまり持続的な出血があって，突然大量出血するようになったということは，内熱によるものであり，病勢は危急であるから，その標を急いで治療するべきである。そこでまず虚熱を取り止血することが先決で，そのうえで滋腎養陰・安神を行ったのである。処方中の血海・中極は衝脈を強化し止血することを第一としている。腎兪・太谿・照海は腎陰を補い虚熱を取ることでこれを援護し，陰郄・内関は気持ちを落ち着かせ，寝汗を止めることで補佐している。止血できて標が回復したので，血海と太谿を止めて三陰交を加え，重ねて益腎・養血し，虚熱をとり精神を安定させて，全快にいたらしめたのである。

4　帯下

症例1

患　者：張〇〇，女性，32歳，農民。
初　診：1990年3月6日
主　訴：帯下の量が多く，外陰部の瘙痒が2カ月続いている。
経　過：患者のいうところでは，1月4日にある診療所で婦人科検診を受けた際に交差感染〔1つの感染源から他へ，ヒトからヒトへ，動物からヒトへ，ヒトから動物へ，動物から動物へと広がる感染〕して，膣の灼熱感と痛みを発症した。帯下の量が多く，臭いもあり，ファンギシジンの内服と外用で治療したが，効果がない。いまは帯下の量が多く，黄白色でサラサラしているがときに泡沫があり，とても臭く，外陰部には灼熱感があり，痒くてたまらない。また同時に腰が痛くてだるい・下肢は重い・口は乾く・食事もよくとれない・尿は赤くて少ないという状態なので，診察を受けに来た。
診　察：身体は肥っている・顔色は赤い・舌質はやや紅・舌苔は黄厚膩・脈は滑数。婦人科検診では外陰部と膣の粘膜が赤く腫れており，黄色の膿性分泌物があり，塗抹標本の顕微鏡検査でトリコモナスを検出した。
診　断：中医：帯下病（湿熱型）
　　　　西医：トリコモナス膣炎
治　法：清熱利湿止帯
取　穴：中極・帯脈・足臨泣・蠡溝・三陰交・陰陵泉・下髎
操　作：刺針の前に排尿させておき，中極は1.5〜2寸の直刺で，針感が局部に伝わるようにし，提挿の瀉法を行う。帯脈は前方に1寸の斜刺で，捻転の瀉法を行う。足臨泣は0.5〜0.8寸の直刺で，捻転の瀉法を行う。蠡溝は上に向けて皮膚に沿わせるように0.5〜0.8寸

2．婦人科

症例1	
主　訴	帯下量多い・外陰部瘙痒が2カ月続く。
経　過	検診時の交差感染により，膣の灼熱感と痛みを発症。帯下量多く白黄色で臭い・外陰部が痒い・腰がだるい・下肢が重い・口渇・尿赤くて少ない。
診　察	肥満・顔色は赤い・婦人科検診では膣粘膜発赤腫脹・膿性分泌物・トリコモナス検出 舌診：舌質やや紅・舌苔黄厚膩 脈診：滑数

▼

診　断	中医病名：帯下病	西医病名：トリコモナス膣炎
弁　証	湿熱	

▼

治　法	清熱利湿止帯

▼

取　穴	中極・帯脈・足臨泣・蠡溝・三陰交・陰陵泉・下髎

　横刺し，捻転の瀉法を行い針感を上に行かせる。三陰交は0.5～1寸の直刺で，捻転の瀉法を行う。陰陵泉は1.5～2寸の直刺で，提挿の瀉法を行う。下髎は1.5寸の直刺で，提挿の瀉法を行い，仙骨部と下腹部にだるいような脹るような感覚を起こさせる。毎日1回，毎回30分置針する。性交は禁止し，夫婦でメトロニダゾール200mgを毎日3回，トータルで7日服用するように指示した。

　3回の針治療で帯下の量は明らかに減り，外陰部の瘙痒も次第に軽くなった。15回の治療で諸症状はなくなり，臨床上治癒した。膣の塗抹標本は3カ月の月経周期で陰性となっており，6カ月の訪問検診で再発はない。

《考察》

　女性の帯下病は，脾・腎・肝の臓からきており，湿邪が要因となっていることが多い。『傅青主女科』上巻・帯下では，「それ帯下はともに湿症，……それに脾気の虚，肝気の鬱，湿気の侵攻，熱気の逼迫が加われば，帯下の病にならないでいることはできない」と述べられている。患者はもともと肥満で，痰湿が多く，そこに交差感染によって湿熱の毒が侵攻し，内外の湿邪がともに身体にかかり，下に流注して帯下病となったのである。湿邪がいつまでも着いていると鬱が化熱して，湿熱下注*の状態になる。湿熱が下焦に溜まると，任脈・帯脈が機能を失い，制約が利かなくなるので，白帯下の量が多くなり臭いもひどくなる。湿熱が外陰部の肝脈に行くと瘙痒が出てくる。湿邪が脾の機能を失調させ胃の受納機能が滞ると，身体は疲れて重くなり，熱邪が内にこもると口が渇き，尿は黄色くなる。治法は清利湿熱止帯である。処方中の中極・帯脈・下髎は下焦の湿熱を取り，任脈・帯脈を調整し利湿止帯の主役となり，三陰交・陰陵泉は健脾しその運化機能を扶助し，化湿治帯の補助役となる。さらに足臨泣・蠡溝が肝経の湿熱を取り痒みを止める助けをする。針と薬の共同作業と，中薬・西洋薬の併用によりよい効果を得たのである。

症例2

患　者：馬〇〇，女性，42歳，工員。
初　診：1989年4月23日
主　訴：下腹部に下墜感を伴う脹るような痛みがあり，帯下量が多い症状が3年続いている。
経　歴：患者が自ら語ったところによると，1986年のはじめに帯下の量が多くなり，色は白かったり黄色かったりし，腰と腹に痛みがある。以前，某医院で子宮頸管炎と診断され，電気温熱術を2回受け一時的な効果はあったが，数カ月後には元に戻ってしまった。いまは帯下量が多い・色は白い・鼻みずのようにサラッとしている・

2. 婦人科

	症例2	
主 訴	下腹部に下墜感・脹痛・帯下量多い症状が3年続く。	
経 過	3年前から帯下量が多くなった。腰・腹に痛み。子宮頸管炎と診断された。治療したが無効。月経期間は症状がひどくなる。仙骨部痛み・下肢重い・足背部浮腫がある。	
診 察	元気ない・顔色黄色く艶がない・腹軟・婦人科検診では子宮頸管にびらん・悪性腫瘍細胞はない。 舌診：舌質淡・歯痕・舌苔白膩 脈診：濡軟・無力	
診 断	中医病名：帯下病	西医病名：子宮頸管炎（子宮頸管びらんⅡ度）
弁 証	脾虚	
治 法	健脾益気・除湿止帯	
取 穴	関元・帯脈・白環兪・足三里・脾兪・三陰交・陰陵泉	

臭みがある。下腹部は下墜感を伴う脹るような痛みが出たりなくなったりする状態で，月経期間にはひどくなる。腰の仙骨部にだるい痛みがあり，下肢は重く力が入らず，足背部に浮腫があり，朝夕にひどくなる。尿はきれいで，便は緩い。

診　察：疲れて元気がない・顔色は黄色くて艶がない・腹は軟らかく下腹部に軽度の圧痛があるがしこりはない・舌質は淡で歯痕がある・舌苔は白膩・脈は濡軟で無力。婦人科検診では子宮頸管にびらんがあり子宮頸管の面積の1/3を占めている。子宮頸管の剝離検査では悪性腫瘍細胞はみられなかった。

診　断：中医：帯下病（脾虚型）
　　　　西医：子宮頸管炎（子宮頸管びらんⅡ度）

治　法：健脾益気・除湿止帯
取　穴：関元・帯脈・白環兪・足三里・脾兪・三陰交・陰陵泉
操　作：刺針をする前に排尿させておき，関元に1.5〜2寸の直刺，提挿の補法を行い，棒灸を10分加える。帯脈は前方に向けて1寸の斜刺，捻転の補法を行う。白環兪は1.5〜2寸の直刺，提挿の補法を行う。足三里は1.5〜2寸の直刺,提挿の補法，棒灸を10〜15分施す。脾兪は0.5〜1寸の直刺，捻転の補法，棒灸を10分行う。三陰交は0.5〜1寸の直刺，捻転の補法，陰陵泉は1.5〜2寸の直刺，提挿の補法を行う。毎日1回，毎回30分置針をし，8回を1クールとする。

　5回の治療で，白帯の量は減少し，便も形をなすようになり，患者の信頼も増してきた。2クールを終えると精神的にもはつらつとしてきて，腰や腹の痛みもなくなり，帯下量もずっと少なくなり，足背の浮腫もなくなった。合計4クールの治療で症状はなくなり，1年の訪問観察で再発はない。

《考察》

　脾は水湿の運化を主っており，脾が旺盛ならば津液は十分に行きわたるが，気虚だと表面に集まって水湿となる。患者は発病して3年経っており，長引くと必ず虚になる。脾が健全な運化機能を失って，湿が下焦に注ぎ，帯脈が失調するために帯下を発症するのである。帯下の量が多い・色は白い・質はサラッとしている・臭いなどはいずれも湿盛の象である。脾胃が虚弱だと運化腐熟の機能が正常に働かなくなり，便が緩くなる。脾は四肢を主っており，気虚のため栄養できなくなると，四肢や身体が疲れて重くなり，元気がなくなる。中気下陥*になると，下腹部に下墜感や脹るような感じが起こる。これには健脾益気して本治し，除湿止帯して標治する。処方中の脾兪・足三里は陰陽・表裏の相互配穴であり，「臓を治すには，その兪を治す」「合は内腑を治す」の意に適っており，重ねて健脾益気することになる。三陰交・陰陵泉は健脾して運化を扶助し，湿を取り除く。関元・帯脈・白環兪は益気し帯脈を調整し除湿止帯する。関元・足三里・

脾兪にはさらに灸法を加えて陽を温め益気除湿し，脾を充実させて除湿止帯にいたらせたのである。

5 胎位不正〔胎位異常〕

症例1

患　者：劉〇〇，女性，27歳，農民。
初　診：1989年5月16日
主　訴：妊娠31週，産婦人科検診で臀位〔胎児の臀部が先進部になっている胎位〕といわれた。
経　過：患者はもともと虚弱体質で，去年に一度流産している。今回は29週になったときに産婦人科検診で胎児が臀位になっていることがわかった。紹介されて針灸科を受診した。
検　査：体形は痩せている・顔色は黄色で艶がない・舌質は淡・舌苔は薄・脈は滑数。
診　断：中医：胎位不正
　　　　西医：胎位異常・臀位
治　法：胎位矯正
取　穴：至陰
操　作：患者に座位か仰臥位をとらせベルトを緩めさせる。棒灸で両方の至陰に30分温灸する。灸が終わったら患者に膝胸位をとらせ胎位が戻りやすくする。毎日1回，合計4回の治療を終えた段階で，産婦人科の再検査をするとすでに後頭前位になっていた。その後訪問検診すると月満ちて安産であった。

《考察》

　胎位不正とは，妊娠30週後に産婦人科検診で臀位あるいは後方後頭位な

症例1	
主　訴	現在妊娠31週，臀位と診断された。
経　過	もともと虚弱体質。去年流産した。29週目で臀位と診断された。
診　察	痩せ・顔色は黄色で艶がない 舌診：舌質淡・舌苔薄 脈診：滑数
診　断	中医病名：胎位不正　　西医病名：胎位異常・臀位
治　法	胎位矯正
取　穴	至陰

どの胎位異常が見つかるものをいう。これは難産の原因になるので，必ず矯正すべきである。至陰穴は足の太陽経の井穴であり，足の少陰腎経と接している。医籍にも難産や胎盤遺残をよく治すという記載がある。至陰に灸をすえることによって足の少陰の気を調整することができ，胎位を正常にできる。現代の研究では，至陰の灸は副腎皮質ホルモンの分泌を促進させることができ，子宮の活動が増強し，胎児の活動が活発になるために，胎位の矯正にとって有利な条件を導き出すと表明している。

症例2（抄録）

患　者：唐〇〇，女性，35歳。
主　訴：妊娠8カ月，産科の検診で横位〔胎児が子宮のなかで産道の軸を横断して横たわっている異常な胎位〕といわれ，これまでに2回外回転術を行い膝胸位を何度もやり，また針灸も何度もやったが効果がないので，産科からの紹介で受診した。

2．婦人科

症例2		
主　訴	妊娠8カ月，検診で横位と診断された。	
経　過	外回転術・膝胸位を何度も行ったが治らない。	
診　察	胎児の発育良好・心肺正常 舌診：舌苔薄白 脈診：滑	
診　断	中医病名：胎位不正	西医病名：横位
弁　証	気血失調	
治　法	気血の調整	
取　穴	至陰	

診察・診断：意識ははっきりしている・胎児の発育良好・舌苔は薄白・心肺は正常・腹部は隆起・脈は滑数。

　　診断は胎位異常である。妊娠期間であるのに生活が秩序正しくなかったので，それが胎児に及んで，気血失調となり，そのために横位となったのである。

治　法：子宮内の気血を調整する。至陰を取り，中程度の艾柱で毎回7〜15壮灸をすえる。毎日1回，合計3回治療を行い，産科の再検診を受けたところ，すでに頭位に戻っていた。

《考察》

　妊娠中の臀位・横位の矯正については，「膝胸囲式自然回転法」「外回転術矯正法」あるいは「飲水療法」などがあるが，いずれも一長一短がある。近年至陰の灸による胎位矯正は，たいへんよい効果を得ている。一般には35〜38週の間に行うと効果が顕著である。至陰の灸というのは「胎気〔胎

児が母体内で受け取る精気〕を順調にする」ことができる。すなわち，至陰は膀胱経の井穴であり，膀胱は腎と表裏の関係にあり，州都の官〔膀胱のこと。州都とは水液の集まる所のこと〕であり，壬水の府〔水を貯蔵する所〕なので，出づるところの井に灸刺激を与えることにより，陽気を奮い立たせ，気化機能を促進させ，津液の排出を容易にして，胎気を順調にするのである。臨床上，至陰の灸は子宮の陣痛と弛緩を促すことができることがわかっており，そのため胎児が動きやすくなり，その結果胎位が矯正されるということである。

（『現代針灸医案選』より抜粋）

6 産後の腹痛〔後陣痛〕

症例1

患　者：陳〇〇，女性，31歳，農民。
初　診：1978年5月15日
主　訴：出産後，下腹部に発作性の痛みがあり3日になる。
経　過：患者は，5月12日に本院の産科で第1子を出産し，安産で産後の経過も順調だったが，産後の下腹部の痛みがいつまでもなくならないので，針灸科に立ち合い診察を求めてきた。下腹部には寒冷感を伴う痛みが発作的に起こり，熱すると少しよい。悪露の量は比較的少なく，色は暗紫で，血塊が含まれており，滞っていてすっきり出ない。血塊が下りると腹痛はやや軽くなるが，その後は元に戻る。悪寒がして手足は冷えているが，熱はない。
診　察：顔面は青白い・手足は冷たい・下腹部の正中に圧痛・押さえると嫌がる・舌質は暗・舌苔は白・脈は弦細渋。
診　断：中医：産後の腹痛（寒凝血瘀型）
　　　　西医：産後の子宮収縮〔後陣痛〕

2．婦人科

症例1	
主　訴	出産後，下腹部に発作性の痛みがある。
経　過	3日前に出産，安産で経過も順調。産後の下腹部痛が続く。悪露の量少ない・血塊の滞り・悪寒・手足の冷えがある。
診　察	顔色青白い・手足冷たい・下腹部に圧痛 舌診：舌質暗・舌苔白 脈診：弦細渋
診　断	中医病名：産後の腹痛　　西医病名：後陣痛
弁　証	寒凝血瘀
治　法	温経散寒・祛瘀止痛
取　穴	関元・地機・三陰交・合谷

治　法：温経散寒・祛瘀止痛
取　穴：関元・地機・三陰交・合谷
操　作：関元に1〜1.5寸の直刺で，提挿の補法を行い，その後20分棒灸を施し，下腹部に温熱感が行くようにする。地機は1〜1.5寸の直刺で，提挿の瀉法，三陰交は0.5〜1寸の直刺で，捻転の補法，合谷は0.5〜0.8寸の直刺で，捻転の瀉法をそれぞれ行う。これらを毎日1回行い，30分置針をする。上記の方法で刺針し10分置針すると，腹痛は軽減し，関元に灸をして下腹部が温まると，痛みは基本的に寛解した。翌日再び治療すると治ったが，効果を確実なものにするために，生化湯を3剤飲むように指示した。

《考察》

　初産婦の産後の腹痛は，たいてい虚と瘀がある。患者は下腹部に寒冷感

のある痛み・熱すると痛みが和らぐ・顔色は青く手足は冷たいなどから寒邪凝滞の象と考えられる。寒が子宮に居座り，衝脈・任脈が塞がれて，寒凝血滞となり，悪露が下ろうとして下れないため，胞脈〔子宮の上に分布している脈絡〕が不通となり下腹部に発作性の痛みが起こり，寒冷感のある痛みとなり，押さえると嫌がるようになったのである。下腹部が温まると寒気が少しなくなるので，胞脈の緊張が緩み，血塊が下がれば胞脈の瘀阻がしばらく通るので，腹痛が一時的に寛解するのである。舌質は暗・舌苔は白・脈は弦渋ということは，寒凝血瘀の証である。関元を取って補気行血し，胞宮〔子宮〕を温めて瘀血を取り去ると，発作が緩み痛みがとれる。三陰交と合谷の配穴は，三陰交が衝脈・任脈の調整をして活血理血に優れているうえに，合谷が重ねて行気し発作性の痛みをとるのである。患者は初産婦であり，寒凝血瘀があるが，その気血は必ず不足しているのだから，刺針するにあたっては補瀉をうまく使わねばならない。けっして虚を虚す，実を実するという過ちを犯してはならない。

症例2（抄録）

患　者：胡〇〇，女性，25歳。
主　訴：出産後2日目だが，腹痛が耐えがたく，泣いてばかりいて，食事もできない。
診　察：子宮底は臍下3横指のところにあって，痙攣性の収縮を示している。脈は弦細・舌苔は薄白。
取　穴：関元・中極・三陰交・足三里
操　作：刺針後患者の腹痛は寛解し，20分の置針後に抜針すると，腹痛はたちまち止まった。

(『針灸治療学』より抜粋)

2．婦人科

症例2	
主　訴	出産後2日目に腹痛
経　過	腹痛は耐えがたく，食事もできない。
診　察	子宮底は臍下3横指の部位にあり痙攣性の収縮を示している。 舌診：舌苔薄白 脈診：弦細
診　断	中医病名：産後の腹痛
治　法	止痛
取　穴	関元・中極・三陰交・足三里

7　欠乳〔産後の乳汁不足〕

症例1

患　者：李〇〇，女性，27歳，農業。
初　診：1982年10月14日
主　訴：両乳房が脹って痛み，乳汁が出なくなって5日になる。
経　過：患者はふだんからせっかちな性質で，9月13日に女児を安産して乳汁もほぼ充足していたのだが，10月9日に家人と言い争いをしてくさくさし，その晩胸中に苦悶を覚え，乳房が脹り乳汁が少ししか出なくなってしまった。いまは胸脇が脹悶して不快感があり，上腹部に痞満があり，げっぷが頻発し，食欲がない。両乳房は脹って痛みがあり，乳汁の量は少なくなっており，便秘し，尿はやや黄色いということで診察を受けに来た。

159

症例1		
主 訴	両乳房に脹痛・乳汁が出ない。	
経 過	1カ月前に出産。5日前に言い争いをしてから胸中苦悶になり、乳汁が出なくなった。胸脇脹悶・痛み・便秘・尿黄色であった。	
診 察	肥満・顔色赤い・両乳房脹るがしこりはない・圧痛も軽い 舌診：舌尖紅・舌苔薄 脈診：弦	
診 断	中医病名：欠乳	
弁 証	肝気鬱滞	
治 法	疏肝理気・通乳	
取 穴	膻中・乳根・少沢・太衝・中脘・支溝	

診　察：身体は肥満・顔色はやや赤い・舌尖は紅・舌苔は薄・脈は弦。両乳房は脹っているが，しこりや発赤はなく，圧痛も軽い。
診　断：中医：欠乳（肝鬱気滞型）
治　法：疏肝理気・通乳
取　穴：膻中・乳根・少沢・太衝・中脘・支溝
操　作：膻中にまず右の乳房に向けて1.5～2寸横刺し，捻転の瀉法を行い，10分置針する。それから針を皮下まで引き上げ，再び左の乳房に向けて同様に刺針する。乳根は上に向けて1.5～2寸刺し，捻転の瀉法を行う。少沢は上向きに0.1寸斜刺し，太衝は0.5～1寸直刺し，提挿の瀉法，中脘は1.5～2寸直刺し，提挿の瀉法，支溝は0.8～1.2寸直刺し，提挿の瀉法をそれぞれ行う。毎日1回，毎回20分置針する。

1回の刺針で，胸中の苦悶は軽減し，2回で乳汁は増量し，5回

2. 婦人科

を終えて諸症状はすべてなくなった。

《考察》

　肝脈は胸脇と乳頭に分布しており，肝は疏泄を主っているので，抑うつを嫌う。感情が傷つくと，肝気が鬱結し，経脈が滞り，臓腑の機能活動が傷害されて，乳房に分布する脈絡が塞がれ，乳汁が不足したり，あるいは出なくなったりする。肝脈の機能活動が傷害されると，胸脇や乳房が脹って痛むようになる。肝気が鬱血して横逆し，胃を侵攻すれば，胃の和降機能が失調し，上腹部の痞満・げっぷの頻発・食べられないなどの症状が出る。気鬱が長引くと，内熱が蓄積し，津液が回らなくなるため，便秘・尿が黄色・舌尖が紅になったりする。治法は疏肝理気と通乳である。膻中は任脈に属し，気の会穴であるから，これを瀉せば開胸理気し，乳房に分布する脈絡を疏通させることができる。乳根穴は陽明経に属しており，陽明の経気を疎通させて通乳させることができる。乳根穴は陽明に属しており，陽明の経気を疎通させて通乳させることができる。少沢は手の太陽の井穴であり，これを補すことによって乳腺の分泌を増強することができる。またこれを瀉すことによって乳房に分布する脈絡をよく通すことができるので，乳汁不足を治療するのに効果のある腧穴である。肝経の原穴である太衝はこれを瀉すことによって，疏肝理気し鬱結を解除することができる。腑の会穴であり胃の募穴でもある中脘は，脾胃を整えて上腹部の膨脹を取り除き，腑気を通じさせて便通をよくすることができる。手の少陽経の支溝は，肝胆を通利し，熱をとって便通をよくし，胸脇の脹る痛みを治すことができる。上記の腧穴を刺針によって瀉せば，肝気がのびやかになり，腑気が通じ，乳房に分布する脈絡が緩やかになるので，乳汁不足は治癒するというわけである（この病気は元の教科書では乳少とされていたが，『中医臨床診療述語』により欠乳と改称された）。

症例2（抄録）

患　者：柳〇〇，女性，30歳，河南省南陽在住。
初　診：1973年12月28日
主　訴：産後の乳汁不足がすでに2カ月あまりになる。
経　過：出産後乳汁の出が次第に少なくなり，息切れ・動悸・疲れて力が入らない・寝汗・自汗などの症状があり，右の脈は沈細で無力，左の脈は沈弱である。以前に中薬や西洋薬による治療を受けたが無効であった。
弁　証：乳汁の本源は気血の生化であり，「気がなければ乳の化するものがない，血がなければ乳の生じるものがない」のである。脈証からみて，気血虧虚に属しており，乳汁を化生できないことによる乳汁不足である。
治　則：補益気血・補佐として通乳
取　穴：合谷・三陰交に補法の刺針，少沢に捻刺

症例2	
主　訴	産後の乳汁不足が2カ月続く。
経　過	出産後，次第に乳汁の出が悪くなった。
診　察	息切れ・動悸・疲れて力が入らない・寝汗・自汗 脈診：右は沈細・無力，左は沈弱
診　断	中医病名：欠乳　　西医病名：乳汁不足
弁　証	気血虧虚
治　法	補益気血・通乳
取　穴	合谷・三陰交・少沢

2．婦人科

訪問観察：1974年4月27日に2回の針治療で治癒したことを告げられた。現在子供は6カ月になり，乳汁は十分にある。

(『常用腧穴臨床発揮』より抜粋)

8　陰挺〔子宮脱〕

症例1

患　者：崔〇〇，女，32歳，工員。

初　診：1987年10月13日

主　訴：子宮の内容物が脱出して2年になる。

経　過：患者は，1985年7月13日に満期産で順調に出産したが，分娩時に力を入れすぎたため，その後下腹部に下垂するような脹る感じが出てきて，腰がだるく力が入らない・悪寒して動悸がする・頻尿・白帯下が多いなどの症状が現れた。出産後3カ月(1985年10月13日)で職場復帰したが，体力がなく，仕事もきつかったため，上記の諸症状が現れ，膣から内容物が脱出し，某医院で子宮脱と診断された。その後さまざまな治療を受けたが，効果ははかばかしくなかった。現在はめまいや動悸があり，悪寒して力が入らない・足腰がだるくて力が入らない・帯下の色は白く量が多いがサラッとしている・下腹部に下垂感があって脹っているという状態である。膣から脱出した内容物の大きさは鶏卵ぐらいで，長く立っていたり排便や排尿時に力を入れると脱出し，横になって休むと次第に元に戻る。頻尿があるが便は正常である。

診　察：元気がない・顔面は蒼白・舌質は淡・舌苔は白・脈は沈細で無力。婦人科検診で子宮は完全に膣外に脱出している。

診　断：中医：陰挺（脾腎気虚型）
　　　　西医：子宮脱Ⅲ度

163

症例1		
主 訴	子宮内容物が脱出して2年になる。	
経 過	出産後に下腹部に下垂するような脹る感じがして、腰がだるい・悪寒・動悸・頻尿・帯下があった。産後3カ月で職場復帰したが、上記症状があり、内容物が脱出。子宮脱と診断された。	
診 察	元気ない・顔色蒼白。婦人科検診で子宮は完全に脱出。 舌診：舌質淡・舌苔白 脈診：沈細・無力	
診 断	中医病名：陰挺	西医病名：子宮脱Ⅲ度
弁 証	脾腎虧虚	
治 法	補脾益腎・昇提挙陥	
取 穴	百会・気海・維道・気衝・三陰交・脾兪・腎兪・子宮・足三里・関元	

治　法：補脾益気・昇提挙陥＊
取　穴：百会・気海・維道・気衝・三陰交・脾兪・腎兪・子宮・足三里・関元
操　作：上記の諸穴を2組に分けて交替で使用する。刺針する前にしっかり排尿させておく。百会は20〜30分棒灸を施す。関元・気海は直刺し、針尖をやや下方に向けて1〜1.5寸刺入し、焼山火の法でしっかり補法を行い、針感が外陰部に伝わるようにし、下腹部に湿熱感が達するようにする。維道穴は鼠径部の方向に沿って刺入し、子宮底に向けて2〜4寸斜刺し、大きい幅で捻転を施し、呼吸の補瀉を配合して、子宮に収縮感が出るようになればよい。気衝穴は上向きに2〜4寸斜刺し、維道穴と同じように行う。子

2．婦人科

宮穴は刺入してから恥骨結合に向けて2寸斜刺し，下腹部に脹る感じを起こさせる。三陰交は針尖をやや上向きにして1〜1.5寸直刺する。その他の腧穴はいずれも補法を行う。毎日1回で，10回を1クールとする。

　2クールの治療が終わると，子宮は元の位置に戻ったので，引き続き1クール治療を行って効果を確実なものにした。2年後に訪問観察したが再発はみられなかった。

《考察》

　子宮脱は臓器下垂症に類する疾患であり，その病機を追求するとたいていは中気不足・気虚下陥からきている。したがって，治療は補益脾腎・昇陽挙陥*の法を行うことになる。督脈・任脈それに足の陽明経の腧穴が主になる。百会の灸は昇陽挙陥になり，下の病を上で取るということである。関元・気海は衝脈・任脈を調整し補い，益気して脱出を収める。維道は帯脈に連結しており，胞宮を収め保養することができる。さらに三陰交・脾兪・腎兪・足三里は補益脾腎・益気養血となり，中気を充実させ，臓器の位置を正しくするのである。

症例2

患　者：劉〇〇，女，29歳，農業。
初　診：1975年7月15日
主　訴：膣から内容物が脱出して，白帯下の量が多くなり4カ月になる。
経　過：患者は，1975年2月28日に第2子を出産し，産後数日で仕事を始めた。それに加えて不衛生なトイレットペーパーを使用したため，感染を起こし，産後10日あまり経つと膣の中に下垂感のある脹るような痛みを感じ，内容物が脱出し，さらに白帯下が増加した。某医院でⅡ度子宮脱・子宮内膜炎と診断され，さまざまな治療を受けたが，効果はいまひとつである。現在は膣部に下垂感を伴う脹るような痛みがあり，仕事をするとひどくなる。帯下の色

症例2	
主　訴	4カ月前から膣から内容物が脱出・白帯下の量が多い。
経　過	第2子出産後，不衛生のため感染。膣の内容物が脱出し，帯下量増加。Ⅱ度子宮脱・子宮内膜炎と診断された。治療したが無効。帯下の色は黄色・量多い・ネバネバ・臭く，頻尿・尿赤・足腰だるく痛い。
診　察	顔が赤い。婦人科検診では子宮頸管・子宮体の一部が脱出，色は紅，粘膜に潰瘍。 舌診：舌質紅・舌苔黄膩 脈診：滑数・有力
診　断	中医病名：陰挺　　西医病名：子宮脱Ⅱ度・子宮頸管のびらん・子宮内膜炎
弁　証	湿熱下注
治　法	清熱利湿・昇挙下陥
取　穴	気海・次髎・維胞・陰陵泉

　　　　は黄色く，量は多くネバネバしており，臭くて汚い。頻尿があり黄色く，足腰がだるくて痛く，便は正常である。
診　察：顔色は赤い・性格は荒っぽい・声は大きい・舌質は紅・舌苔は黄膩・脈は滑数で有力。婦人科検診で子宮頸管および子宮体の一部が膣外に脱出しているのがみられ，色は紅，粘膜には軽度の潰瘍があり，触れると痛い。
診　断：中医：陰挺（湿熱下注型）
　　　　西医：（1）子宮脱Ⅱ度
　　　　　　　（2）子宮頸管のびらん
　　　　　　　（3）子宮内膜炎
治　法：清熱利湿・昇挙下陥

2．婦人科

取　穴：気海・次髎・維胞〔経外奇穴，上前腸骨棘の内下方の陥凹部〕・陰陵泉

操　作：刺針をする前に排尿させておく。気海は1.5寸の直刺で，瀉法を用い，針感が外陰部に伝わるようにする。維胞は恥骨結合の方向に3寸の横刺で，大きく捻転し，子宮に上に向かって引っ張り上げられるような感覚が生じればよい。次髎は2〜2.5寸の直刺で，下腹部に脹るような感覚を起こさせる。陰陵泉は1.5〜2寸の直刺で，瀉法を用いる。毎日1回，8回で1クールとする。

　1クールを終えたところで子宮は完全に元に戻っており，帯下もようやく減った。第2クール終了後，婦人科検診で子宮が完全に復位しているのがみられた。第3クールが終わると帯下の量は減り色も白くなり，子宮頸管のびらんも軽減した。そこで中薬の内服治療に代えて，完帯湯加減を10剤あまり使って治癒した。

《考察》

　湿熱下注の陰挺〔子宮脱〕は，臨床上はそれほど多くはなく，たいていは感染を合併して起こるものが多い。本症例では産後の母体保護が不適切であったうえに，不潔なものを使ったりしたので，湿熱の毒が内攻し，衝脈・任脈が損傷を受け，帯脈が機能を失い，子宮系が無力になったために発症したのである。治療では清利湿熱を主とし，昇提下陥を補佐とする。気海は臓腑の機能活動を活発にし，湿熱を取る。次髎は下焦の熱を取り調整する。陰陵泉は健脾利湿し，維胞は子宮に関り，挙陥固脱し，共同して湿熱を取り，下陥を引き上げる効果を上げたのである。

症例3（抄録）

患　者：羅〇〇，女性，33歳，既婚，幹部。

初　診：1986年5月5日

主　訴：腰がだるく腹が脹る，会陰部に下垂感があり脹るようになって4年になり，ここ6カ月症状が重くなっている。

症例3	
主 訴	腰がだるく腹が張る・会陰部に下垂感があり脹るようになって4年，ここ6カ月症状が重い。
経 過	産後，過労によって腰がだるく力が入らなくなった。月経期間に腹が脹る・会陰部に下垂感を伴う脹る感覚がある。1年後，めまい・脱力感・身体痛が起こり，子宮脱と診断された。疲れると再発する。
診 察	顔は空虚な面持ちで艶なし・腹部軟らかく圧痛なし・しこりなどに触れない 舌診：舌質淡・舌苔薄 脈診：沈細

診 断	中医病名：陰挺	西医病名：子宮脱
弁 証	陽虚不昇・中気下陥	

治 法	補益陽気

取 穴	百会・関元・帰来・三陰交

経　過：患者は5年前に女児を出産し，産後は世話をしてくれる人がいなかったので，育児と仕事で過労になり，次第に腰がだるくて力が入らなくなった。月経期間には腹が脹り，会陰部に下垂感を伴う脹るような感覚があったが，あまり注意を払っていなかった。1年後これらの症状はひどくなり，めまい感・脱力感・身体痛などが出てきたので，産婦人科医院で検診を受けたところ，子宮脱と診断された。薬による治療を行ったが，よいときもあり悪くなるときもあり，仕事で疲れるとすぐに再発する。ここ6カ月仕事からくる緊張のため，病状は悪化しているので受診した。

診　察：顔は空虚な面持ちで艶がない・腹部は軟らかく圧痛はない・しこりなどには触れない・舌質は淡・舌苔は薄・脈は沈細。

2．婦人科

診　断：中医：陰挺
　　　　西医：子宮脱
弁　証：患者は産後の過労のため，保養が足りず，気血虧虚となり，陽虚不昇・中気下陥から子宮が収らなくなったのである。
治　法：補益陽気
取　穴：百会・関元・帰来・三陰交
操　作：百会は経に沿って0.3〜0.5寸斜刺し，捻転の補法を1分行う。関元は上向きに1〜2寸斜刺し，提挿の補法を1分行い，針感が剣状突起の方に上がっていくようにする。帰来は内に向けて1〜3寸斜刺し，提挿の補法を施し，針感が下腹部に達するようにし，引き付けるような感覚を起こすようにして，1分施術する。三陰交は1寸の直刺で，提挿の補法で1分行う。毎日1回，毎回20分置針する。

　5回の治療で症状はやや軽くなり，腰も楽になった。15回の治療後に月経が来たが，腹の脹りと会陰部の下垂感を伴う脹る感覚は軽減した。引き続き30回治療すると諸症状はなくなり，治療を終えた。けっして過労にならないようにといい，3カ月後に来院したときに診察したが，再発はみられなかった。産婦人科の検査でも子宮脱はみられず，臨床上は治癒となった。6カ月の訪問検診でも再発はしていない。

(『石学敏針灸臨証集験』)

9　不孕〔不妊症〕

症例1

患　者：張〇〇，女性，30歳，工員。
初　診：1990年6月12日

症例1	
主 訴	結婚後3年，不妊。
経 過	結婚後1カ月で妊娠したが，不全流産。その後妊娠しない。帯下量多い・手足だるく重い。
診 察	肥っている・元気ない・顔色黄色。婦人科検診では軽度の子宮頸管びらん。 舌診：舌質淡・舌苔白膩 脈診：濡

診 断	中医病名：不孕	西医病名：続発性不妊症
弁 証	痰湿阻滞	

治 法	健脾益気・除湿化痰

取 穴	関元・三陰交・足三里・豊隆・次髎

主　訴：結婚後3年でまだ子供が生まれない。
経　過：患者は1987年1月に結婚し，1カ月後に妊娠したのだが，1987年6月10日にうっかりつまずいて怪我をしたことが元で不全流産してしまった。某医院で子宮搔爬術を受けたが，流産後今日まで妊娠しない。この春，某医院で子宮頸管炎と診断された。現在，月経周期は基本的に正常で，量はやや多く，色は薄い。白帯下の量は多く，サラッとしており，臭みがある。手足はだるくて重く，力が入らないという状態なので受診した。
診　察：身体は肥っている・元気がない・顔色はやや黄色・舌質は淡・舌苔は白膩・脈は濡。婦人科検診で軽度の子宮頸管のびらんがみられたが，子宮および子宮附属器には異常はみられなかった。
診　断：中医：不孕（痰湿阻滞型）
　　　　西医：続発性不妊症

2. 婦人科

治　則：健脾益気・除湿化痰
取　穴：関元・三陰交・足三里・豊隆・次髎
操　作：関元は1～1.5寸の直刺で，提挿の補法を行い，10分棒灸を施す。三陰交は0.5～1寸の直刺で，捻転の補法を行い，足三里は1.5～2寸の直刺で，提挿の補法を行い，豊隆は1～1.5寸の直刺で，提挿の瀉法を行い，次髎は1.5～2寸の直刺で，提挿の瀉法をそれぞれ行う。毎日1回，毎回20分の置針をして，8回を1クールとする。

　　　　5回の治療で帯下の量は減少し，気分も好転した。3クールを終了した時点で帯下は止まり，月経の色も赤くなったので，治療を終えた。患者は11月に妊娠したことを知らせに来た。

《考察》

　妊娠可能な女性が同居して2年経過し，避妊措置をとらないで妊娠しないもの，あるいは1度妊娠して流産しその後2年妊娠しないものを不妊症と診断する。前者が原発性，後者が続発性である。病理的不妊症は，おもに腎虚・肝鬱・脾虚と関係がある。患者は結婚後妊娠して流産しているので，夫婦双方に生殖能力があるといえる。肥っている・白帯下が多い・身体が疲れて重い・舌苔が膩・脈は濡などから，脾虚湿盛のため痰湿が下焦に注ぎ，衝脈と任脈が塞がれ，子宮を閉塞したために起こったものと考えられる。治法は健脾益気・除湿化痰である。関元は下腹部に位置し，次髎は仙骨部にあるので，この2穴を前後に配穴すれば，関元は益気を温陽し衝脈と任脈を調整することができ，次髎を瀉すことにより湿邪の滞りを取り除き帯下を止めることができる。足三里と三陰交は陽明の表裏配穴になるので，健脾益気して月経を調整することができる。豊隆は足の陽明の絡穴であり，祛痰の効能が優れている。上記の諸穴に針灸の補瀉を施せば，脾気健運となり，湿は取れ帯下は止まるのである。気血が順調になって妊娠することができたのである。

症例2（抄録）

患　者：艾〇〇，女性，38歳，遼寧省鳳城県在住。
初　診：1955年3月2日
主　訴：不孕〔不妊〕20年。
経　過：初潮は16歳だが，月経はずっと不順で，2～3カ月に1回，ときには6カ月に1回ということもあった。18歳で結婚したが，20年間不妊である。月経が来ると腹痛があり，腹が脹る・腰がだるくて痛む・白帯下が多い・めまい・心中煩悶・げっぷ・乳房の脹痛・身体がだるくて力が入らない・便秘などがある。顔色は黄色く，唇は青い。舌苔は白・舌質は暗・脈象は沈弦。中薬や西洋薬を長年服用したが効果がない。
婦人科検診：子宮発育不全・子宮後傾。ほかに異常はない。
弁　証：肝鬱気滞・閉経不孕〔無月経による不妊〕
治　法：舒肝理気・活血化瘀・益腎を補佐とする
取　穴：灸を主とし，針を従とする。
　　　　灸：胞門〔奇穴，関元穴の左2寸，右2寸は子戸〕・子戸・至陰・関元・気海・中脘・三陰交
　　　　針：足三里・太衝・期門・腎兪・関元・気海・中脘
操　作：灸法は，銅銭（孔明銭）を用意し，これと同じ大きさの厚紙に針で数カ所穴を開け，これを敷いて棗の種の大きさの艾を載せて5～7壮灸をすえる。2カ月治療すると，月経は月に1回になり，自覚症状は消失した。その後患者に自分で上記の経穴に毎回20分棒灸を施すように指示し，3カ月治療して婦人科検査を行ったところ，子宮後傾は治り，発育も正常になっていた。1956年6月に帝王切開で男児を出産し母子ともに健康である。

《考察》

　現代医学では，月経周期と排卵は視床下部・下垂体・排卵機能および大脳中枢の適切な働きによると考える。

2. 婦人科

症例2	
主　訴	20年不妊
経　過	初潮16歳・月経不順・希発月経・月経期腹痛・腹が脹る・腰がだるい・帯下・めまい・心中煩悶・げっぷ・乳房脹痛・だるい・便秘がある。
診　察	顔黄色・唇白。婦人科検診では子宮発育不全・子宮後屈。 舌診：舌質暗・舌苔白 脈診：沈弦
診　断	中医病名：不孕　　　西医病名：不妊症
弁　証	肝鬱気滞・閉経不孕
治　法	舒肝理気・活血化瘀・益腎
取　穴	灸：胞門・子戸・至陰・関元・気海・中脘・三陰交 針：足三里・太衝・期門・腎兪・関元・気海・中脘

　子宮と五臓はいずれも衝脈と任脈の2脈と密接な関係にある。衝脈と任脈の正常な働きは腎精と腎気が充実して旺盛であるかどうかによっている。不妊症の病変は肝・腎・脾の3臓に集中していることが多い。そのなかでも肝が突出しており，そのため女子は肝をもって先とするという理論がある。中年時期は肝にあり，肝の機能活動が失調すれば病気になるのである。『素問』挙通論篇に，「百病気に生ず」とある。そのため治療における重点は舒肝調気である。胞門・子戸は月経を調整し不妊症を治す要穴であり，ここに灸をすえるとよい効果がある。肝の血は筋を主り，太衝は肝の原穴，期門は募穴であるから，これを瀉せば舒肝調経・通経活絡することができるので，よく気血を導き，平肝安神し，筋脈を緩め，続発性の病因を治すことができる。足三里は陽明経の合穴であり，主要な腧穴である。中脘は任脈にあり（腑の会穴），この2穴は脾胃を強め，気血を調整

して運搬し，血脈・筋肉を養い，筋骨を潤す。至陰は膀胱経の井穴で，至陰・中脘に灸をすえることにより，胎位不正と子宮の歪みを矯正する。関元は足の三陰，任脈の会で，小腸の募穴である。これに灸をすることによって引火帰元*・潜陽育陰*することができ，衝脈・帯脈の2脈を貫通するのである。関元・中脘・気海の配穴により，調経行気し，経絡を疏通し，陰陽を調和する。これらの諸穴に灸を主とし，針を従とする方法を用いて，補腎塡精・温腎益督・陽生陰長*・温煦生化することができ，腎陰を充足させ，腎陽を活性化させて治癒にいたらせることができたのである。

(『中国針灸処方大成』より抜粋)

小児科

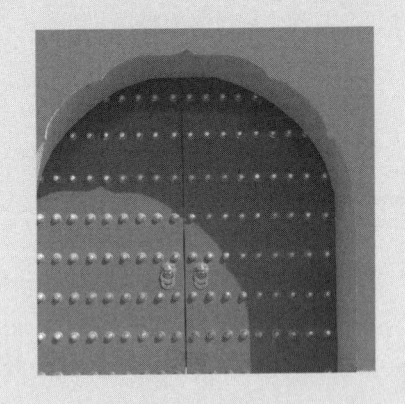

1　百日咳

症例1

患　者：向〇〇，男性，4歳半。

初　診：1978年2月24日

主　訴：(母の代弁) 咳が10日続いていたが，ここ7日ひどくなり発作性・痙攣性の咳になっている。

経　過：患児は2月13日に軽い咳が出て，くしゃみ・鼻水もあったので，感冒薬を服用させて治療した。2月17日に咳がひどくなり，次第に激しくなって，1日に十数回も起こるようになったので，某病院で気管支炎として治療を受けたが，あまり効果がなかった。それどころか咳の発作が起こるたびに痙攣性の咳を10～20回ぐらい出し，日中は軽くても夜間にはひどくなるようで，咳のひどいときは深く息を吸うときに鶏の鳴くような音を出し，咳と一緒に痰を喀出するとしばらくは寛解する。乾性咳のときは出血することもあるので，中医の治療を求めて来院した。

診　察：体温38.3℃・呼吸音は荒く乾性ラ音および喘鳴音を聞く。胸部X線検査では心肺に異常はない。血液検査では白血球数が16,200/μl。

診　断：中医：百日咳 (痙咳期)

　　　　西医：百日咳

治　法：清熱化痰・粛肺鎮咳

取　穴：身柱・肺兪・足三里・豊隆

操　作：局所に通常の消毒をして，三稜針で身柱を刺して出血させ，直径2cmの吸い玉で5分間吸角療法を行った。その他の3穴は三稜針で点状出血させる。これを1日おきに行った。2回治療をすると咳は明らかに軽減し，合計6回の治療で症状はなくなった。中薬は止咳散加川貝・黄芩・僵蚕(きょうさん)を配合して6剤服用させた。

症例1		
主　訴	10日前から咳が続き，ここ7日ひどい。発作性・痙攣性の咳	
経　過	10日前に軽い咳・くしゃみ・鼻水があり感冒薬で治療。その後咳がひどくなった。発作性・痙攣性の咳を10〜20回，夜間に悪化。痰・ときに出血があった。	
診　察	体温38.3℃・呼吸音荒い・乾性ラ音・喘鳴音・X線所見では心肺に異常はない・白血球数は16,200/μl	
診　断	中医病名：百日咳（痙咳期）　西医病名：百日咳	
弁　証	肺失粛降	
治　法	清熱化痰・粛肺鎮咳	
取　穴	身柱・肺兪・足三里・豊隆	

《考察》

　百日咳はまた「頓咳(とんがい)」ともいい，小児科ではよくみられる呼吸器の感染症の1つである。発作性の痙攣性咳があり，咳の後で特殊な吸気性の喘音，すなわち鶏が鳴くような長く引く音があり，最後に痰沫を吐いて終わるのが特徴である。外感時行癘気(れいき)〔流行性伝染性の病邪〕が肺系〔肺に附属する気管の総称〕に侵入し，痰が気道に詰まり，肺が粛降〔下降機能〕の働きを失うということが主要な病因病機である。この病気は薬物治療だけでは効果が遅いので，針灸と吸角を薬物と併用して用いると，わりあいに満足のいく効果が得られる。配穴中の身柱は祛風排毒を，肺兪は瀉熱を，豊隆は祛痰を，足三里は下気鎮咳をそれぞれ担っており，この4穴を一緒に用いることによって，清熱化痰・粛肺鎮咳の効能を引き出して治療効果を得ることができたのである。

… 3．小児科

2　疳病（かんびょう）〔小児の慢性栄養不良〕

症例1

患　者：陳○○，女性，3歳。

受　診：1982年10月5日

主　訴：（母の代弁）便が緩く，食欲がない。身体は痩せて骨と皮のような状態で6カ月になる。

経　過：患児は，1982年3月の初めに食事を与えた際に不適切だったため下痢をしてしまい，食欲がなくなり，入院して2回治療を受けた。治療の様子ははっきりしないが，効果はなく，病状はいっそうひどくなり，日増しに痩せてきた。そこで本院に治療に来た。

診　察：身体は痩せて骨と皮のようになっており，皮膚は魚鱗のようにガサガサしていて，元気がない。頭髪は少なく生気なく，肝は肥大し軟らかく，腹は船底のように窪んでいる。口唇は乾き・舌光無苔・舌質は淡紅・脈象は細数弱であった。

診　断：中医：疳病（乾疳（かんかん））

　　　　西医：重度小児栄養不良

治　法：健脾和胃・益気補血

取　穴：四縫〔奇穴・第2～第5指掌側。第2・第3指節間横紋の中点〕・足三里・天枢・中脘・脊柱および脊柱両側

操　作：経穴に通常の消毒をして，1日おきに四縫・中脘に浅刺し，置針はしない。四縫は刺した後針孔から黄白色の粘液を絞りだし，足三里には5分棒灸を施す。脊柱と脊柱両側は親指でつまみ上げ，上から下へと繰り返す手法を3～5回行い，皮膚が赤くなって潤いが出るようにする。1日1回行う。

　　　　この方法で20回治療すると治ったので治療を終了した。さらに中薬の八珍湯を20剤服用させた。

症例1		
主　訴	便緩い・食欲ない・痩せ	
経　過	半年前に食事の不適切から下痢，食欲がなくなり，治療したが，その後症状がひどくなった。	
診　察	極度の痩せ・皮膚はガサガサ・元気ない・肝肥大・腹窪む・口唇乾燥 舌診：舌光無苔・舌質淡紅 脈診：細数弱	
診　断	中医病名：疳病（乾疳）	西医病名：重度小児栄養不良
弁　証	脾胃虚弱・吸収障害	
治　法	健脾和胃・益気補血	
取　穴	四縫・足三里・天枢・中脘・脊柱および脊柱両側	

《考察》

　乾疳は疳病のなかでも重症のもので，疳病の後期に属し，津液が枯渇し，気血が損耗することから起こる。この病因病機は脾胃虚弱のうえに，食事の不適切による損傷や，食物が中焦に停滞し溜まって消化しないなどから，しばらく経つと栄養の吸収障害が起こり身体が栄養されなくなるのである。臨床上は皮膚がガサガサに乾き，骨と皮ばかりに痩せるのが特徴である。疳病に対する針灸治療はもともと治療効果がよく，とりわけ四縫穴は有効な経験穴である。中脘・足三里は脾胃を調整して強化し，食滞を除いて消化を助ける。天枢は水穀糟粕をよく分離・処理し，胃腸の停滞物を取り除き消化させ，下痢を治す。脊柱のつまみ療法は督脈と膀胱経に対する一種の推拿〔指で力を入れて筋脈または経穴をつまむ手技〕であり，脾胃を調整して，陰陽を調和させ，経絡を疎通させる効能がある。これらの

3. 小児科

方法を併用することで疳積の重い証を治すことができた。治療上，患児の回復を早めるために，中薬の八珍湯という気血双方を補う薬剤を配合して補益と食事の補助としたのである。

症例2（抄録）

患　者：余○○，男性，2歳半，西安黄河綿織工場の家族。
受　診：1969年10月7日
主　訴：（母の代弁）小さいときから痩せていて，ずっと食欲がない。
経　過：生後3カ月から乳を飲まなくなり，ときどき吐き，便秘する。体重が軽くなったり重くなったりして，ずっとこの状態が続いている。いくつかの病院で検査をしてもらい，不完全性腸閉塞・消化不良などと診断され，治療をすると症状は軽減するが，あいかわらず再発する。ここ1週間は，これらの症状がひどくなっているので，特に来院して治療を求めた。
診　察：顔は生気がなく黄色・身体は痩せている・皮膚は乾燥して弾力性がない・頭髪は萎れたように黄色くまばら・夜は胸中煩熱があり眠れない・元気がなく動きが少ない・吐出物は未消化の乳食・便は黒色で7～8日に1回で量は少なく硬くて水分がない・腹は脹満し痛みがある・五心煩熱〔両手掌・足底に熱感があり，さらに胸中に煩熱のあること〕がある・口渇し飲みたがる・舌質は紅・舌苔は黄膩・指紋〔小児診法の1つ。人差し指の手掌側に浅在する小静脈の長さ・色・形によって診断する診察法〕は紫暗。
診　断：疳積〔乳食を節制しなかったことにより脾胃の虚損や栄養不良を引き起こしたもの〕
弁　証：脾胃虚弱・乳食積滞・燥糞内結
治　則：消積導滞・清胃和中
取　穴：四縫（両）・陰陵泉（両）・脾兪（両）・胃兪（両）
操　作：まず四縫を三稜針で刺し，黄白色の粘液を絞りだす。その他の経穴はいずれも平補平瀉法で刺針し，30分置針して，3分ごとに手

症例2		
主 訴	痩せ，食欲がない。	
経 過	生後3カ月から乳を飲まなくなり，嘔吐・便秘。不完全性腸閉塞・消化不良と診断された。ここ1週間症状がひどい。	
診 察	顔に生気ない・顔黄色・痩せ・皮膚カサカサ・頭髪萎れまばら・胸中煩熱し眠れない・未消化の乳食を吐出・便は黒く7〜8日に1回・腹脹満・痛み・五心煩熱・口渇 舌診：舌質紅・舌苔黄膩 指紋：紫暗	
診 断	中医病名：疳積	西医病名：栄養不良
弁 証	脾胃虚弱・乳食積滞・燥糞内結	
治 法	消積導滞・清胃和中	
取 穴	四縫・陰陵泉・脾兪・胃兪いずれも両側	

　技を加えて1回得気を得る。連続して3回治療すると，黒い乾燥した糞塊をたくさん出した。糞塊は熱気があり臭い。腹の脹痛は軽減したが，他の症状はとれなかった。

　上記の処方と治法に則って，さらに続けて2回治療すると，大量の黒い粘液便を下した。非常に臭いものだったが，腹脹はなくなり，患児は空腹感が出て，ミルクを飲みたがった。舌質は淡紅・舌苔は白膩・指紋は紫であった。

　上記の処方のまま，四縫を点刺瀉血し，その他の経穴は補法で刺針し，30分の置針中に，5分ごとに1回手技を加えて得気を得た。このようにして5回治療を施すと，上記の諸症状はすべてなくなり，身体も回復したので，治療を終え治癒となった。

《考察》

　この症例の患児は乳食に食傷し嘔吐したのだが，治法が正しくなかったのでいつまでも長引いてしまったものである。小児は「脾が常に不足」しており，そのうえ乳積の滞留があったので，脾胃がますます傷められ，運化機能がなくなったのである。食べものが入っても消化しなければ停滞してしまい，久しく滞積すれば熱を生じるのだが，この症例は本虚表実の錯雑証に属する。前記の腧穴を取って治療したが，その理由は次のとおりである。四縫に三稜針で点刺瀉血したのは，ここ20年来の報告によると，この腧穴は疳積治療の経験穴なのである。陰陵泉は脾経の合穴であり，脾の運化機能を促すことができる。脾兪は脾の背兪穴，胃兪は胃の背兪穴で，この2穴を一緒に用いることで脾胃の消化活動を調整し促進することができる。上記4穴の選穴が正しく，取穴が的確で，手法が十分に熟練していたので，満足のいく効果が得られたのである。

(『実用針灸医案選』より抜粋)

3　小児驚風〔小児のひきつけ〕

症例1

患　者：陳○○，男性，2歳半。
初　診：1983年8月24日午後3時20分
主　訴：(母の代弁) 高熱が出て手足のひきつけが30分続いている。
経　過：患児は夏の酷暑の日に母と一緒に外で寝たために寒を感受し，8月23日に発熱し，咳も出た。薬を服用して症状は好転したが，8月24日午後2時50分，暑邪を感受して，熱が上がり，引き続いて手足がひきつけを起こし，弓なり緊張になったので，急遽入院治療となった。

症例1		
主　訴	高熱，手足のひきつけが30分続く。	
経　過	夏の酷暑の日に外で寝たため寒邪を受け発熱し，咳が出た。服薬で好転したが，その後暑邪を受けて熱が上がり，手足のひきつけが起き，弓なり緊張がある。	
診　察	壮熱・無汗・体温39.8℃・意識ははっきりしない・手足はひきつけ・両目上視・牙関緊急・弓なり緊張 脈診：浮数 指紋：紫紅	
診　断	中医病名：急驚風	西医病名：小児のひきつけ
弁　証	暑熱の気が肝風を起こし，火が風勢を助長して精神を撹乱した。	
治　法	解暑清熱熄風・清心開竅鎮痙	
取　穴	人中・内関・合谷・十宣	

診　察：壮熱〔実証に現れる高熱〕・無汗・体温39.8℃・意識ははっきりしない・手足はひきつけ・両目は上視・牙関緊急・弓なり緊張がある・脈象は浮数・指紋は紫紅。
診　断：中医：急驚風〔発症が急で発熱を伴うひきつけ〕
　　　　西医：小児のひきつけ
治　法：解暑清熱熄風・清心開竅鎮痙
取　穴：人中・内関・合谷・十宣
操　作：通常の消毒を行って瀉法で刺針し，置針はしない。人中・内関に針をすると，子供はすぐに意識を取り戻して泣き出した。十宣・合谷に針をすると熱が38℃に下がり，ひきつけなどの症状も治まった。同時に祛暑解熱・開竅鎮痙の中薬を配合して飲ませた。す

なわち，香薷5g，厚朴5g，扁豆10g，連翹6g，釣藤鈎6g，僵蚕6g，薄荷5g，蝉退3g，甘草3g，菖蒲3g。4剤を連続して服用させて治癒した。

《考察》

　小児の驚風〔ひきつけ〕は小児科4大証の1つであり，身体と四肢のひきつけと意識不明を主症とする。本症例は風寒を感受した後，再び暑邪を感受したために発症したものである。①腠理が寒邪によって閉ざされたため汗が出ない，②暑が陽邪となり容易に化熱化火しやすくなり，そのために壮熱となった，③暑熱の気が肝風を引き起こし，火が風勢を助長し精神を攪乱するため意識不明となり，四肢がひきつけ，弓なり緊張などの症状が現れたという展開である。病因と病機に的確に対応するべきである。すなわち人中に刺針して督脈を通調し意識不明を治療し，内関に刺針して心熱をとり鎮痙した。合谷は大腸経の原穴であり，肺と表裏の関係にあるので，これを刺すことにより肺気を調え解表した。十宣を刺して微量の出血をさせ，諸経の邪熱をとり意識を覚醒させた。4穴を一緒に用いることにより，清熱熄風を行い，覚醒と鎮痙の効果を得，祛暑解熱・開竅鎮痙の薬物を配合し服用させて，すみやかな効果を達成したのである。

症例2（抄録）

患　者：鍾〇〇，男性，7カ月，西安市委家属院。
受　診：1968年1月22日
主　訴：（母の代弁）発熱して3日，引き続いてひきつけが起こった。
経　過：3日前，子供を風呂に入れた後で，その晩突然熱を出し，翌日の朝6時ごろにひきつけを起こした。そのときは両目が右に引きつれて，涎を吐き，口を食いしばる状態で，1日に数十回発作を起こし，発作が終わるといつものとおりであった。解熱剤を飲ませたが効かないので，特に来院して診察を希望した。
診　察：色白で肥っている・両目は右につれていて左右両内眼角の中間の

症例2	
主 訴	発熱3日，続いてひきつけが起こった。
経 過	入浴後突然発熱。翌朝ひきつけ，両目右に引きつれ・涎を吐く・口をくいしばる・1日数十回発作があった。
診 察	色白で肥っている・両目右に引きつれている・両目内眼角の中間は青黒い・涎を吐く・ひきつけ時は口を食いしばる・1時間に4回発作・ひきつけ時間30秒～1分・体温39.4℃
▼	
診 断	中医病名：急驚風
弁 証	風邪を感受し，鬱積して化熱，小児のため受け止められず発症。
▼	
治 法	熄風清肝・活血解鬱
▼	
取 穴	人中・百会・頭臨泣・十宣・太衝・絶骨

　　　　部位は青黒い・涎を吐く・ひきつけると口を食いしばる・1時間に4回発作を起こす・ひきつけの持続時間は30秒～1分・発作が終われば普通の状態になる・体温は39.4℃。
診　断：急驚風
弁　証：外から風邪を感受し，鬱積して化熱し，小児稚陽〔臓腑が若くて弱く形も充実しておらず機能も完備していない状態〕のため火が迫るのを受け止められずに発症したもの。
治　則：熄風清肝・活血解鬱
取　穴：人中・百会・頭臨泣（両）・十宣（両）・太衝（両）・絶骨（両）。人中・百会・太衝・絶骨の4穴は，いずれも強刺激の瀉法を用い，毎回30分の置針をし，3分ごとに1回手技を加えて得気を得る。頭臨泣・十宣はいずれも三稜針で点刺出血させる。連続して2回治療を行うと，上記の症状はなくなった。

3. 小児科

《**考察**》

　驚風という証には，風が熱を生じるものと，熱が風を生じるものとがある。風が熱を生じるものは，すなわち外の風であり，風が勝り熱が極まるのであるから，その風を散じれば熱は自ずからなくなる。いわゆる火鬱から生じているので，風が本で，熱が標である。熱が風を生じるものは，すなわち内動の風であり，熱が勝り風がうずまくのであるから，その熱を清すれば風は自ずから終息する。いわゆる熱証には寒をもって治療するということであり，熱が本で，風が標である。

　この症例の患児は，外から風邪を感受して，鬱積して熱となり，小児稚陽のため火の迫るのを受け止められなかったのであるから，上記の腧穴を選んで治療を行った。その理由は以下のとおりである。人中は督脈の腧穴であり，大腸経と胃経の交会穴でもある。百会は督脈と手足の三陽経の交会穴である。この2穴を配合することにより清熱開竅・鎮痙熄風の効果を得ることができる。太衝は肝経の腧穴であり原穴でもある。絶骨は八会穴中の髄会である。この2穴を配合して，清熱鎮驚することができる。頭臨泣は胆経・膀胱経それに陽維脈の交会穴であり，清熱熄風することができる。十宣に刺針することによって，熱邪の滞積を発散させて取り除くことができる。これらの腧穴を配合して施術することによって，風邪を疎通させて，火熱を冷まし，ひきつけを治すことができるのである。

（『実用針灸医案選』より抜粋）

4　乳幼児の腹瀉〔下痢〕

症例1

患　者：向○○，男性，10カ月。
初　診：1984年8月6日

症例1	
主 訴	下痢・腹脹・食欲がない状態が7日続く。
経 過	飲食不摂生のため腹脹・下痢を起こした。服薬したが効果がない。下痢は1日7～9回・便は薄く粘液・未消化物を含む。
診 察	元気ない・目のまわりくぼみ・皮膚乾燥・腹脹軟らかい・糞便検査では白血球0～2個・赤血球（－）・脂肪球5～7個 舌診：舌苔白膩 指紋：淡滞

▼

診 断	中医病名：泄瀉	西医病名：小児の消化不良
弁 証	食傷脾胃		

▼

治 法	健脾和胃・消食導滞

▼

取 穴	中脘・神闕・天枢・関元・足三里

主　訴：（母の代弁）下痢をして腹が脹り，食欲がない状態が7日になる。
経　過：患児は，7月30日にスイカとミルクアイスを食べすぎて腹が脹りぐずっていたが，そのうち下痢になった。某病院で診察を受け，酵母・フラゾリドンによる治療を行ったが，効果ははっきりしなかった。さらに食事を摂生しなかったので下痢はひどくなり，毎日7～9回に及び，便は薄くて溶き卵のようで，粘液や未消化の食べものがみられ，すえたような臭いがしたので，入院治療を求めて来た。
診　察：元気がない・目のまわりが少しくぼんでいる・皮膚はやや乾燥・腹は脹っているが軟らかい・舌苔は白膩・指紋は淡滞。糞便検査では白血球0～2個・赤血球（－）・脂肪球5～7個。
診　断：中医：泄瀉〔非細菌性非伝染性下痢〕（食傷脾胃型）

3. 小児科

西医：小児の消化不良

治　法：健脾和胃・消食導滞

取　穴：中脘・神闕・天枢・関元・足三里。

操　作：天枢・関元・足三里は通常の消毒をしてから，1寸の毫針で0.6寸刺入し，捻転の瀉法を行い，置針はしない。1日おきに1回治療する。中脘・神闕は15分棒灸を施す。毎日1回。

　　　　針灸治療を行って2日後には，症状が好転し，便は1日4回になり，食欲も出てきた。腹の脹りも軽減し，合計7回の治療で下痢は止まった。その後の調整のために香砂六君湯を3剤投与すると，急速に回復した。

《考察》

　乳幼児の下痢は小児科では最もよくみられる病症である。四季いずれも発症するが，夏と秋が多い。よくみられるものとしては，食事の不摂生によるもの・風寒によるもの・湿熱によるもの・脾虚肝旺によるものおよび脾腎陽虚によるものなどの証型がある。本症例は食べさせ方が不適当だったため，食事の節度を失ったことによる。その病機は脾陽が損傷し，胃が調和しないため，清が上昇せず，濁が下降しなくなり，水湿や飲食物が腸間に滞留し，清濁入り混じって下り，ついに下痢となったものである。中脘・神闕に棒灸を行ったのは，温脾和胃・消食導滞のためである。神闕の灸は下元を温補し整腸して下痢を止める。天枢・足三里は脾胃を調節し清濁を分別する。関元の針は腸管の湿熱をとる。これらの5穴を用い，針灸を配合したのが病機に適合したため，下痢は治癒したのである。

症例2（抄録）

患　者：王○○，男性，2歳，南召県石門郷在住。

初　診：1990年4月8日

主　訴：（母の代弁）下痢がすでに5カ月続いており，いつも繰り返し再発する。今回は再発して5日になり，きわめて重い状態がもう3日

症例2		
主 訴		下痢が5カ月続き，繰り返し再発する。今回は再発して症状が重い。
経 過		飲食不摂生から下痢を起こし，治療後不摂生からいつも再発。今回さらに再発して5日経つが，薬も効かない。
診 察		下痢1日6～10回・大便失禁・放屁後に排便・便は薄く未消化物を含む・腹脹・腹冷え・飲食欲ない・四肢厥冷・疲れ・脱水症状・顔色白い・目を開けて寝る・口唇淡白 舌診：舌質淡・舌苔白 脈診：微細
診 断		中医病名：泄瀉
弁 証		脾腎陽虚・運化機能失調
治 法		温補脾腎・益気建中
取 穴		関元・神闕・足三里

も続いている。

経　過：5カ月前食事の不摂生から下痢を起こし，現地の医者が食事の不摂生による下痢として治療を行い，中薬3剤を服用して治癒した。その後，再び食事の不摂生から再発し，このときも現地の医者の中薬を服用して治った。今回は再発して5日になるが，生ものや冷たいものを食べて発症しており，以前効果のあった中薬を服用しても効かなかった。そこで小児の下痢として現地の病院に入院し，抗生剤・イースト・乾燥酵母錠・補液などを用いたがいずれも効果がないばかりか，かえって悪化したので，特に針灸治療を求めて来た。

診　察：下痢が1日に6～10回・大便失禁・糞便はいつも放屁してから

出る・便は薄く食べものは未消化・腹が脹っていて押さえられると心地よい・腹部は冷え感を伴って痛み温めると痛みは軽減・食べたり飲んだりしたくない・四肢は厥冷・疲れた様子・四肢に悪寒・身体は痩せていて脱水症状に近い・顔色は白い・横になって寝ても目を開いている・泣いても涙や鼻水が出ない・元気がない・口唇は淡白・舌質は淡・舌苔は白・脈象は微細。

弁　証：脾腎陽虚・運化機能失調による泄瀉
治　則：温補脾腎・益気建中
取　穴：関元・神闕・足三里
操　作：関元・神闕に棒灸を行い，足三里に刺針しまず少し瀉法後に補を多くする。毎日2回，毎回各穴に20〜30分棒灸を施す。
治療効果：2回の治療で，下痢の回数は減り，失禁もなくなった。3回目の治療後には，腹の冷え感を伴う痛みはなくなり，便も1日4〜5回になり，寝ても目を開けなくなり，腹部の脹りもなく，食事量も増え，疲れや四肢の悪寒も明らかに減少した。脈は沈細になっており，すでに室内で遊んでいた。4回目の治療で，便は1日1〜2回となり，便は正常，食事量も増え，元気もよくなり，顔色・口唇もすでに淡・紅になり，脈象は沈細で有力である。5回目の治療で泄瀉は治癒したが，身体はなお回復期にあったので，六神丸によって治療効果の念押しをした。

《考察》

　本症例は下痢が長引いて，繰り返し再発したため，脾胃虚弱となり，運化機能が失調したものである。直接の原因は生ものや冷たいものを食べて，それが胃腸に滞積し，脾陽を損傷したために起こった下痢であり，便は薄い・食べたものが未消化・腹が脹り押さえると心地よい・腹部に冷え感のある痛みがあり温めると和らぐ・大便失禁などの症状がある。脾陽の衰弱から，脾腎陽虚にまで発展した危険な証候である。顔色に光沢がない・唇や爪にも艶がない・寝ていても目を開けている・疲れた様子で悪寒があり四肢は冷えている・口唇は淡白・泣いても涙が出ない・脈象は微細など

の症状がみられる。これには関元と神闕に棒灸を施し（関元は真陽を温め脾陽を扶助する，神闕は脾陽を温め腹中の寒を温散する），足三里に針をしてまず少し瀉してから多めに補す（まず瀉すことによって和中し，滞りを防ぎ，その後補すのは補中健脾益気するためである）。こうして真陽を温め脾陽を補益したわけであり，益気健脾補中の法によって効果を上げたのである。

（『針灸臨床弁証論治』より抜粋）

5 痄腮〔流行性耳下腺炎〕

症例1

患　者：呉○○，男性，8歳，小学生。
初　診：1980年2月12日8時
主　訴：4日前から熱が出て悪寒がし，2日前からは両方の耳下腺部がパンパンに腫れて脹るような痛みがある。
経　過：患児は以前耳下腺炎に接触したことがある。2月8日に熱が出て悪寒し，身体中が不快だったので，感冒の中薬を2剤服用したが治らなかった。10日には両側の耳の下が腫れて脹るような痛みが出てきて，口を開くことができなくなり，食事をするのも困難になった。今日の午後体温が上がり，7時には高熱・煩躁〔胸中に熱があり，イライラして落ち着かない症状〕が出て，ときどき悪寒戦慄し，傾眠状態だったので，急遽入院となった。
診　察：体温39.6℃・元気がない・顔色は赤い・呼吸促迫・両側の耳下腺部は腫脹し押さえると硬くて圧痛がある・舌質は紅・舌苔は黄膩・脈は数で有力。血液像は白血球数15,000/μl・好中球81%・リンパ球19%。
診　断：中医：痄腮（熱毒壅盛型）

3. 小児科

症例1	
主 訴	4日前から発熱・悪寒，2日前から耳下腺部腫脹・痛み。
経 過	耳下腺炎に接触歴。発熱・悪寒・身体不快後服薬したが無効。耳下腺部腫脹・痛み，その後高熱・煩躁・悪寒戦慄・傾眠状態がある。
診 察	体温39.6℃・元気ない・顔色赤い・呼吸促迫・耳下腺腫脹・圧痛・白血球数15,000/μl・好中球81%・リンパ球19% 舌診：舌質紅・舌苔黄膩 脈診：数・有力
診 断	中医病名：痄腮　　　西医病名：流行性耳下腺炎
弁 証	熱毒壅盛
治 法	清熱解毒・消腫散結
取 穴	翳風・角孫・合谷・外関

西医：流行性耳下腺炎
治　法：清熱解毒・消腫散結
取　穴：翳風・角孫・合谷・外関
操　作：合谷・外関は通常の消毒をしてから刺針し，透天涼の手法で瀉法を行う。毎日1回，15分置針する。両側の角孫には衛生香点灸〔後述の灯心草灸〕を1回行い，翌日には両側の翳風に同様の灸を行う。

　　治療中はその他の方法や薬物を使わなかったが，治療後気分がよくなり，熱も退いた。2月13日早朝2時には体温が38.3℃にまで下がり，午後には37.6℃になった。耳下腺部の腫れや痛みも軽減し，合計5回の治療で腫れはなくなり，すべてが正常に回復した。

《考察》

　本病は初期には外感表証に類似しており，感冒薬を投与して治療したが効かなかった。これは薬が証に合っていないためで，病勢は重くなり，緊急に入院した。診察すると，流行性耳下腺炎に接触したことがあり，悪寒・発熱などの表証と耳下腺部の腫大などから，流行性耳下腺炎と診断したのは間違いない。これは風熱疫毒〔急性伝染性の疾病〕を感受したためである。風熱の毒邪が少陽経絡に入り，耳下腺部に鬱結し，気血を阻滞して，流行性耳下腺炎を発症したのであり，熱毒壅盛型である。針灸療法によって緊急に温熱の邪毒を瀉すことで，危険な状態から回復にもっていきすみやかに治癒させたのである。すなわち，手の陽明の気が呼応する合谷に刺針することにより，熱毒を排出させた。さらに手の少陽の絡である外関に刺針して，通経活絡し消腫散結させたのだが，透天涼の手法でこれを瀉したのは，断固とした措置をとって根本的に問題を解決するという意味がある。果たして針治療の後にただちに効果が現れた。角孫の灯心草灸〔イグサの一端を1cmぐらいごま油につけて，綿球で余分な油をとり，点火してすばやくツボに当ててすぐ離す灸法〕は，耳下腺炎の治療に有効な経験方である。簡便のためあるいは救急のためにマッチ棒や線香を用いて角孫に灸をすえる方法でも同様の効果を得ることができる。角孫は三焦経であり，手足の少陽・手の陽明の交会穴であるが，流行性耳下腺炎は風温の邪毒が三陽経絡を侵犯したもので，頭や顔面を掻き乱しているのであるから，角孫を取った意味は三陽の毒を排除することにある。邪毒を外に出したらすぐに火を消すことで，点灸時に患者が「アチッ」と声を出すぐらいがよい。翳風は手足の少陽経の交会穴であり，灸によって瀉法を行えば消腫散結止痛の効果がある。4穴を配合し，針灸を一緒に用いる妙法である。

症例2（抄録）

患　者：曽〇〇，男性，3歳。
初　診：1989年8月2日

3. 小児科

症例2	
主 訴	左耳下腺部の腫痛が起こり8日になる。
経 過	発熱して8日，頭痛・嘔吐・食欲ない・左耳下腺部腫痛・局部発赤があった。扁桃炎と診断された。治療したが治らず右側耳下腺部も腫れてきた。
診 察	発育・栄養状態は普通。両側耳下腺部腫脹・局部発赤・咽喉部充血・圧痛・そしゃく困難・体温39.6℃ 舌診：舌質紅・舌苔薄黄 脈診：数
診 断	中医病名：痄腮　　　西医病名：急性耳下腺炎
弁 証	外感風熱疫毒の邪が少陽経脈に入る
治 法	清熱解毒・消腫止痛
取 穴	主穴：大椎・曲池・合谷・足三里 配穴：少商・商陽・角孫・下関・翳風

主　訴：(代弁) 左耳下腺部の腫痛が起こり8日になる。
経　過：患児は熱が出てからすでに8日になる。気分が悪くなり頭痛がして吐いた。食欲がなく，左の耳下腺部から耳の下にかけて腫れ上がり，圧痛が強く，局部は発赤し，体温も高くなっているので，某病院で治療を受けたところ，扁桃炎と診断された。中薬を服用し，ペニシリン注射を7日間行ったが，症状は改善せず，右側の耳下腺部までも腫れてきて，今日まで熱も退かず，体温は39℃以上である。最後に本院の小児科の主任に診てもらい，急性耳下腺炎と診断された。ペニシリン注射を中止して，別に西洋薬を用いることにした（まだ服用していない）。その晩に針灸治療を求めて来た。

診　察：発育および栄養状態は普通で、両方の耳下腺部は腫大しており、右よりも左側が腫れている。局部は発赤・咽喉部は充血・圧痛が強い・そしゃくは困難・熱がある・体温は39.6℃・舌質は紅・舌苔は薄黄・脈は数。
診　断：痄腮（耳下腺炎）
治　法：清熱解毒・消腫止痛
取　穴：大椎・曲池・合谷・足三里
配　穴：少商・商陽・角孫・下関・翳風
操　作：大椎・曲池・合谷・足三里は毫針で強刺激の手法を用い、置針はしない。その後少商・商陽に三稜針で点刺〔速刺法。左手で皮膚を強くつまみ、右手で針を持ち、拇指・示指で針柄を握り、皮下浅層の静脈に刺し、ただちに抜針する〕出血させる。角孫・下関・翳風などの腧穴には、薬物点灸〔薬物を線香のように固めたもので点灸するか、温灸のように近づける〕を行う。

　2日目の診察で、母親が、昨晩治療の後、腫れがだいぶ退いたと報告した。今日の午後には熱が下がり、両方の耳下腺部の腫れもすっかり退いていた。1週間後に訪ねると、患児は8月3日の晩の治療で諸症状が消え、それからずっと再発していないということであった。合計2回の治療で治癒したのである。

《考察》

　痄腮は急性伝染病である。外感風熱疫毒の邪が、少陽経脈を塞ぎ、鬱結して散らず、耳下腺部に結集し、脈絡が閉塞し、気血の運行が阻害されるため、耳下腺部の片方あるいは両方が腫れ上がり、硬くなって痛むのである。病邪は表にあるので、発熱・悪寒・咽喉部の充血・舌苔薄黄・脈数などの症状がみられる。耳下腺部は少陽経脈の走行するところなので、邪は少陽経脈に入り込む。そのため耳下腺部が腫れて痛み、そしゃくが困難になるのである。

　治療は疏風解表・清熱解毒・消腫止痛の法とする。督脈・手足の陽明経を主とし、針は瀉法を行う。本病の針灸治療が有効な方法であることは実

践が証明しており，筆者はこの方法を使って5例の患者を治療し，いずれも満足できる効果を得ている。

　大椎は督脈の経穴で，一身の陽気を主っており，また諸陽の会でもあるので，宣陽解表退熱の作用があり，全身の陽気を奮い立たせることができる。合谷・曲池はそれぞれ手の陽明大腸経の原穴・合穴であり，手の陽明大腸経は手の太陰肺経と表裏の関係にあるので，この2穴にはともに疏風解表・消退熱邪の働きがある。足三里は足の陽明胃経の合穴であり，土穴でもあるので，強壮益気の効能があり，人体の抵抗力を増強し，気血の運行と機能回復を促進させることができる。少商と商陽は手の太陰肺経と手の陽明大腸経のそれぞれ井穴である。『霊枢』順気一日分為四時篇に，「病臓〔張志聰の説によれば，この場合の臓は陰，すなわち裏〕にあれば，井を取る」とあるように，三稜針で1～2滴点刺出血させれば，解表散邪・清熱解痛・宣肺利咽・消腫の働きが出るのである。角孫・下関・翳風などの腧穴に薬物点灸を行えば，さらに清熱解毒・消腫止痛の働きを強化することができる。

（『中国当代針灸名家医案』より抜粋）

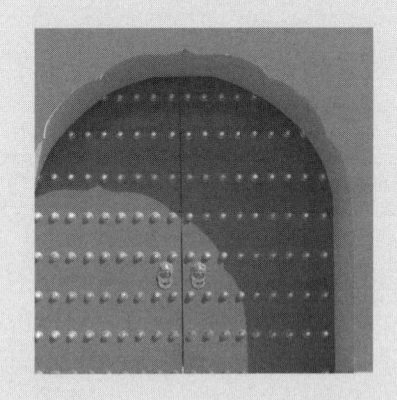

外科

4．外科

1　乳癰〔急性乳腺炎〕

症例1

患　者：肖○○，女性，35歳。
初　診：1972年1月10日
主　訴：右の乳房が赤く腫れて硬くなり，痛むようになって3日になる。
経　過：患者は初産後1カ月のとき，些細なことで夫と口喧嘩し，心中悶々として15日もくさくさしていた。1月7日，最初に右乳房に痛みと不快感を覚え，しばらくするとしこりができてきて，耐えられないほどの脹痛が起こり，熱が出て悪寒もし，全身が痛むようになった。そこで針灸治療のために来院した。
診　察：体温39℃・右乳輪の上側に5cm×5cm大のしこりがあり境界ははっきりしない・しこりの表面は緊張し紫紅色を呈し局部は硬く押されるのを嫌がる・舌質は紅・舌苔は黄・脈は弦数。血液像は白血球数13,500/μlであった。
診　断：中医：乳癰（気鬱熱結型）
　　　　西医：急性乳腺炎
治　法：解表疏肝・解毒通乳
取　穴：肩井・少沢・曲池
操　作：患側の肩井・少沢を取り，5分間刺針し，捻転の手法を行う。曲池は1.2寸刺し，提挿・捻転の手法を行う。いずれも5分間手技を行いただちに抜針する。
第2診（1月11日）：昨日の治療後，体温は37.7℃になり，発赤・腫脹・痛みはいずれも軽減した。取穴・治療手法は前日と同様に行う。
第3診（1月12日）：体温36.7℃，しこりは2/3の大きさに縮小した。再度，肩井・少沢の針治療を行い，3回の治療で治癒した。
　　　　1月15日に訪ねると，乳癰はすでに全快していた。

201

症例 1		
主　訴	右乳房発赤・腫脹・痛むようになって3日になる。	
経　過	出産後1カ月に夫と喧嘩し悶々としていて，右乳房に痛み・不快感・しこり・脹痛・発熱・悪寒・全身の痛みが起った。	
診　察	体温39℃・右乳輪上にしこり・表面は緊張し紫紅色・局部は硬い・白血球数は13,500/μl 舌診：舌質紅・舌苔黄 脈診：弦数	
診　断	中医病名：乳癰	西医病名：急性乳腺炎
弁　証	気鬱熱結	
治　法	解表疏肝・解毒通乳	
取　穴	肩井・少沢・曲池	

《考察》

　女性の乳房については，乳頭は肝に属し，乳房は胃に属している。衝脈は血海であり〔『霊枢』に「衝脈は五臓六腑の海，……」，また「衝脈は十二経の海，……」と記され，『類経』には「これすなわち血海なり」と記されている〕，胞宮〔子宮〕に起こり，胃に属し，経血は上昇して乳となり，下行して月経となる。そのため乳房の疾患は常に肝・胃・腎および衝脈などと関係がある。患者は口喧嘩がもとで本病を誘発しているので，肝気鬱結が本病の病因である。肝気が鬱すれば火となり，横逆して胃を犯し，胃熱が積滞するので，乳脈が塞がれて，乳汁が鬱積するのである。風・熱・火毒が虚に乗じて内攻し，その結果局部の経脈が塞がれ，気滞血瘀となり，毒邪が鬱滞した乳と癒着し，それが長時間蓄積されて熱と化し，化膿したというのが本病の基本的な病機である。本症の患者はちょう

ど授乳期であり，右乳房の乳輪部は赤く腫れて硬く痛みがあるということなので，乳癰（初期）と診断して間違いない。発熱・悪寒・全身の疼痛・舌質は紅・舌苔は黄・脈は弦数などはこの乳癰の証が気鬱熱結して表に迫る型に属していることを示している。針灸治療では足の少陽・手の太陽・手の陽明の取穴が主になる。肩井は足の少陽胆経の腧穴であり，平肝瀉胆・通経活絡・散瘀破血の作用があり，乳癰を治療するときの経験穴である。少沢は手の太陽小腸経の腧穴で，行気・活血・経絡を通じさせるなどの作用がある。曲池は手の陽明大腸経の腧穴で，邪熱をよく取り，気血を調和させる。これらの腧穴を同時に用いることによって，閉塞しているものは通じるようになり，熱しているものは冷まされ，凝集しているものは散らされ，期待どおりの治療効果を上げたのである。また，急性乳腺炎を針灸で治療するには早期であることが好ましい。もしすでにひどく化膿しているなら，状況を判断して中薬や西洋薬による治療かあるいは手術の方法をとるべきである。

症例2

患　者：王〇〇，女性，29歳。
初　診：1976年5月14日
主　訴：左乳房が2日前から赤く腫れて痛む。
経　過：患者は産後15日目の5月12日に，急に左の乳房に不快感を覚え脹るような痛みが起こり，翌日症状はひどくなり，耐えられない痛さになった。全身が不快になり，悪寒・発熱・食欲不振なども伴うようになったので，本院の針灸科を受診した。
診　察：体温38℃・左乳房の上外側が赤く腫れて熱をもっている・局部に明らかな圧痛・6cm×8cm大のしこりは硬く波動感はない・舌質は紅・舌苔は黄・脈は数。血液像は白血球数8,000/μlであった。
診　断：中医：乳癰（胃熱壅滞型）
　　　　西医：急性乳腺炎
治　法：清胃熱・疏肝気・和営通乳

症例2		
主　訴	2日前から左乳房発赤・腫脹	
経　過	産後15日目に左乳房に不快感・脹痛が起こり，翌日症状が悪化した。全身不快・悪寒・発熱・食欲不振があった。	
診　察	体温38℃・左乳房上外側に発赤と腫脹・圧痛・しこり硬い・白血球数は8,000/μl 舌診：舌質紅・舌苔黄 脈診：数	
診　断	**中医病名：乳癰**	**西医病名：急性乳腺炎**
弁　証	胃熱壅滞	
治　法	清胃熱・疏肝気・和営通乳	
取　穴	肩井・乳根・少沢・曲池・足三里	

取　穴：肩井・乳根・少沢・曲池・足三里
操　作：肩井は5〜8分の深さに刺入する。乳根は乳内に向けて皮膚に沿って横刺し，1.5〜2寸針を入れる。曲池は8分の刺入。足三里は1.5寸の刺入。少沢は点刺し出血させる。それから各穴にいずれも提挿・捻転を行い瀉法を施し，20〜40分置針する。
第2診（5月15日）：昨日針治療を終えると，体温は37.2℃になり，諸症状はだいぶん緩和した。取穴と手法は前日と同じ。
第3診（5月16日）：諸症状は明らかに好転した。取穴と手法はこれまでと同じ。
　　　　5月18日に訪問すると，乳癰はすでに全快していた。

《考察》

　患者が産後にトウモロコシを食べすぎたのが本病の病因で，胃熱壅滞・

気滞血瘀・乳脈不通が本病の基本的な病機である。産後15日目に左乳房の上外側が赤く腫れて痛み，悪寒・発熱を伴い，脈は数であった。乳癰と診断されたのは妥当である。悪心・心煩口渇・食欲不振・舌質は紅・舌苔は黄・脈は数などは，いずれも本証が胃熱壅滞型であることを示している。針灸治療としては足の少陽・手の太陽・手の陽明・足の陽明の経穴を主とする。肩井は足の少陽胆経の腧穴で，清熱・散結・消腫・止痛の作用があり，諸経の経気を調整することができる。乳根・足三里は足の陽明胃経の腧穴で，乳根は消腫化瘀の働きがある。足三里は合穴でまた土穴でもあるので，胃火を冷まし，陽明の結滞を取り除く効能があり，人体の抵抗力を増強し，気血の運行を促進して機能を回復させることができる。少沢は手の太陽小腸経の腧穴で，行気・活血の作用があり，乳脈を疏通させる。曲池は手の陽明大腸経の腧穴で，清熱散邪の効能があるので，風熱の邪を駆逐することができる。これらの諸穴をともに用いることによって，解鬱清熱の効果を得ることができた。そのうえ治療の時期がわりあいに早かったので，満足できる治療効果を上げることができたのである。

2　乳癖〔乳腺腫瘍〕

症例1

患　者：康〇〇，女性，30歳。
初　診：1980年5月26日
主　訴：両方の乳房が脹って痛み，しこりができて1年になる。
経　過：1979年5月原因不明のまま両方の乳房が痛みだし，しこりも触れた。怒ったり，仕事で疲れたりあるいは月経の前にたいてい痛みはひどくなり，しこりもしだいに硬くなり増大した。1979年10月に右乳腺のしこりを試験切除したところ，「右乳腺症，細胞増殖の活性化を伴う」ということが示された。がんへの移行を心配し

症例1		
主　訴	乳房の脹痛・しこりができて1年になる。	
経　過	原因不明のまま乳房にしこりができた。怒り・疲れ・月経前に痛みひどい。右乳腺症・細胞増殖の活性化と診断された。術後右乳房に痛み。怒りやすい・のど乾く・月経遅れがちであった。	
診　察	両乳房対称・乳頭と乳輪に異常ない・右乳房上外側にしこり・左上外側に小結節4個・圧痛・質は中等度 舌診：舌質不紅不活発・舌苔白・舌根部黄 脈診：弦数	
診　断	中医病名：乳癖	西医病名：乳腺小葉の増殖
弁　証	肝鬱気滞	
治　法	舒肝理気・通経散結	
取　穴	①肩井・天宗・肝兪 ②膻中・屋翳・足三里	

　　　　て手術をした。術後3カ月して，右乳房の痛みは再発し，中薬を服用しても効果がない。母親が1年前に乳がんのため死亡しているので，患者はたいへん恐れて当院に治療に訪れた。現在は，両乳房の痛み・怒ると痛みがひどくなる・しこりと痛みが主・性格がせっかちで怒りやすい・のどが乾く・食欲不振・月経は遅れがちといった症状がみられる。

診　察：一般状況は悪くない・両乳房は対称・乳頭と乳輪は異常がない・右乳房の上外側に切開の跡がある・3.5cm×3cm大のしこりを触れる・左上外側に落花生ほどの小結節が4個あり圧痛がある・質は中等度で動きはよく表面は光沢がある・腋下と鎖骨上下窩にはしこりが触れない・舌質は紅色で生き生きとした状態ではない・

舌苔は白・舌根部は黄・脈は弦でやや数であった。
診　断：中医：乳癖（肝鬱気滞型）
　　　　西医：乳腺小葉の増殖
治　法：舒肝理気・通経散結
取　穴：第1処方：肩井（両）・天宗（両）・肝兪（両）
　　　　第2処方：膻中・屋翳（両）・足三里（両）
操　作：上記の2組の処方を交替で使い，10日を1クールとする。毎日1回，瀉法を施す。

　　2クール終了後，両乳房のしこりは縮小し，痛みは軽減した。引き続いて3クール目の治療をすると，両乳のしこりと痛みは消失した。ただ怒ったときや月経前などには両乳の脹って痛む感じがややある。性格がせっかちで，のどが乾くなどの症状は好転し，食欲も増進した。1年後に訪問検診したが再発はなかった。5年後の訪問ではすべてが正常だった。

《考察》

　患者は母親が乳腺がんで死亡してから，精神的に不安定となり，肝気が抑うつされていた。肝経は乳頭を通り，胸脇に分布するので，肝鬱気滞が長く続けば経脈は通じなくなり，気血も阻害され，閉塞不通になるので，痰が形成され集積し，脹って痛むようになる。怒ったり，月経前になると肝気はさらに条達機能を失い，痛みはひどくなる。性格はせっかち・のどが乾く・舌質は紅色で生き生きとした状態ではない・舌苔は白・舌根部は黄・脈は弦でやや数などは，いずれも肝鬱気滞して化火となっている徴候があるといえる。治療では，肩井を取って活血散結し，天宗で血脈を通じさせ，肝兪で舒肝解鬱させ，膻中で調気し，屋翳で瘀血を取りしこりを散らし，足三里で陽明の経気を疏通させる。これらの諸穴を共同して用いることによって，肝鬱が解除され，経絡が通じ，気血は調和され，鬱滞としこりは取り除かれ，諸症状は寛解し治癒したのである。

症例2（抄録）

患　者：姚〇〇，女性，40歳。
初　診：1980年3月6日
主　訴：両方の乳房が痛み，しこりができて6年になる。
経　過：6年前に人工流産してから，月経が不順になり（たいていは希発月経），両方の乳房が大きくなったように感じた。それから1年後に，両方の乳房が痛みだし，某医院の腫瘍科で治療を受け，当帰片などの中薬を服用したり，土貝母・蟾酥（せんそ）などの注射をしたりした。針で刺されるような痛みは寛解したが，治療を止めると痛みはぶり返しいっそうひどくなった。ここ3年，月経前の15日間は毎回舌先が痺れ，舌根はこわばり，両顎下のリンパ節が腫大した。月経前の2，3日は，夜間に口中が塩辛く感じるようになり，それから1時間ぐらい心中煩悶し，10ccぐらいの血液を吐出する。中薬の服用によって，吐血は治った。しかし下腹部の脹満感があり，中薬の服用を止めると，下腹部の脹満感は軽減するが，吐血の方が再発してしまう。ここ2年あまりこの状態の繰り返しである。現在は月経不順で，月経前には怒ったり，仕事で疲れたりすると両方の乳房の痛みがひどくなり，頭痛・寝つきが悪い・夢が多い・めまい・耳鳴り・のどが乾く・足腰がだるい・胸脇が脹満・口が苦いなどの症状がある。10年前に肺結核を患っており，慢性結腸炎がある。
診　察：痩型・精神的には普通・舌質は紅で乾いて水分が少ない・舌苔は薄白・顔面は艶がない・口腔や歯肉の粘膜は異常がない。胸郭・両乳は対称で，乳頭・乳輪および皮膚の色も異常がなく，乳頭には分泌液はない。左右の乳房の上外側にはいずれも4.5cm×3.5cm大のしこりがそれぞれ1つずつあり，圧痛があり，質は中程度で，境界ははっきりしており，よく動き，表面はやや光沢があり，頸部・腋部のリンパ節はまだ増大していない。肝脾は触れず，心肺は異常がない。脈は弦細であった。

4. 外科

症例2	
主 訴	両乳房に痛み・しこりができて6年になる。
経 過	6年前に人工流産，その後月経不順。1年後乳房痛み，治療し寛解したが治療を止めると痛みが再発。ここ3年月経前15日間は舌先痺れ・舌根こわばり・顎下リンパ節腫大。月経前2，3日は口中塩辛い・心中煩悶・吐血。ここ2年月経前下腹部脹満感・乳房の痛み・頭痛・めまい・耳鳴り・のどの乾き・足腰だるい・胸脇脹満・口苦がある。
診 察	痩せ・顔に艶がない・両乳房上外側にしこり・圧痛 舌診：舌質紅・乾燥・舌苔薄白 脈診：弦数
診 断	中医病名：乳癖
弁 証	肝腎陰虚・胃失和降
治 法	滋陰養肝・和胃降逆
取 穴	主穴：天宗・肩井・肝兪・屋翳・膻中・外関 配穴：腎兪・太谿・三陰交

診　断：乳癖（肝腎陰虚・胃失和降型）
治　法：滋腎養肝・和胃降逆
取　穴：天宗（両）・肩井（両）・肝兪・屋翳（両）・膻中・外関（両）
配　穴：腎兪・太谿・三陰交
操　作：すばやく刺入し，提挿・捻転法で得気を得てから，補虚瀉実の法を用いる。30分置針し，5分ごとに1回手技を加える。

　　　　約3カ月かけて，連続5クールの治療を終えると，月経前の両乳房の痛みはなくなった。検査すると，両方の乳房のしこりは0.5cmにまで縮小しており，圧痛はない。月経後の口中の異常な味覚もなく，心中煩悶もせず，吐血も止まっている。しかし，依

然としてのどの乾き・寝つきが悪い・腰がだるいなどの症状があった。1982年に訪問検診すると，両乳の痛みとしこりはなくなり，吐血もしておらず，身体は壮健だと感じており，他の病気もなく，ジョギングをして鍛錬していた。

《考察》

　患者は平素からせっかちで怒りっぽく，鬱滞が化火したものである。ちょうど月経前というのは，衝任脈が旺盛なときであり，気血は胃経に沿って上逆し，乳内に留まると，経絡が通じなくなり，気滞血瘀となり，乳房が腫れて痛み，しこりができるのである。胃気が降りず，長い間上部に留まると，胃火上炎となり，熱が口や歯に現れ，歯絡が損傷し溢血し，頭痛や発熱まで引き起こすようになる。肝火が長い間旺盛だと，必ず肝陰を消耗することになり，肝腎同源なので，のどが乾く・耳鳴り・夢が多いあるいは足腰がだるいなどの肝腎陰虚の症状が現れるようになる。治療には天宗を選ぶが，これは小腸経の腧穴であるが臨床上乳房の疾患に治療効果がある。肩井は足の少陽経の腧穴で，胆経の経気を疏通させることができ，肝と胆は表裏の関係にあるので，表裏経を通して働きかけ，肝気をのびやかにすることができる。肝兪は肝経の背兪穴で，肝気をよく通す働きがある。屋翳は胃経の経気をのびやかにするが，胃脈は乳を貫いており，この腧穴はちょうど乳の上にあるので，直接局部に働きかける。膻中は両乳房の中間にあり，上気海ともいわれ，機能活動を活性化する効能がある。外関は三焦の絡穴で，理気作用があるだけでなく，胸脇苦満を解除することができる。つまり上記の諸穴には舒肝・理気・通乳・止痛の効能があるのである。それに腎兪・太谿を加えて，腎陰を滋養し，肝木を回復させ滋養調達にいたらせるのである。三陰交を加えて，調経し衝任を通暢させ，衝任の気を下行させれば，月経が来朝しても上逆して口中に出血することもなくなるのである。

　患者はすでに4年も苦しんでおり，いくつもの医院で治療を受けたが，両乳房の痛みは軽くなったり悪化したりで，口腔の出血や下腹部の脹満感も繰り返し出ており，次第に症状が重くなっていた。中医弁証によって針

4．外科

治療を行い，3カ月という長期の治療をしっかり行ったため全快することができたのである。

(『当代中国針灸名家医案』より抜粋)

3　瘿気〔甲状腺腫〕

症例1

患　者：張〇〇，女性，59歳。

初　診：1982年7月29日

主　訴：頸部が腫大して9年になる。

現病歴：1973年7月に頸部が腫大し始めた。腫塊の質は軟らかく圧痛はないが，いつも喜怒哀楽によって増大したり縮小したりしている。某医院で単純性甲状腺腫と診断され，中薬や西洋薬を服用したが効果がない。現在は頸部の腫大・質は軟らかく痛みはない・食欲不振・手足が疲れやすく力が入らない・便は泥状などの症状がある。

診　察：体格は中程度で痩せている。頸部の腫塊は約5～7cm・やや動く・皮膚の色は変わらない・質は柔軟。舌苔は薄白・脈は弦で無力。

診　断：中医：瘿気（肝鬱脾虚型）

　　　　西医：単純性甲状腺腫

治　法：疏肝理気・解鬱消腫

取　穴：風池・水突・天突・合谷・中脘・足三里・腺腫局部

操　作：風池・水突・天突・合谷はいずれも瀉法・強刺激で，間欠的に30分置針する。中脘・足三里は緊按慢提〔指をすばやく重く押し入れ，緩く軽く抜く方法〕の補法を行い，得気を得たら抜針し，置針はしない。腺腫の局部の刺針法は，腫塊の大きさによって，片側に2本刺すが，まず腫塊の外縁から皮膚に刺入し，その後針尖を内方向に45度の角度で斜刺し腫塊の基底部に到達させる。それから

症例1		
主　訴	頸部腫大して9年になる。	
経　過	9年前から頸部が腫大。腫塊の質は柔軟で圧痛はないが，感情によって増大したり縮小したりする。単純性甲状腺腫と診断された。食欲不振・疲れ・泥状便の症状がある。	
診　察	痩せ・頸部腫塊5〜7cm大・腫塊の質は柔軟 舌診：舌苔薄白 脈診：弦・無力	
診　断	中医病名：瘰気	西医病名：単純性甲状腺腫
弁　証	肝鬱脾虚	
治　法	疏肝理気・解鬱消腫	
取　穴	風池・水突・天突・合谷・中脘・足三里・腺腫局部	

　　　　小幅の捻転・提挿をして置針し，灸頭針を行う。手法は重すぎてはならない。7回の治療を終えると腫塊は次第に縮小した。1週間治療を休み，再び連続して1カ月間刺針を行うと，症状・徴候は完全に消失した。

《考察》

　この病気は現代医学の見地からいうとヨード欠乏に由来している。中医では心配や怒りがおさまらなかったり，精神的な不安定などから起こると考える。肝鬱気滞・脾失健運から津液が集積して痰を形成し，痰気が閉塞・鬱滞して瘰気となる。その腫塊は喜怒哀楽によって小さくなったり大きくなったりするが，これは肝鬱気閉から起こるのである。肝が疏泄機能を失うと，しばらくして脾虚になり，食欲不振・四肢の疲れ・泥状便などの症状が現れる。それに脈が弦緩で無力であれば肝鬱脾虚の証である。治療は

近位で水突・天突を取り，遠位で合谷・足三里を取り，経気を通調させ，気血を流暢させて痰瘀を取り除く。中脘・足三里は脾胃を健全にし，痰湿を取る。風池は少陽の鬱滞を疏導する。腫塊局部の周囲は灸頭針を行い，鬱滞を疏通させ，癭気の鬱結を消散させるのである。これらの腧穴を共同して用いることによって，臓腑機能を活性化させ，痰瘀を取り除き，癭気を消滅させることができたのである。

症例2（抄録）

患　者：宋〇〇，女性，27歳，学生。
初　診：1981年3月3日
主　訴：右頸部が腫れて痛み15日になる。
経　過：2月17日の早朝，突然頸部が痛みだし，すぐに右頸前部に鳩の卵ほどの大きさのしこりがあるのに気がついた。数日後しこりは次第に大きくなり，痛みもはっきりしてきて，痛みは下顎や後頸部の方に放散した。頸部は縄で縛られるような鬱積感を覚え，飲み込むときには異物が塞ぐような感じがし，胸内苦悶し息が詰まるようで，イライラして怒りっぽくなった。両脇は脹満し，動悸がして手足に力が入らないようになった。患者はここ数年胃の調子が悪く，瘦せてきて，吐き気がして，気が晴れなかった。
診　察：右側頸部の腫大・皮膚の色は正常・舌質は淡紅・舌苔は薄白で膩・脈は弦滑。右側甲状腺腫は5cm×5cmの大きさで，飲み込む動作で上下に動き，表面は光沢があって滑らか，質は硬くてしっかりしている，圧痛（＋＋＋），頸部を動かすときにしこりの痛みはひどくなる。ラジオアイソトープスキャンで冷結節〔放射性ヨードによる甲状腺シンチグラフィに現れるヨードの欠損部〕があることがわかった。
診　断：癭気（気鬱痰結型）
治　法：理気解鬱・消痰破結
取　穴：大椎・合谷（両）・風池（両）・阿是穴

症例2		
主 訴	15日前から右頸部に腫痛がある。	
経 過	突然頸部が痛みだし，しこりに気がついた。しこりは次第に大きくなった。頸部不快・嚥下時の不快・胸内苦悶・イライラ・両脇脹満・動悸・力が入らない・胃の調子悪いといった症状があった。	
診 察	右頸部腫大・腫塊は5cm×5cm大・上下に動く・光沢あり硬い・圧痛・頸部の動きで痛み増加・ラジオアイソトープスキャンで冷結節 舌診：舌質淡紅・舌苔薄白膩 脈診：弦滑	
診 断	中医病名：瘿気	西医病名：亜急性甲状腺腫
弁 証	気鬱痰結	
治 法	理気解鬱・消痰破結	
取 穴	大椎・合谷・風池・阿是穴	

操 作：まず大椎・合谷（両）・風池（両）を取り，あらかじめ中等度・重度の刺激を行う。それから腫塊の周囲を上下左右に分け4方向から刺入し，腫塊部に向けて斜めに針を進め，針尖が腫塊に触れたら，針を止め，雀啄・搗針〔とうしん〕〔刺入後一定の深さの範囲内で針を反復して上下に動かす手法〕・震顫〔しんせん〕などの手法を行い（約30〜40回），10分置針し，その間に3回手技を加える。

第2診：頸部が軽くなったように感じ，腫塊は軟らかくなり，痛みも軽減し，放射性の痛みはなくなったが，まだ詰まったような感覚は残っており，圧痛も比較的はっきりしている。再度，腫塊周囲の4方向の針を前回同様に行い，両側の風池・足三里を取り中等度の刺激を加えた。

4．外科

第3診：頸前部の腫塊は平らになり，触ると深部の腫塊は約2cm×2cm大で，軽度の圧痛があり，たまに胸内苦悶があり，脈は細弦，舌苔は薄白である。水突・陽陵泉のいずれも両側に刺針して中等度の刺激を加えた。

第4診：腫塊は基本的に消失した。圧痛（－），患者は精神的にも快適になり，睡眠も良好，食欲も増進した。引き続き上記の腧穴に治療を行い，2日後に診察すると，右側の甲状腺は正常だった。訪問観察をして5カ月経つが，まだ再発はみられない。

《考察》

　この病気は西洋医学の診断では亜急性甲状腺炎とされるが，病因はなお不明であり，多くの人がウイルス感染と関係があると考えている。治療にはプレドニゾン系のステロイド剤などがよく用いられる。

　患者はもともと脾虚の体質で，精神的に塞ぎ込むようだったため，肝気鬱結となり，鬱が長引けば痰を生じるという機序から，頸部に硬結ができたもので，伝統医学の範疇では癭気に属する。治療は腫塊周囲の取穴が主になる。局部の経絡・気血を疎通し，気を行かせて痰を取り除くのである。大椎・合谷は行気化痰の働きがあり，硬結を散らし腫塊を消失させる。足三里・陽陵泉は理気健脾・舒肝解鬱の働きがある。癭気の治療では，腫塊周囲の強刺激がポイントである。操作にあたっては，必ず正確に，慎重に刺針しなければならず，このようにして腫塊を消失させれば諸症状は治癒するのである。局部の周囲に刺針して硬結を散らす作用は，薬物の及ばないところである。

（『中国当代針灸名家医案』より抜粋）

4　痔病

症例1

患　者：衛○，男性，35歳。
初　診：1997年7月25日
主　訴：排便時に鮮血が出るようになって3カ月になる。ここ7日ひどくなっている。
経　過：患者は1997年4月25日に排便時に鮮血が滴り落ちるのに気がついた。肛門部に痛みはなくその他の違和感もなかった。自分で田三七やベルベリン錠を服用したが症状は寛解しない。7月18日に排便をしたときに，肛門から何かが脱出するように感じ，排便後に自分で中に入れたのだが，排便の最中にもやはり少量の鮮血が滴り出ていた。1週間毎回排便時に同じような症状が出るので，当院を受診した。患者は平素から酒を飲み，便はずっと乾燥して固かった。
診　察：肛門部視診では，歯状線〔皮膚粘膜移行線〕上の3，7の点に大豆ほどの大きさの隆起物があり，色は青紫，表面の粘膜には軽度のびらんがみられた。舌質は紅・舌苔は黄・脈は滑。
診　断：中医：内痔（湿熱挟瘀型）
　　　　西医：内痔核第2度
治　法：清利湿熱・活血化瘀
取　穴：二白〔奇穴。前腕屈側，腕横紋上4寸，橈側手根屈筋の両側にそれぞれ1穴，片方に2穴，両腕で4穴〕・長強・白環兪・上巨虚・陰陵泉・三陰交。
操　作：長強に直刺し，刺入してから，それぞれ左前方と右前方に向けて透刺し，針感を肛門の周囲に拡散させる。二白・陰陵泉・上巨虚・三陰交はいずれも瀉法。30分置針する。白環兪は内下方に斜刺し，針感を肛門に向けて拡散させ，瀉法を用いる。毎日1回。

4. 外科

症例1	
主　訴	排便時に鮮血が出るようになって3カ月になる。
経　過	3カ月前、排便時に鮮血が滴るのに気がついた。1週間前、排便時に肛門に脱出感・鮮血滴る、排便時に毎回症状がある。
診　察	歯状線上3、7点に大豆大の隆起物・青紫色・軽度のびらん 舌診：舌質紅・舌苔黄 脈診：滑
診　断	中医病名：内痔　　　西医病名：内痔核第2度
弁　証	湿熱挟瘀
治　法	清利湿熱・活血化瘀
取　穴	二白・長強・白環兪・上巨虚・陰陵泉・三陰交

第2診（7月28日）：3回の刺針で排便時の出血は止まり、脱出感もなくなった。あらためて二白と長強に瀉法、三陰交と脾兪に補法を行った。

第3診（8月3日）：4回の治療後に診察すると、患者の肛門にあった隆起物はなくなっており、色は薄いピンクになり、びらんも治っていた。

《考察》

『外科正宗』に「それ痔とは、湿熱の素質があるのに、焼肉を食べすぎ、……また酒色過度にして、腸胃受傷し、濁気瘀血が肛門に流注する、これらはいずれも痔を発症する」といっている。本症例は患者の病因病機がちょうどその通りである。臨床からみて湿熱挟瘀型の内痔と診断すべきである。治療は督脈の長強を取って、瀉法を用いて肛門に鬱滞する気血を疏導

する。大腸の下合穴である上巨虚を取り，瀉法により通腑泄熱*する。三陰交・陰陵泉によって清熱し利湿する。白環兪の瀉法により絡脈を通じさせ瘀血を除く。二白は痔疾患の経験穴である。これらの諸穴を共同して用いることにより，清熱利湿・化瘀止血して，隆起物を取り除くことができたのである。刺針治療によって，排便時の出血が止まり症状もなくなったが，改めて二白・長強を取って治療効果を強固にし，三陰交・脾兪を補って，健脾し運化機能を高め，後天の本〔脾胃〕を強化したのである。標本兼治であるが，本治をしっかり行ったので，すばらしい効果を得たのである。

症例2（抄録）

患　者：王〇〇，男性，46歳，幹部。
初　診：1989年6月25日
主　訴：2年ほど前から便に血が付着していて肛門に違和感がある。
経　過：患者は長年便秘をしていたが，2年前に排便後少し出血があるのに気がついた。血の色は鮮紅色・点滴状で，肛門部に何かが脱出しているような感じがある。
　　　　現地の医院で検査したところ内痔による血便で，外痔もあるということだった。痔核丸・消痔丸・槐角丸および各種の止血剤で治療したが，出血は止まったりみられたりして，根治することができない。西洋医が注射か手術を勧めたことがあるが，手術後に再発するのではないかという疑いもあって，なかなか決められないでいる。ここ2カ月来排便後の出血が以前にくらべて多くなっており，知人の紹介で，ようやく当院を受診した。
診　察：顔色は黄色がかった白・比較的痩せている・舌質は暗紅・舌苔は薄黄・両脈とも細渋。血液検査ではヘモグロビン濃度10g/dl・白血球数3,800/μl。肛門視診では肛門鏡で見ると切石位で3，5，11の点に3〜5個の暗紅色の円形結節があり，表面は充血し顆粒状になっていた。

4．外科

症例2	
主　訴	2年来，便に血が付着・肛門に違和感。
経　過	長年便秘。2年前に排便時出血し，鮮紅色・点滴状。肛門部脱出感。内痔と診断された。治療するが根治しない。2カ月来，排便時出血ひどい。
診　察	顔黄白・痩せ。血液検査ではヘモグロビン濃度10g/dl・白血球は3,800/μl。肛門検査では3～5個の暗紅色の円形結節・表面充血。 舌診：舌質暗紅・舌苔薄黄 脈診：細渋
診　断	中医病名：痔瘡
弁　証	気血瘀結
治　法	消瘀祛滞・温通経絡
取　穴	阿是穴

診　断：痔瘡（気血瘀結型）
治　法：消瘀祛滞・温通経絡
取　穴：阿是穴
操　作：患者を左側臥位にさせ，肛門部を出し，局部に通常の消毒をして当て布を敷く。患者に深呼吸をさせておいて，肛門鏡で肛門を拡大し，現れた痔核の部位をよく見て，病位が確認されたら，肛門鏡を固定し，麻沸散1gを吹き入れて3～5分待つ。術者は火針をアルコールランプの炎で赤くなるまで焼き，その火針をすばやく肛門管の中に差し入れ，痔核を焼灼する（正常な組織を傷つけてはならない）。焼灼が終わったら，すべての内痔を焼灼し切ったかどうかを丁寧に調べ，もし内痔がすべて焼灼されていれば肛

門鏡を抜き出す。

　引き続いて火鈹針〔鈹針は古代九針の1つ，針先が剣鋒のようになっている〕で外痔を切除する。まず組織鉗子で外痔を挟み，麻沸散を振りかける。それから火鈹針をアルコールランプにかざして赤くなるまで焼き，外痔を切除するのだが，操作はゆっくり行い，出血させないようにする。

　以上の方法で治療して，患者に2週間後に再検査に来るように言った。患者が検診に来たときの話では，排便時の出血量はとても少なくなり，肛門の不快感も明らかに軽減したということだった。さらに1週間後に検査したところ，排便時の出血はなくなり，肛門の不快感もまったくなくなっていた。1年後に訪問検診したが再発はみられなかった。

《考察》

　この病気は，長い間立ち続ける・座り続ける・下痢が長引く・出産・中気下陥*あるいは食事の不調和・辛いものやしつこい味のものをよく食べる・腸管の水分が減少して引き起こされる便秘などによって起こることが多い。また精神的な抑うつによって臓腑機能が失調し，気血の阻滞を生じ，燥熱・濁気が肛門や腸管に瘀滞して痔核を発症させることもある。この症例の患者は，日頃から腸管が乾燥して便秘しており，辛いものを好んでよく食べ，そのために肛門の気血が阻害されて，絡脈が瘀滞し，瘀血が肛門に停滞して痔核を発生させたものである。腸管の水分が減少して便秘すると，血は便について下るようになり，身体も次第に虚となるのである。

　火針や火鈹針による治療は，毫針だけの取穴治療にくらべて効果が早く，治療過程も短くてすみ，治療も完璧である。その他の方法とくらべても，出血がきわめて少なく，簡便でやりやすく，感染も少ないなどの利点があるので，広く応用する価値がある。この方法は針灸の外科領域での新しい試みであり，針灸が外科領域で用いられるという点で積極的な意義がある。

(『中国当代針灸名家医案』より抜粋)

4. 外科

5　腸癰〔急性虫垂炎・虫垂周囲膿瘍などの疾患〕

症例1

患　者：李〇〇，女性，29歳。
初　診：1987年7月24日
主　訴：心窩部および右下腹部が3日前から痛み，今日悪化した。
経　過：7月21日の昼食後に，心窩部が痛み始め，4時間後に右下腹部に移り，痛みは持続性で発作的にひどくなり，その晩は2回嘔吐した。食べたものを嘔吐し，排便は1回あったが量は少なく，膿血便ではなく裏急後重もない。当院の外科で急性虫垂炎と診断された。手術をするように告げたが，患者はすでに妊娠5カ月になっており，また第1子でもあったので，患者も家族も手術には同意しなかった。そうした理由から針灸科に回されてきて，胎児を保存することを要求された。
診　察：胎児の発育は中等度・栄養状態は可・顔色は蒼白・心肺に異常はない・腹部は膨隆し腹筋は緊張・肝脾は触れない・下腹部マックバーニー点に圧痛が顕著・反跳痛はない・しこりは触れない・舌質は紅・舌苔は黄厚・脈は沈数。血液検査では白血球数14,900/μl・好中球70％・リンパ球30％であった。
診　断：中医：腸癰（気滞血瘀型）
　　　　西医：急性虫垂炎
治　法：行気活血・開瘀導滞
取　穴：大腸兪・三焦兪・足三里・闌尾穴・天枢・上巨虚・曲池・気海
操　作：以上の諸穴のうち，三焦兪と大腸兪は毎回どちらか1穴を選び，三稜針で点刺出血させて，15分間吸角をかける。これを毎日2回，交替で行う。その他の経穴は毎回2～3穴を選んで，毎日2回，毫針で瀉法を施し，30分置針する。
第2診（7月26日）：上記の方法で治療を行うと，2日後には腹痛は消失

症例1		
主 訴	心窩部および右下腹部が3日前から痛む。	
経 過	心窩部が痛み始め、4時間後に右下腹部に転移。痛みは持続的・発作的で嘔吐もした。急性虫垂炎と診断された。現在妊娠5カ月。	
診 察	顔色蒼白・腹部膨隆・腹筋緊張・マックバーニー点圧痛顕著・白血球14,900/μl・好中球70％・リンパ球30％ 舌診：舌質紅・舌苔黄厚 脈診：沈数	
診 断	中医病名：腸癰	西医病名：急性虫垂炎
弁 証	気滞血瘀	
治 法	行気活血・開瘀導滞	
取 穴	大腸兪・三焦兪・足三里・闌尾穴・天枢・上巨虚・曲池・気海	

した。白血球数も9,700/μlに下がり，治癒した。

《考察》

　急性虫垂炎はよくみられる急性腹症の1つである。何らかの原因で虫垂に梗塞が起こり感染を生じて発症するのである。中国伝統医学では相当昔からこの疾患についての認識がある。例えば『霊枢』上膈篇では，「喜怒不適，食欲不節，寒湿不時ならば，寒汁腸中に流れ，腸中に流れれば虫寒となり，虫寒となれば積聚をなし，積聚なれば留め，留まれば癰を成す」といっている。この患者は食事の不摂生があり，寒暖にきちんと適応していなかったので，臓腑の機能が失調し，正常に働かなくなって，精粕が積滞し，湿を生じ熱と化し，気血が調和を失い，脈絡が阻滞し，気滞血瘀

となって本症が生じたのである。そのため，足三里を取って開瘀導滞した。天枢は大腸の募穴，上巨虚は大腸の下合穴であるので，この2穴を取って腸腑を疏通させ，理気散結した。大腸兪と曲池は大腸の瘀熱をとり，気海は臓腑機能を通調させ，行気活血する。三焦兪と大腸兪は瀉血によって瘀血を取り除き，散結・瀉熱することができる。これらの腧穴を共同して用いることにより，通里攻下〔大便を通じさせ，胃腸内の停滞物を排除する治療法〕・瀉熱・逐瘀の効果を上げることができたのである。この疾患については，50年代に針灸あるいは中薬による治療が行われ始め，有効率は90％以上に達している。このことは急性腹症に針灸治療を行うというタブーを打開したのみならず，針灸の急性症治療という新しい門を開いたことを意味する。針灸は多くの急性症治療に対してたいへん優れた効果を発揮することが実践によって証明されている。それは機能性疾患だけでなく，器質性疾患にも適用される。本症に針灸治療を行えば，効果がわりあい早く現れ，治療過程も短縮され，安全で経済的でもある。ただし単純性の虫垂炎には針灸の効果が優れているが，穿孔していたり，びまん性腹膜炎を併発していたりするときはすみやかに手術を行わなければならない。

症例2

患　者：楊〇〇，男性，25歳。
初　診：1972年1月18日午後4時
主　訴：右下腹部が痛みだして6時間になる。
経　過：患者は朝食後すぐにバスケットボールをやっていた。午前9時に突然腹痛が起こった。発作性の脹痛が，はじめは臍の周囲から起こりその後は右下腹部に移り，微熱があり，吐き気もあったので当院を受診した。今日はまだ便が出ていない。尿は少量で赤い。
診　察：患者は苦痛の表情をしており，体温は37.8℃・心肺は正常・腹筋はやや緊張・肝脾には触れない・腹鳴音はやや亢進・右下腹部を触ると明らかに痛み・しこりは触れない・反跳痛・コープ大腿試

症例2	
主 訴	右下腹部が痛みだして6時間になる。
経 過	朝食後すぐに運動し，その後突然腹痛・発作性の脹痛・右下腹部・微熱・吐き気・尿少量で赤い。
診 察	体温37.8℃・腹筋緊張・腹鳴音やや亢進・反跳痛・コープ大腿試験（＋）・両足胃経圧痛・白血球12,000/μl・好中球82％・リンパ球15％ 舌診：舌質紅・瘀点，舌苔黄膩 脈診：滑数
診 断	中医病名：腸癰　　　　西医病名：急性虫垂炎
弁 証	腸絡瘀滞
治 法	行気散瘀・通絡止痛
取 穴	主穴：天枢・上巨虚・足三里 配穴：曲池

験（＋）・両下肢の足三里および上巨虚の圧痛が過敏になっている・脈は滑数・舌質は紅で瘀点がある・舌苔は黄膩。血液検査では，白血球数12,000/μl・好中球82％・リンパ球15％・その他3％であった。

診　断：中医：腸癰（腸絡瘀滞型）
　　　　西医：急性虫垂炎
治　法：行気散瘀・通絡止痛
取　穴：天枢・上巨虚・足三里
配　穴：曲池
操　作：上記の腧穴はいずれも毫針を用いて瀉法を行う。手技を加えると右腹部の発作性の痛みは寛解したが，さらに1時間置針した。

第2診（1月19日）：気持ちがとても楽になり，刺針後は夜間に右腹部に2回ほどわずかに痛みがあっただけだった。すでに排便もあり，脈も穏やかで熱もなくなったが，右下腹部にはまだ押さえると痛みがある。再度血液検査を行うと，白血球数9,000/μl・好中球76％・リンパ球18％・その他6％であった。刺針後陽明の気が疏通し，瘀滞が除去されたため，熱が退き，痛みも減少したのである。引き続き原法に則り，上巨虚・大腸兪を取り，右側の耳穴の闌尾穴に皮内針を埋設した。患者には1時間ごとに手で埋針の箇所を10分間押えるように指示した。

第3診（1月20日）：患者の病人のような顔つきはなくなった。立って歩くと右下腹部にわずかに脹る感じがあったが，痛みはなくなった。舌尖はやや紅・舌苔は薄黄潤・脈は緩になっていた。病勢はすでに衰えていたが，もう一度足三里と天枢に瀉法の針を行い，陽気の疏通をはかった。

第4診（1月21日）：精神的にも安定し，歩行も差障りはなくなっていた。右下腹部を押えると柔軟で痛みはない。舌質は淡・舌苔は薄潤・脈は緩であった。血液検査では，白血球数8,000/μl・好中球72％・リンパ球28％であった。陽明の気が疏通し，腸絡瘀滞が消散したので，「通じれば痛まず」ということで，諸症状はすべて除去されたのである。上巨虚と三陰交に平瀉を行い，さらに脾胃の調和をはかって治療効果を強化した。

第5診（1月22日）：腹痛は出ておらず，血液像も正常であったので，右闌尾穴の皮内針を抜いた。
　3カ月の追跡観察で，症状は現れず，臨床上治癒となった。

《考察》

この症例は食後に走り回ったために起こったもので，腸絡の気血が瘀滞し，通じなくなって痛みが出たのである。熱が出て，痛みが右下腹部に移り押さえると嫌がり，舌質は紅で瘀点があり，舌苔は黄膩，脈は滑数だったので，腸絡瘀滞型の腸癰と診断した。主として陽明経の腧穴を取穴し，

関連の腧穴を配穴し，陽明の気血を疎通し，清熱止痛の作用を引き出した。足三里・上巨虚は針尖を斜めにして腹部の方向に刺し，逆捻転によって経気を腹部にもっていくようにしたので，効果が顕著だった。天枢は針尖を斜め右下腹部の患部の方に向けて刺し，気を患部に至らせ，陽明の気を活性化したので，腸絡の瘀滞は消散し，熱も取れ，「通じれば痛まず」ということで病気は平癒したのである。刺針は梗塞性でない虫垂炎には大変効果があるが，梗塞性あるいは化膿性の虫垂炎にはあまりよくない。病状の変化を見極めて，刺針の過程で，必ず腹痛の程度・回数・体温・脈象・舌象・白血球数と分画をしっかり記録しておかねばならない。そうすれば病状の変化を知ることができる。1～2日刺針をして，腹痛が和らぎ，体温も下降したので，刺針が有効であることがわかり，治療を継続することができた。そうでなければ，中西医による総合治療に切り替え，手遅れにならないようにしなければならない。筆者はすでに急性虫垂炎の針治療を186例観察しているが，そのうち失敗して外科手術に回したのは18例であった。それらはいずれも梗塞性・化膿性の虫垂炎であった。

6 扭傷〔捻挫〕

症例1

患　者：陳○○，男性，32歳。
初　診：1979年7月28日
主　訴：腰を捻挫し，2日間痛んでいる。
経　過：患者は7月26日に物を運搬していて力の入れ具合がよくなかったため，突然腰部に痛みを感じた。その晩は痛みがひどく，寝返りもできなかった。今でも腰部に刺すような痛みがあり，身体を動かすことができず，硬直した姿勢のままである。大小便は正常である。
診　察：右側の3～4腰椎横突起の脇に圧痛が顕著で，腰筋は緊張し，腰

4. 外科

症例1	
主　訴	腰捻挫による痛み
経　過	運搬中に腰部に痛みを感じ，身体を動かせなくなった。
診　察	右側3～4腰椎横突起の脇に圧痛・腰筋緊張・腰部活動制限。X線検査では異常がない。 舌診：舌質淡紅・舌苔薄白 脈診：弦緊
診　断	中医病名：急性腰扭傷　　西医病名：急性腰部捻挫
弁　証	気滞血瘀
治　法	通経活絡・行気活血
取　穴	後谿

　　　　　部は活動制限があり，前屈・後伸および左右の回旋ができない。舌質は淡紅・舌苔は薄白・脈は弦緊。X線検査では腰椎に異常はなかった。
診　断：中医：急性腰扭傷（気滞血瘀型）
　　　　西医：急性腰部捻挫
治　法：通経活絡・行気活血
取　穴：後谿
操　作：28号2寸の毫針で，針尖を労宮の方向に向けて，1.5～2寸の深さで斜刺し，強刺激を加え，3～5回提挿を行い，痺れるような脹るような感覚を起こさせ，15分置針するのがよい。置針している間に1～2回手技を加え，同時に患者に痛くても我慢して腰を動かすようにいう。針治療後症状はただちに消失した。

227

《考察》

　この症例は急性腰部捻挫である。腰をかがめて物を運搬したときに力の入れ具合が不適当だったため，腰部が捻挫し，気滞血瘀となり，経脈が阻害されて，「通じざればすなわち痛む」となった。痛みはおもに刺すようで，夜間にひどくなる。後谿は手の太陽の脈で，五輸穴の中の注ぐ所すなわち輸穴である。また八脈交会穴の1つで，経脈を疏通させ，気血を調和し，急性腰部捻挫の主治穴である。これを取って瀉法を行ったので，優れた効果を得たのである。

症例2（抄録）

患　者：王○○，男性，教師。
初　診：1960年4月5日
主　訴：左手首の関節〔手根関節〕を捻挫して1カ月以上経つ。
経　過：患者がいうには，学生に武術の練習を指導していて，左手首の関節を捻挫してしまいすでに1カ月以上経つが，痛みは次第にひどくなり，按摩や理学療法を受けても効果はあまりなかった。
診　察：左手根関節は右とくらべてやや腫大しており，手の少陰経の神門と通里の附近に圧痛があり，関節を動かすと痛みはひどくなる。舌質は暗紅・舌苔は白・脈は弦細であった。
診　断：手根関節の捻挫（瘀血型）
治　法：気血の調和・疏経活絡
取　穴：照海・太谿
操　作：平補平瀉の手法で，10分捻転してから抜針する。
　　　　左手首の関節を動かすようにいうと，患者は痛みが和らいでいるように感じた。治療後は左手首の関節を休ませるように指示した。
第2診：1日おいて診察に来たので，前回と同様に治療を行った。患者は手首を動かすと痛みがさらに軽減していると感じた。
第3診：検査すると患部の腫れは退いていたが，まだ少し痛みが残ってい

4．外科

症例2	
主　訴	左手根関節を捻挫して1カ月経つ。
経　過	武術の練習中、左手首関節を捻挫。1カ月経つが痛みはひどくなる。
診　察	左手根関節腫大。神門・通里附近に圧痛。 舌診：舌質暗紅・舌苔白 脈診：弦細

▼

診　断	**中医病名：腕関節扭傷**	**西医病名：手根関節の捻挫**
弁　証	血瘀	

▼

治　法	気血の調和・疏経活絡

▼

取　穴	照海・太谿

　る。引き続き前回と同様に治療したが、10分捻転を行うと、患部の筋がピクピクし、抜針すると痛みはなくなっていた。

　3カ月後の訪問検診で再発はない。

《考察》

　この症例は手根関節の捻挫であるが、1カ月以上も治らなかった。これは軟部組織の損傷が長引いたため、気血不和となり、経絡が阻滞して起こったものである。同経の相応する腧穴を取る方法を用いたのだが、これは『内経』にある繆刺〔患側の反対側を取り絡を刺す〕・巨刺〔患側の反対側を取り経を刺す〕・遠道刺〔患部より遠隔部位を刺針する法〕の原則に拠っており、臨床の経験から総括された一種の新療法である。患部の圧痛点あるいは痛みを最も強く感じる点を対応の目印にする。それから患部と交叉する対称の同経の相応する経穴あるいは部位（阿是穴）を取り、刺針治療を行う。平補平瀉の手法で気血を調和し、通経活絡することによ

って，瘀滞を取り去り治癒させるのである。同経の相応する交叉取穴は陰陽と密接な関係がある。手足の三陰三陽経の左右交叉は互いに貫通しており，そのため身体のある部分（陰あるいは陽）に病変が発生すると，必ず相対応する部位（陰あるいは陽）に影響が及び，「左が盛んなら右が病み，右が盛んなら左が病む」ということになる。また「上下左右は経と相関する」のである。この治療法はまさに『内経』にいうところの「よく針を用いる者は，陰より陽を引き，陽より陰を引く。左を以って右を治し，右を以って左を治す」である。また，「病上にあれば下にこれを取り，病下にあれば上にこれを取る」などは繆刺・巨刺・遠道刺の原則である。同経の相応する経穴（部位）に刺針することによって，損傷によって起こった身体の不平衡の状態を調整して平衡状態にし，治療の目的を達するのである。この治療法を行うときは，臨床の経験からいって，次の4点に注意しなければならない。①患部および交叉する対称の同経の相応部位がいずれもちょうど経穴にあたっているなら，経穴を刺針する。もし2つのうち1つが経穴でもう1つが経穴でない場合，あるいは両者がいずれも経穴でない場合は，次のような取穴原則に従う。すなわち1つは経穴を取り，1つは阿是穴を取る。あるいはいずれも同経の相応部位の阿是穴を取る。②患部の面積が1経の流注部位をはみ出している場合は，まず患部の流注部位に相応する数経を同時に刺針する。③患部の面積がはじめは広くなかったが，次第に広がり腫れや痛みが広範囲になってきた場合は，まずはじめの痛みの部位を規準にする。④限局性の瘀血や腫脹がある場合は，まず患部の本経の井穴あるいは交叉する対称の同経の井穴に点刺して出血させる。それから再度同経の相応する部位に取穴して刺針すれば，常に高い治療効果を得ることができるのである。

(『中国当代針灸名家医案』より抜粋)

4．外科

7　風疹

症例1

患　者：劉〇〇，女性，40歳。
初　診：1987年2月4日
主　訴：全身の皮膚がたまらなく痒くなって3日になる。
経　過：3日前にまず背中と首が痒くなり，さらに全身に及び，耐えられないぐらい痒い。掻いた痕が塊状になっており，脱感作剤を服用したところ，めまいと傾眠が起こったが，ひどい痒みはとれないので，当院に診察を受けに来た。
診　察：緊張しており，全身の皮膚に発疹があり，色はうすいピンクで，疎密で均等ではない。舌は紅・苔は薄黄・脈は浮数。
診　断：中医：癮疹（風熱型）
　　　　西医：蕁麻疹
治　法：疏風清熱・営衛の気の調和
取　穴：風池・風門・曲池・外関・合谷・血海・風市・足三里・陽陵泉・三陰交
操　作：毎回2～3穴を取り，瀉法を施す。風門・風池は置針せず，その他の経穴は15～20分置針し，灸を加える。
　　　　刺針して灸を加えると，患者は気持ちが次第に楽になり，痒みが軽減したといい，20分後に抜針すると，耐えられない痒みは軽減し，発疹の塊も次第になくなった。
第2診：翌日診察すると，発疹の塊がまだまばらに残っていたので，前日と同様の方法で治療を行ったところ，治癒した。

《考察》

　中医では，本症は血分に熱があるのに，外から風邪の侵襲を受けたために起こることが多いと考えている。そのため臨床では疏風清熱と営衛の気

	症例1
主　訴	全身の皮膚瘙痒が３日続く。
経　過	はじめに背中が痒くなり，次第に全身に及んだ。服薬によりめまい・傾眠が起こり，痒みもとれない。
診　察	全身の皮膚に発疹・ピンク色・疎密で均等ではない。 舌診：舌質紅・舌苔薄黄 脈診：浮数
診　断	中医病名：癮疹　　　西医病名：蕁麻疹
弁　証	風熱
治　法	疏風清熱・営衛の気の調和
取　穴	風池・風門・曲池・外関・合谷・血海・風市・足三里・陽陵泉・三陰交

の調和という方法を用いる。まず風池と風門に針をする。１つは少陽，もう１つは太陽に属しており，いわゆる風門は風の門戸であり，これを取ることで疏風解表できる。次に曲池・合谷・足三里を取るが，これらはいずれも陽明経の経穴で，陽明経は多血の経である。曲池・足三里は手足の陽明経の合穴であり，合は内腑を治すといわれ，よく気血をめぐらせ，陽明の熱を取り除き，活血行瘀することができる。合谷は陽明経の原穴であり，経気が過ぎるところの腧穴であるから，これを用いると清熱解毒することができる。外関は三焦経の絡穴であり，上中下の三焦の経気を通調する。血海は血分に入り，血中の熱邪を取り除く。風市を配して祛風の力を扶助する。陽陵泉は少陽の表裏の経を疏調し，さらに三陰交を加えることによって肝・脾・腎の三陰の不足を調整することができ，これに灸をすえれば，その温和の力を借りて風邪を祛散させ，活血行瘀の効果も引き出すことができるのである。

4．外科

症例2（抄録）

患　者：鍾〇〇，女性，67歳。
初　診：1962年9月25日
主　訴：全身の皮膚が痒くなって3年になる。
経　過：全身が痒く，特に頭や顔・手足がひどい。1日に何回も痒くなり，痒みの発作のときには，赤い点々が集まり，皮膚にはうっすらと出血がみられ，かさぶたとなる。ジフェンヒドラミンやクロルフェニラミンなどの薬を服用したが，服用後数日はよいが，その後は症状が元に戻ってしまい，こうして3年が経ってしまった。患者は上腹部痛の既往歴がある。平素から鬱々として楽しまず，性格はせっかちで，発疹が出てからは，上腹部に違和感があり，少量しか食べられない。便秘しており，頻尿があって排尿時に灼熱感がある。脈は細数・舌質は紅・舌苔は光。高齢で身体が弱く，営陰が不足し，肝腎が虚損し，胃の働きがうまくいかず，血虚となり熱を生じ，熱が風を生じ，風が腠理をめぐるために瘙痒症が起こったものである。
治　法：育陰清熱・潜陽疏風
取　穴：血海・三陰交・手三里・足三里・復溜・太衝・合谷・太陵・関元・膈兪・脾兪。関元以外はいずれも両側。
操　作：得気を得たら30分置針し，10分おきに1回手技を加える。毎日1回。
中　薬：当帰9g，赤芍9g，生地黄12g，牡丹皮12g，地膚子9g，連翹9g，金銀花9g，生首烏9g，白蒺藜9g，生甘草6g，石決明（先に入れる）30g，5剤。
第5診（1962年10月7日）：針・中薬ともに4回の治療で，皮膚の痒みはだいぶんなくなり，食も進むようになり，排便も順調になったので，上記の方法で治療を続けた。
取　穴：合谷・太衝・手三里・足三里・血海・太陵・三陰交いずれも両側
操　作：方法は前回までと同じ。

症例2		
主 訴	全身の皮膚瘙痒が3年続く。	
経 過	全身が痒く、特に頭・顔・手足がひどい。発作時には痒み・発疹・出血がある。服薬しても効果がない。	
診 察	上腹部違和感・便秘・頻尿・排尿時灼熱感 舌診：舌質紅・舌苔光 脈診：細数	
診 断	中医病名：癮疹	
弁 証	陰虚・気血両虚・内熱	
治 法	育陰清熱・潜陽疏風	
取 穴	血海・三陰交・手三里・足三里・復溜・太衝・合谷・太陵・関元・膈兪・脾兪	

中　薬：前回の処方に墨旱蓮12 gを加える、5剤。

第10診（1962年10月19日）：9診目から皮膚の赤い点々はなくなり、かさぶたもすべてとれ、痒みもなくなった。上腹部の不快感もなくなり、よく食べられるようになり、排尿時の灼熱感もなくなった。脈は細弦・舌苔は薄。上記の方法で治療を続けた。

　　隔日に3回治療し、全部で10回ほどの治療で治癒した。訪問観察でも再発はみられない。

《考察》

　蕁麻疹は俗に風疹塊ともいい、古くは「癮疹（いんしん）」ともいった。蕁麻疹は大きく2種類に分類できる。1つは陽実証で、外感風邪のために、皮膚に湿熱が溜まるものである。症状としては全身に風疹の発疹が出て、痒くなり、皮膚の色は鮮紅でやや腫れがある。この場合の治法は涼血祛風であ

る。また陽明実熱のものは，内に疏泄できず，外に発疹が現れず，皮毛腠理の間に鬱積してしまう。この型の症状は発疹が扁平状の塊を成し，たまらなく痒くなり，灼熱感を伴い，便秘する。この場合の治法は通腑清熱・宣絡和営である。もう1つは陰虚証で，営陰の不足あるいは気血両虚のため，血虚から内熱を生じ，熱が鬱して風を生じるものである。血絡皮毛のなかに発疹する。高齢者に多く，治法は養血和営・清熱宣絡であるが，効果は一般に緩慢である。

朱先生は臨床上，陽実証のものには単純な刺針療法を行うことが多い。例えば血海・陰陵泉を取って血分の熱を冷ます，手三里・足三里・陽陵泉・太衝・陽交を取って胃腸肝胆の火を降ろす，大杼・合谷・曲池を取って風邪を疏散させる，便秘には照海・支溝・大横などの腧穴を取る。血虚生風の患者には，膈兪・脾兪・三陰交などの腧穴を加えて養血和営し，また高齢者の患者には，関元を併用して元気の補益を行うこともある。元気は生命の根本であり，補気は生血を促進する意味がある。また適宜中薬を用いて治療の補助とすれば，治療効果はだいたい期待どおりになるであろう。

(『陸瘦燕，朱汝功針灸学術経験選』より抜粋)

8　油風脱髪〔脱毛症〕

症例1

患　者：熊〇〇，女性，36歳。
初　診：1995年6月14日
主　訴：全身の脱毛が起こって1年になる。
経　過：患者は1994年6月にはじめて頭頂部に脱毛斑ができているのを見つけた。銅貨ほどの大きさだが，次第に増えて3カ所になった。精神的に緊張して，急いで発毛剤を擦り込んだり，生髪丸を服用したりしたが効果はなかった。しばらくすると，頭髪はすべて

症例 1		
主 訴	全身の脱毛が起こって1年になる。	
経 過	はじめ頭頂部に脱毛斑，次第に増えて頭髪は全て脱落した。その後眉毛・腋毛・陰毛まで抜け落ちた。	
診 察	頭皮がツルツル・偏頭痛 舌診：舌質紫で瘀斑 脈診：弦細	
診 断	中医病名：油風脱髪	西医病名：脱毛症
弁 証	気滞血瘀	
治 法	行気活血	
取 穴	風池・膈兪・血海・太衝・脱毛部位	

　　　脱落し，その後眉毛・腋毛・陰毛まですべて抜け落ちてしまった。あちこちで治療を受けたが無効だった。そこでわざわざ本院に治療を受けに来たのである。
診　察：頭髪・眉毛はすべて抜け落ちて，頭皮はツルツルになっており，周辺にわずかに産毛を散見するのみである。偏頭痛があり，経常的に発作が起きているということである。舌質は紫で瘀斑・脈は弦細。
診　断：中医：油風脱髪（気滞血瘀型）
　　　　西医：脱毛症
治　法：行気活血
取　穴：風池・膈兪・血海・太衝・脱毛部位
操　作：風池・膈兪・血海の3穴はいずれも瀉法。刺激は強くし，捻転・提挿を繰り返し行い，20～30分置針する。脱毛の部位に三稜針で散刺〔経穴あるいは部位の周辺の多くの点を浅刺する刺法〕して出血させる。1日おきに1回，10回を1クールとする。

4．外科

4クール終了後，あちこちに新しい毛髪が生えてきた。引き続き15クールの治療を行い，黒髪が一面に生え，腋毛・陰毛・眉毛も通常のように回復した。

《考察》

清代の王清任(おうせいにん)は『医林改錯』頭髪脱落のなかで，「頭髪の脱落については，各医書はいずれも傷血〔外傷後の瘀血と失血〕をいうが，皮膚の内であれ肉の外であれ瘀血であり，血路を塞ぐものなので，瘀血があれば毛髪を栄養することはできず，毛髪は脱落する。病気がなくても脱毛するものもまた瘀血である」といっている。本症例の場合，もともと思いどおりにならないことがあって，肝気鬱結し，肝機能が不調になり，気滞となり瘀血を生じたが，瘀血が取れないため，新血が産生されず，絡脈が瘀滞して，毛髪が栄養されなくなり脱落したのである。その治療はおのずから「木鬱達之〔木鬱すなわち肝気鬱結して起こった病証には通暢させて条達せしめる〕」「血実決之〔血実による病証には行気破血して血気を疏通させる〕」の原則に従う。気は血の帥であり，気が行けば血も行くということなので，太衝・風池を取り，針によって瀉法を行えば，肝胆の機能を疏通調整させ，鬱を開き凝滞を取り除くことができる。膈兪・血海はいずれも血証の要穴であり，補法によって営血を栄養し補益することができるし，瀉法を行えば活血祛瘀することができる。そのためこの2穴に針で瀉法を行って活血し瘀血を取り除いたのである。さらに三稜針で局部を散刺し出血させ，患部の気血を疏導し，活血化瘀の力をいっそう増強させた。これらの諸穴を共同して用いることによって，気が行けば血も行くということになり，瘀血は消散し営血が生じ，毛髪が栄養されるようになり，元通りに生えてきたのである。

症例2（抄録）

患　者：何〇〇，女性，26歳，研究生。
初　診：1984年12月5日

症例2		
主 訴	円形脱毛症となって1年になる。	
経 過	はじめ頭部の右側に卵大の禿ができた。1カ月後に頭部全体が脱毛し、眉毛・腋毛・陰毛まで抜け落ちた。めまい・動悸・記憶力低下・月経の遅れ・感冒で高熱後症状が悪化した。	
診 察	頭髪・腋毛・眉毛などすべて脱落。痩せ・顔色光沢ない・目の回り黒ずみ・心拍正常・ヘモグロビン10g/dl 舌診：舌質淡・舌苔白 脈診：沈細	
診 断	中医病名：油風脱髪	西医病名：脱毛症
弁 証	気血虚弱	
治 法	益気養血・補腎生髪	
取 穴	梅花針：脱毛部と背部督脈および膀胱経 腎兪・足三里・血海・三陰交に穴位注射	

主 訴：円形脱毛症となって1年になる。
経 過：授業の復習やテストの準備に忙しかったときに、頭部の右側に卵大の禿ができたが、当初はあまり気にも留めなかった。自分で発毛剤を使ったり、生髪丸やビタミンEなどによる治療を行ったがよくならず、1カ月後には頭部全体に脱毛が進み、眉毛・腋毛・陰毛までも相次いで抜け落ち、そのうえ頭がクラクラしたり、めまいが起こったり、動悸がして眠れなかったり、記憶力が低下し、月経が遅れたりするなどの症状が出てきた。これまでにあちこちの医院で中薬や西洋薬による治療を行ったところ、6カ月後にようやく1cmぐらいの産毛が生えてきた。しかし後に感冒にかかって高熱を出したら、すでに生えていた産毛がすべて脱落してし

4. 外科

まい，症状が重くなったので，友人の紹介で当院の針灸科を受診した。

診　察：頭髪・腋毛・眉毛などがすべて抜け落ちている。身体は痩せている・顔色は㿠白〔顔面蒼白で光っている〕・疲れた様子で手足にも力がない・目の回りに黒ずんだくまがある・舌質は淡・舌苔は白・脈は沈細・両肺の聴診は正常・心拍数70回/分・心拍は正常・肝脾には触れない・ヘモグロビン10 g/dl。

診　断：脱毛症（気血虚弱型）

治　法：益気養血・補腎生髪

治　療：①電気梅花針で脱毛部と督脈・膀胱経を叩く。20回を1クールとする。②黄耆注射液と当帰注射液をそれぞれ4 cc，経穴注射する。腎兪・足三里・血海・三陰交に毎回2穴ずつ，各穴に2 cc，1日おきに1回注射し，10回を1クールとする。

　2クール終えたところで，新しい毛髪と眉毛・腋毛・陰毛などが生えてきたので，引き続き同じ方法で治療した。合計8クールを終えると，頭部は黒髪がフサフサとしてきて，眉毛も正常になった。頭のクラクラやめまい・動悸・不眠なども相次いで治癒し，月経も正常になり，身体は以前より丈夫になった。3年の訪問検診で再発はない。

《考察》

　脱毛症というのは精・血・津・気および五臓の機能失調と関係がある。したがって治療はただ補腎一法のみというわけにはいかない。脱毛症の病状の変化は複雑で，ときには虚実の交錯が現れたり，また回復と病状の進行が続いたりする。そのため治療には必ず弁証施治が必要である。中医学では「腎はその華が髪にある〔華とは内部の充実が外に現れること〕」「腎の合は骨である〔骨格の発育，成長は腎の精気の盛衰と密接な関係があることをいう〕」「その栄は髪なり」「髪は血の余」などとしている。これはすなわち腎虚・気虚・血虚との関係が比較的深いということである。本症例の頭がクラクラしてめまいがする・言語に力がなくて話したがらない・

記憶力低下・動悸・不眠などの症状は血虚のために心を栄養できないことから起こっている。顔色は晄白・目の周りに黒いくまがあるなどは血虚のため脈絡を充足させることができないということであり，腎気虚弱とも関係がある。気血虚弱のために月経周期が遅れがちになっており，気血が筋肉を潤し栄養することができないため痩せてきている。電気梅花針で督脈と膀胱経を叩き，12皮部を通して作用させることで，陽気を奮い起こし，補腎益精し，養血して毛髪を生じさせる効果を上げたのである。それに黄耆注射液の経穴注射によって補気したので，気が行けば血行くということになった。当帰注射液の経穴注射は補血のためであり，「髪は血の余」であるので，血が旺盛になれば毛髪が生えてくるのである。電気梅花針の手法が適当であるかどうかが，治療効果に大きく関係し，リズミカルに，均等に行う必要がある。ゆっくりあるいは押さえつけるようにしてはならない。頭皮に用いるときは網状に均一に密に叩かねばならない。証候の虚実によって，叩く刺激の強度は軽度・中等度・重度というように加減しなければならず，このようにしてはじめて満足できる効果を期待できるのである。

(『中国当代針灸名家医案』より抜粋)

9　牛皮癬〔乾癬〕

症例1

患　者：李〇〇，男性，34歳。
初　診：1987年7月13日
主　訴：頸部の皮膚が肥厚してザラザラしており，痒みが激しく，15年繰り返し発作が起きている。
経　過：1972年に，頸部の左側に3cm×5cm大の皮膚増殖部が現れ，痒みの発作が間欠的に起こり，常に引っかくので，皮膚の損傷部は次第に広がり，厚くなりザラザラしてきて，痒みもひどくなって

4．外科

症例1	
主　訴	頸部の皮膚の肥厚・ザラザラ・痒みが激しく，15年繰り返し発作している。
経　過	はじめ頸部に皮膚増殖部が現れ，痒い発作が起こった。搔くので損傷部が広がり，肥厚しザラザラしてきた。治療後も好転せず悪化。
診　察	左頸部に8 cm×10 cm大の皮膚の増殖・ザラザラ・苔癬化・表面は堅い・鱗屑 舌診：舌質淡・舌苔白 脈診：弦
診　断	中医病名：牛皮癬　　　西医病名：局限性神経性皮膚炎
弁　証	気滞血瘀
治　法	気血の疏通
取　穴	患部周囲

きた。あちこちで治療したが，病状は好転せず，かえってひどくなった。患者はすでに治療効果に対して信頼感をなくしている。友人の紹介でわざわざ当院の針灸科に治療を依頼してきた。

診　察：頸部左側に8 cm×10 cm大の皮膚の増殖があり，ザラザラしていて，典型的な苔癬化状態になっている。表面は堅くなってテカテカしており，少量の鱗屑が付着している。舌質は淡・舌苔は白・脈は弦。
診　断：中医：牛皮癬（気滞血瘀型）
　　　　西医：神経性皮膚炎（局限性）
治　法：電気針で周囲を刺針する
取　穴：患部の周囲
操　作：28号2〜3寸の毫針を用いて，患部の周囲を中心に向かって4カ

所横刺する。針尖を中心点に集め，針にG6805型の電麻器を接続する。連続波で500～600/分前後の強度にし，患者が耐えられる範囲にする。15～20分置針し，1日1回，10回を1クールとし，3日治療を休んでまた第2クールを始める。

合計21回で治癒。16カ月後の訪問検診では再発していない。

《考察》

この病気は慢性瘙痒性皮膚心身症の一種である。多くは思いどおりにならなくて，肝気鬱滞しのびやかにならず，そのため局部の気血が運行障害に陥り，皮膚に瘀血が凝滞し，久しく鬱していたため化熱〔外感表証が裏に入って現す熱性病理変化〕し，陰血を損傷し，外邪が津液を消耗して風を生じ，皮膚が栄養されなくなって起こったものである。ここで局部の周囲に刺針したのは，患部の下に針を入れ，さらに通電刺激を行うことによって，局部の気血を疏通させ，局部の循環を改善させ，皮膚が潤いと栄養を得られるようにしたということである。このようにして皮膚の病症は撃退され，元通りになったのである。

症例2

患　者：李〇〇，男性，42歳。
初　診：1996年9月8日
主　訴：右下腿前外側の皮膚がひどく痒く，肥厚してザラザラしている状態が10年になる。
経　過：患者の話によると，1986年の秋に神経性皮膚炎になり，あちこちの医院で治療を受けたが，まだ治っていない。現在は右下腿前外側の皮膚が肥厚し，ザラザラして，ひどく痒くなっており，非常に不快である。
診　察：右下腿前外側中下段の皮膚の損傷部は1.5cm×2cmほどの大きさで，境界ははっきりしている。皮膚はザラザラして隆起しており，薄い褐色で苔癬状になっており，周囲の皮膚には色素の増加がみ

4．外科

症例2	
主　訴	右下腿前外側の皮膚が痒く，肥厚・ザラザラの状態が10年続く。
経　過	はじめ神経性皮膚炎を発症したが，治癒せず。現在，右下腿前外側の皮膚が肥厚・ザラザラ・痒い。
診　察	右下腿前外側中下段の皮膚の損傷部1.5cm×2cm大。皮膚はザラザラ・隆起・薄い褐色・苔癬状・周囲の皮膚に色素の増加・鱗屑・引っかき傷。
診　断	中医病名：牛皮癬　　　　西医病名：局限性神経性皮膚炎
弁　証	気滞血瘀
治　法	行気活血・祛瘀止痒
取　穴	阿是穴

　　　　られ，鱗屑と引っかいた痕がある。
診　断：中医：牛皮癬（気滞血瘀型）
　　　　西医：神経性皮膚炎（局限型）
治　法：行気活血・祛瘀止痒
取　穴：阿是穴
操　作：局部に通常の消毒を行い，皮膚の損傷部の周囲を皮膚針を使ってグルグル回すように中心に向かって2～3回叩く。叩く強さはわずかに出血する程度とし，その後棒灸で叩いた部位を炙る。最初は痒みを感じないが，5～15分ほどすると痒くなり始め，ひどく痒くなる場合もあるが，さらに続けると，痒みはなくなる。もし灸を始めてすぐに痒くなるか，灸をしても痒くならないときは治療を止める。毎日1回の治療で，7回を1クールとする。1クール終えたら2日間隔をおく。

第2診（9月22日）：上記の治療を2クール行うと，症状が軽減したので，1日おきに1回の治療にして，もう1クール行ったところで治癒した。

　　　1年後の訪問検診で再発していない。

《考察》

　この方法は『内経』の「浮刺〔患部の上層，皮膚に近いところに刺入する方法〕」「直刺〔皮膚に対して直角に刺入する方法〕」「直針刺〔皮膚を軽く持ち上げて刺入する方法〕」の範疇に属しており，皮膚針はいずれも浅刺法である。病邪は皮膚の浅表部にあるので，浅刺をしてから瘀血を取り去り，表邪を排泄し，気血を調和すれば，局部の血液循環機能を旺盛にすることができ，新陳代謝を促進するので，本病の治療に良好な効果が得られたのである。

五官科

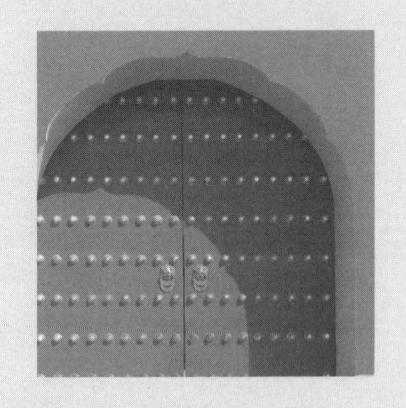

5．五官科

1　天行赤眼〔急性伝染性結膜炎〕

症例1

患　者：林〇〇，男性，30歳。
初　診：1984年10月10日
主　訴：両目に違和感があり，眩しく，涙が出る状態が2日続いている。
経　過：2日前に両目に不快感を覚え，それから眩しくなり，涙が出てきた。昨日起床したとき両目が赤く腫れて痛みがあり，目が開けられず，微熱があった。
診　察：両目には発赤・腫脹があり，眼球結膜は充血し，目を開けていられない。眼瞼には異常はない。舌苔は薄黄・脈は浮数。
診　断：中医：天行赤眼（火熱型）
　　　　西医：急性結膜炎
治　法：清泄風熱・消腫鎮痛
取　穴：手の陽明・足の太陽・足の厥陰の経穴。
操　作：攅竹から魚腰〔経外奇穴。眉毛の中央〕へ透刺（両）し，合谷（左）・太衝（右）にゆっくりと捻転刺入法で刺入する。針感が出たら20分置針し，5分ごとに1回手技を加える。眼部用の熨熱灸〔患部に艾を載せ，折り畳んだ布を被せて，その上から湯を入れた器などで押圧する方法〕を5分間行う。
　　　　治療を終えると患者は両目が心地よく感じた。翌日再診すると，発赤・腫脹はなくなっており，1回の治療で治癒した。

《考察》

　発病時，患者は両目が赤く腫れて痛みがあり，眩しいなどがおもな症状だったので，天行赤眼と診断した。西洋医のいう急性結膜炎であり，臨床ではよくみられる疾病である。この病気は一般には接触歴がはっきりしている。疫癘の邪〔強烈な伝染性のある病邪〕が人を傷つける場合は，

247

症例1		
主　訴	2日前から両目に違和感・眩しい・涙が出る	
経　過	両目に不快感・眩しい・涙が出る。昨日朝両目赤く腫れ，目が開けられず，微熱がある。	
診　察	両目発赤・腫脹・結膜充血・目を開けていられない 舌診：舌苔薄黄 脈診：浮数	
診　断	中医病名：天行赤眼	西医病名：急性結膜炎
弁　証	火熱	
治　法	清泄風熱・消腫鎮痛	
取　穴	攢竹から魚腰（透刺・両）・合谷（左）・太衝（右）・眼部（熨熱灸）	

　外から入り，まず肺経を犯し，上部では目を攻める。そのため両目に違和感を覚え，眩しくなり，涙が出る。熱毒が侵入するので，両目は赤く腫れて痛み，目を開けていられなくなり，微熱が出る。しかし熱毒がまだ眼瞼に波及していないので，眼瞼には異常がない。舌苔は薄黄・脈は浮数などはいずれも疫毒の侵入によるものである。治法は清泄風熱・消腫鎮痛である。足の太陽膀胱経は目から始まり，額に沿って頭部に上がっているので，攢竹を取ることによって祛風・明目〔目の充血をとる〕・止痛の作用を引き出すことができる。陽明は多気多血の経脈であり，手の陽明大腸経は目と関連があるので，合谷によって陽明経の気血を調整し，清泄風熱の効果を得る。足の厥陰肝経は上部で目系〔眼球内の脳に連なっている脈絡。視神経など〕に連なっており，眼疾患はいずれも経気の失調から起こるので，太衝を取って厥陰の経気を導き，肝火〔肝気亢進による熱象あるいは衝逆症状〕を抑えて鎮痛の効果を得るのである。眼部に熨熱灸を行うのは，経

気を温通するためであり、血液の循環を促進し、血の力を取り戻すことができれば、風を行かせて自滅させることができるのである。これらの3穴を共同して用い、針灸を併用することで、局部の経気を疏通させ、風邪を駆逐し、熱邪を冷まし、消腫鎮痛して目の充血を治療することができたのである。

症例2（抄録）

患　者：姜〇〇，男性，27歳。
初　診：1990年10月8日
主　訴：両目が赤くなり，痛くて痒い状態が3日続いている。
経　過：患者は3日前に両目が赤くなり，痛くて痒く，涙が出て，分泌物もある。某医院で急性結膜炎と診断されて，リファンピシン・コルチゾンなどの点眼薬を処方されたが効かなかった。そこで今日の午後当院の外来を受診した。
診　察：栄養は中等度・意識ははっきりしている・血圧100/70mmHg・心肺（－）・舌苔は薄白・脈は沈細・両眼球の結膜の充血度（＋＋）・涙が出て分泌物がある・眼瞼結膜と角膜には異常はみられない。
診　断：中医：天行赤眼（風熱型）
　　　　西医：両眼結膜炎
治　法：清熱止痛・疏通経気
方　法：クルミの殻を目の上に載せて「めがね灸」を1壮する。
　　　　　1回の灸で両眼の疼痛と充血ははっきりと好転した。2日目は2回の灸を行った。3日目に来院したときは，目の痛みも痒みも充血もとれており，臨床上治癒とした。

《考察》

この症例はこの4カ月のうちに6〜7回繰り返して発作を起こしていたものである。毎回発病する度に，2〜3種の点眼薬で治療するのだが，およそ10日ほどかかってようやく治っていた。今回は発病後3日目に来院し

症例2	
主　訴	両目赤い・痛い・痒い症状が3日続く。
経　過	両目が赤い・痛くて痒い・涙が出る・分泌物が出る。急性結膜炎と診断され，治療したが無効であった。
診　察	血圧100/70mmHg・心肺（－）・結膜充血（＋＋）・涙と分泌物が出る 舌診：舌苔薄白 脈診：沈細

▼

診　断	中医病名：天行赤眼　　西医病名：結膜炎
弁　証	風熱

▼

治　法	清熱止痛・疏通経気

▼

取　穴	眼部温灸

灸治療を行い，2回の治療で治ったわけで，病気の期間は5日間であった。これは点眼薬治療とくらべて半分の期間であり経済的でもある。このことからみて，この種の灸法は効果があるうえに経済的でもあり，急慢性結膜炎・角膜炎・初期の白内障・近視を治療できるだけでなく，視神経萎縮などの眼底疾患の治療にも用いることができる。眼疾患に対する灸法治療の機序についてはさらなる研究が待たれる。初歩的な経験からわかることは，艾灸と菊花水に浸したクルミの殻を用いた灸は眼部に物理的な作用をもたらし，温通経脈・活血化瘀・消炎止痛・清頭明目の効能があるということである。

クルミの殻を用いた「めがね灸」法について

①制作方法：細い針金で眼鏡の形を作り，枠の外側に鈎型の台（高さ約2cm，長さ約2cm）を設える。施灸時に巻き艾をカットしたものを載せて使用する。枠にはクルミの殻を半分にしたものを載せて用いるので，クル

ミの殻の「めがね灸」という。

②施灸方法：灸を行う前に，クルミの殻を沸かした菊花水に２〜３分浸しておく。これをめがねの枠の上に載せて，そこに1.5cmの長さのカット艾を置き，点火してから患部の目の上に載せる。両目なら２つのカット艾で施灸する。片方の目だけなら１つで行う。両目に「めがね灸」を行う場合は，艾が落下して目を火傷しないように，注意しなければならない。

③注意事項：施灸するときはカット艾をきちんとセットすること。患者には目をつぶらせる。体位は座位か臥位をとらせる。医者は施灸時に患者に言って家族に傍についていてよく見ておいてもらう。これは艾が落ちて顔を火傷したり衣服を焦がすことのないようにするためである。

(『現代針灸医案選』より抜粋)

2　針眼〔麦粒腫〕

症例1

患　者：陸○○，女性，28歳，工員。

初　診：1990年10月10日

主　訴：２日前から目の下に異物があるような違和感がある。

経　過：患者はここ数年しばしば麦粒腫ができており，平均すると毎年２〜３回できている。抗生物質の内服薬や外用薬を用いたり，背部の反応点に挑刺〔三稜針などで経穴の皮膚を刺し，浅層組織を引き上げて切断する方法〕を行ったりしたが，いずれも再発を防ぐことはできなかった。今年の10月８日に左眼瞼下に異物があるような違和感を覚えたので，診察を受けに来院した。

診　察：左眼瞼下の局部に粟粒のような赤い腫れものができており，痛みがあり，圧痛も顕著である。左眼の結膜はやや充血しているが，その他には異常はみられない。舌質は紅・舌苔は黄でやや膩・脈は数。

症例1	
主 訴	2日前から目の下に違和感
経 過	ここ数年しばしば麦粒腫ができる。服薬・針治療しても根治できない。現在，眼瞼下に異物感がある。
診 察	左眼瞼下に粟粒状の腫れもの・痛み・圧痛・左結膜充血 舌診：舌質紅・舌苔黄膩 脈診：数
診 断	中医病名：針眼　　　西医病名：麦粒腫
弁 証	湿熱
治 法	清熱化湿・消腫止痛
取 穴	耳尖穴（患側）

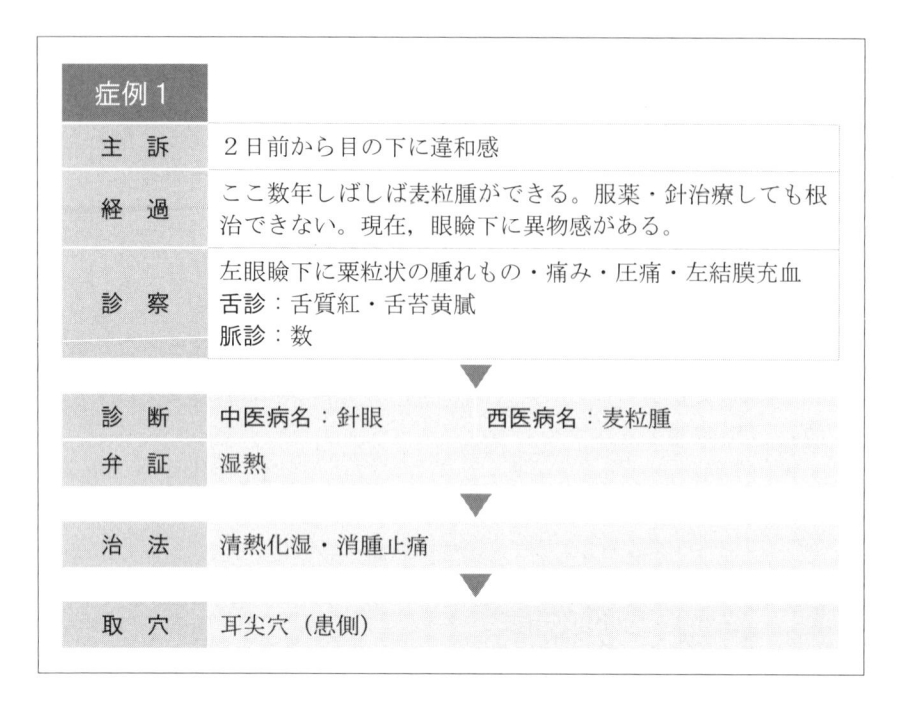

診　断：中医：針眼（湿熱型）
　　　　西医：麦粒腫
治　法：清熱化湿・消腫止痛
取　穴：耳尖穴〔耳を手前に折り畳んだときに上の先端が当たる部位〕（患側）。
操　作：患者をきちんとした姿勢で座らせ，患側の耳介を消毒し，三稜針で耳尖穴を1.5mmの深さに直刺し，2～4滴血を絞り出す。瀉血したらアルコール綿でよく拭いておく。

《考察》

　患者は左眼瞼下の局部に粟粒状の赤い腫れものができ，圧痛が顕著で，左眼の結膜が充血していたので，針眼病という診断は妥当である。また舌質が紅・舌苔が黄でやや膩・脈は数ということから，湿熱の上攻によるものであることがわかる。「耳は宗脈の集るところ」といわれ，耳には全身

の各部に相応するツボがある。頭部と顔面部に相応するツボは耳垂にあるのだが，耳尖穴を取っているので，これは針灸取穴の「遠取〔遠隔部取穴〕」に相当する。耳尖穴は眼部の絡脈と連係しており，また比較的近いので，局部取穴の「近取〔近隣部取穴〕」ということもできる。耳尖を点刺することで経絡の刺激が眼部に伝わり，眼部の経気を調節することになり，治療効果を引き出すことができる。また点刺による出血には退熱消炎の効能があるので，この方法は麦粒腫の治療に適合しているのである。

症例2（抄録）

患　者：李〇〇，女性，22歳。
初　診：1985年8月21日
主　訴：3日前から左眼の下の瞼に異物があるような不快感がある。
経　過：患者は3日前から左下眼瞼に赤い腫れものができており，目が腫れて，痛みがあり，ときには頭痛がある。食事や排便・排尿は正常である。
診　察：舌質は黄・舌苔は薄・脈は沈細。左下眼瞼の内側1/3のところに，大豆大の腫れものができており，局部は赤く腫れ，熱感がある。心肺（−）・肝脾は触れない。
診　断：中医：針眼（湿熱型）
　　　　西医：麦粒腫
治　法：温通経脈・消腫止痛
方　法：クルミの殻の灸を左眼に，毎回1壮，3回行った。術後左眼下の瞼の腫れものは消失した。

《考察》

　麦粒腫は眼科ではよくみられる病症で，眼瞼縁炎ともいわれ，「土疳」という俗称がある。中医では「針眼」は陽明胃経の熱毒が瞼を上攻したために起こると考えている。治法は血脈を温通して消腫止痛することである。初期の針灸治療は効果があり，クルミの殻の灸を2〜3回すれば，軽

症例2		
主　訴	3日前から左眼瞼下に不快感	
経　過	左眼瞼下に赤い腫れものができ，痛みがあり，ときに頭痛がある。	
診　察	左眼瞼下内側1/3のところに大豆大の腫れもの・発赤・腫脹・熱感 舌診：舌質黄・舌苔薄 脈診：沈細	
診　断	中医病名：針眼	西医病名：麦粒腫
弁　証	湿熱	
治　法	温通経脈・消腫止痛	
取　穴	眼部（クルミ灸）	

いものは治ってしまうし，重いものでも症状が軽減する。

クルミの殻の灸の操作方法：クルミを半分に割って中身を取り除き，そのクルミの殻がちょうど納まるような眼鏡の枠を作る。その枠に針金を巻きつけて，そこに1.5cmの長さにカットした巻き艾をセットして点火し施灸する。眼鏡の上に載せた灸がちょうど目の上にくるようにし，1回の燃焼を1壮とし，通常は1回の施灸で1～3壮行う。施灸する前に，クルミの殻を菊花水か湯に浸して湿らせておくと，施灸時に湿熱の度合いがよい。この方法は結膜炎・麦粒腫・視神経萎縮・角膜炎・白内障・近視などいずれにもある程度の効果がある。その施灸の道理は主として施灸による温熱作用であり，眼部周囲の経脈を順調にめぐらせ，気血を盛んにして，眼病治療の目的を達するのである。

(『現代針灸医案選』より抜粋)

3　近視

症例1

患　者：劉○○，女性，9歳，学童。
初　診：1984年4月12日
主　訴：2カ月前から視力が低下している。
経　過：患者は2カ月前から黒板の小さい字が見えにくくなったが，教科書の小さい字はよく見えていた。勉強に影響があるので，針灸治療を受けに来院した。これまで身体は健康で，視力もずっとよかった。
診　察：視力は左0.6，右0.8。両眼の眼底屈折度は左－1.0D（ジオプトリ）・右－0.5D。
診　断：中医：近視（気血不足型）
　　　　西医：近視
治　法：益気養血・通絡明目
取　穴：主穴：承泣
配　穴：翳明・風池
操　作：承泣は30号1.5寸の毫針で，睛明の方向に30度の角度で斜刺する。1寸ほど刺入したところで，眼区の周辺にボワッとした感覚が出たり，涙が出たりするので，そこで20分置針する。翳明・風池は28号1.5寸の毫針で8分ほど刺入し，針感を得たら20分置針する。毎日1回，10回を1クールとする。

　1クール終了後，視力は左が0.6から0.7になり，右が0.8から0.9＋2にまで上がった。
　2クール終了後の視力は，左0.8・右1.0－2。3クール終了後の視力は，左0.8＋3・右1.0。4クール終了後，左1.0・右1.2－2。1年後の訪問検診では，左0.9・右1.0＋2であった。

症例1	
主 訴	2カ月前から視力低下
経 過	2カ月前から黒板の字が見えにくい。
診 察	視力：左0.6・右0.8，眼底屈折度：左－1.0D・右－0.5D
診 断	中医病名：近視　　西医病名：近視
弁 証	気血不足
治 法	益気養血・通絡明目
取 穴	主穴：承泣 配穴：睛明・風池

《考察》

　患者は年齢がわずか9歳なので，腎気はまだ充実しておらず，気血も不足しているので，目の力が弱く，視力も遠方には及ばないのである。そのため黒板の字は見えにくいが，教科書の字ははっきり見えるということで，つまり近くは見えて遠くは見えない近視の症状になっている。そのため近視と診断されたのである。近視は眼球の屈折異常による疾病であり，長時間明るさの足りないところにいたり，読書や仕事をするのに目の距離が不適当だったりして，眼球が疲労しすぎて，屈折機能が失調して起こるのである。承泣は胃経の腧穴であり，睛明は膀胱経と胃経の交会穴なので，承泣と睛明は胃経と膀胱経の経気を同時に活性化し，経脈を疏通し，眼区の気血を充実させて，視力を増強することができる。関係資料によると，1,520例の治療効果を分析すると，治療前の視力が0.7〜0.9だった人の治癒率は63.7％，治療前の視力が0.1〜0.3の人は治癒率が5.3％であった。小児の近視に対する針灸治療は各地で行われており，その治療効果は良好である。ただし治療と同時に，目の保健をしっかり行うことで治療効果が確かなものになるのである。

5. 五官科

症例2（抄録）

患　者：高〇〇，男性，15歳，学生。
初　診：1985年5月10日
主　訴：1年前から近視のため遠いものが見えにくい。
経　過：患者は近視のため遠いものが見えにくくなって1年になる。両眼は疲れやすく，長く見ているとボワッとして不快になる。これまで明るさの足りないところで読書を続ける習慣があった。せっかちな性格だが，睡眠は良好で，よく食べ，排便も排尿も正常である。以前中薬を6カ月間服用したが効果はなかった。
診　察：裸眼の視力は両眼とも0.4，屈折度散瞳検影は右眼近視－2.00D・乱視－0.75D，左眼近視－1.75D・乱視－0.50D。矯正視力は1.2とする。正光穴〔経験穴。眼窩上縁の外から3/4内から1/4のところ，すなわち攢竹と魚腰の中間点〕の部位に緑豆大のコリコリしたものがあるのが手で触るとわかり，圧痛が顕著である。脈は細でやや弦・舌苔は薄。
診　断：中医：近視（気血虧虚型）
　　　　西医：近視
治　法：養血平肝を主とする。
取　穴：正光穴を梅花針で叩く。
方　法：患者に毎日3～4回正光穴を自己按摩するように教えた。1クールの治療で，右眼の視力は0.4から1.2になり，左眼は0.4から1.0になった。その後定期的に8カ月検査と治療を行ったが，視力はそのままで後退していない。観察を止め，患者に正光穴の按摩をしっかり行うようにさせ，また目の衛生に注意するようにさせた。10年間訪問観察しているが，効果はしっかりと維持されている。

《考察》

　中医ではこの病気を「能近怯遠症〔近視のこと〕」といっており，青少年によくみられる。筆者は1964年から梅花針を用いて（1971年には電気梅

症例2		
主 訴	1年前から遠いものが見えにくい。	
経 過	遠いものが見えにくくなって，両眼が疲れやすい。長く見ているとボワッとして不快。中薬を服用したが無効であった。	
診 察	視力は両眼とも0.4，屈折度散瞳検影は右眼近視−2.00D・乱視−0.75D，左眼近視−1.75D・乱視−0.50D。矯正視力は1.2とする。眼瞼上側にコリコリしたものを触れ，圧痛がある。 舌診：舌苔薄 脈診：細弦	
診 断	中医病名：近視	西医病名：近視
弁 証	気血虧虚	
治 法	養血平肝	
取 穴	正光穴（梅花針）	

花針を製造して治療を行っている）20歳以下の青少年の近視を1万例以上治療した。その経験をまとめた結果，短期あるいは長期の比較的良好な治療効果を得た。実践によって，梅花針は軽度の近視には治療効果がよく，視力が正常に回復する可能性が高いことが判明した。強度の近視の患者については，視力が正常に回復するのは困難だが，50%以上の患者にはっきりした効果があることがわかった。

筆者の治療は，予防と治療の両面を合わせもっており，症状によって，心・肝・腎の3臓を調整し，養血益肝・補心益腎の法を試みるという手法で，常に比較的満足できる治療効果を収めることができている。具体的な施治は以下の通りである。

①経穴による治療：
　主穴：正光および正光2（正光2は，眼窩上縁の外から1/4内から3/4のところ，すなわち絲竹空と魚腰の中間点）。
　配穴：風池・内関・大椎。他に適宜心兪・肝兪・腎兪を取る。
　叩打方法：経穴の表皮上を直径0.5～1.2cmの範囲内で，均等に20～50回叩く。
②部位による治療：
　部位：後頸部・眼区（眼窩の周囲）・こめかみ
　叩打方法：頸椎の両側をそれぞれ上から下へ3回ずつ叩く。第1，第2頸椎の両側皮区はやや密に叩いたほうがよい。眼区は上縁から眼窩下縁にぐるりと3～4回叩く。こめかみの部位は太陽穴を中心に，扇状に上後方に5～6回叩く。同時に睛明・攅竹・四白・太陽などの腧穴を多めに叩く。
③手法と治療過程：病状によって軽度・中度・重度の手法をとる。一般的には中等度の刺激で行う。腕を利用してリズミカルに叩くようにする。1日おきに1回，15回を1クールとし，15日休み，必要なら引き続き治療を行う。治療を終了してから，6カ月～1年の間に，15日あるいは1カ月の再治療を1回行うことで，治療効果を確かなものにし，また効果を高めることができる。

上記の経穴あるいは部位を選んだ理由は，「肝は目に開竅する」ということと，臓腑と体表の相互関係の理論によっている。正光と正光2を主治穴とすることで，養血益肝・明目・視力増進の効果を得ることができる。単純性の軽度の近視なら，この腧穴を使う治療で効果を上げることができる。たいていの患者は正光穴の部位を触ると結節あるいは細長いコリコリしたものがあり，押さえると腫れぼったいような痛みがある。症状が好転するにつれて，それは次第に小さくなり，痛みや違和感も軽減するか消失する。風池は胆経の腧穴であり，肝と表裏の関係にあるので，疏肝・清頭・明目の効能がある。内関は手の厥陰心包経の絡穴であり，別は手の少陽三焦経に行く。心包は心臓の外膜にあたり，絡脈が取り囲んでいるので，気血をめぐらせれば，心陽を亢進させ，心血を補う効果がある。大椎は督脈の腧穴で，手足の三陽の会なので，気血を調和することができ，身体を壮

健にし陽気を補うことによってその本を治すことができるのである。心兪・肝兪・胆兪・腎兪はいずれも背兪穴であり，臓腑の経気を通調することができる。すなわち心兪は心気を通じさせ，心血を補う，肝兪と胆兪は肝胆を疏通させ，養血益肝の作用がある。腎兪はよく補腎し真陽を壮健にするのである。

治療期間中，患者に正光穴の自己按摩を教えてやらせるようにするが，腧穴を正しく取って，要領を覚えさせることが大切である。治療効果を上げさらに効果を持続させるためには，このことは大変意義のあることであり，経絡を疏通させ，気血の通暢を促進させ，陰陽を調和させる働きを引き出すことができるのである。視力の正常な人にとっては，眼部の筋肉の疲労を取り除き，近視を予防することになるし，近視の人にとっては，それ以上悪化しないようにし，視力の改善を促し視力を回復させることになるのである。

それと同時に患者には目の衛生について繰り返し伝えて，治療効果を保たせ，再発を予防するようにしなければならない。

(『現代針灸医案選』より抜粋)

4　暴盲〔突発的な視力の低下あるいは失明〕

症例1

患　者：戚〇〇，女性，10歳，学童。
初　診：1987年8月10日
主　訴：32日前に両眼を失明した。
経　過：7月8日に前頭部が痛みだし，その後視力が急速に落ちて，ものがはっきり見えなくなり，ついには道路も見えなくなった。食事や大小便は正常である。
診　察：外から見たところでは目に異常はみられない。視力は右眼0.05，左眼は60cmほどの位置で指が見える程度。眼底の乳頭にはっき

5. 五官科

症例1	
主　訴	32日前に両眼を失明
経　過	前頭部が痛みだし，その後急速に視力が落ちた。現在は道路も見えない。
診　察	視力は右0.05，左は60cmくらいの位置で指が見える程度。眼底乳頭に充血・乳頭および網膜に軽度の浮腫。 舌診：舌質淡紅・舌苔は少ない 脈診：弦数
診　断	中医病名：暴盲　　　　西医病名：視神経乳頭炎
弁　証	肝胆火盛
治　法	清泄肝胆・疏風明目
取　穴	睛明・風池・瞳子髎・合谷・光明・太衝

りした充血がみられ，周辺はぼんやりしている。乳頭および周囲の網膜には軽度の浮腫がある。舌質は淡紅・舌苔は少・脈は弦数。

診　断：中医：暴盲（肝胆火盛型）
　　　　西医：視神経乳頭炎
治　法：清泄肝胆・疏風明目
取　穴：睛明・風池・瞳子髎・合谷・光明・太衝
操　作：上記の諸穴に，毎日1回，捻転の瀉法を行う。10～15分置針。

　　　針治療をした後，患者は毎回頭と目がはっきりするような感じがあり，視力も次第に回復してきた。5回目の治療後には自覚症状はすべてなくなり，右眼の視力は1.0となり正常まで回復した。眼底検査でも乳頭の充血と浮腫は消失し，境界もはっきりしてきた。さらに12回治療を行い，両眼の視力および眼底検査はいずれも正常になった。引き続き3回治療を行ったところ，両眼の視

261

力は1.5になった。以後毎月訪問して追跡しているが変化はない。1年後の視力と眼底はともに正常であった。

《考察》

この患者は外見では目に異常がないが視力が急速に落ちて、ものが見えにくくなったもので、そのため暴盲と診断された。また脈と症状によって肝胆火盛型と弁証されたのである。気持ちが塞がれたり、激しい怒りのために肝が傷つくと、肝火旺盛となり気血の逆乱が起こり目を塞ぐことになる。目のなかの脈絡が塞がれると、気血が不調となって目に届かなくなり、暴盲を発症するのである。肝火が上部で熱せられると頭痛がして不快になり、舌質は淡紅となり舌苔は少なくなる。それに脈が弦数であれば、これは肝胆に熱がある象といえる。取穴中の睛明・瞳子髎は眼病治療の要穴であり、清肝明目して、眼部の経絡を疏通し、局部の気血を整えることができる。風池は潜陽明目*することができる。光明は足の少陽経の絡穴であり、眼病によく効く。合谷と太衝はそれぞれ手の陽明大腸経と足の厥陰肝経の原穴であり、この2穴を共同して用いることにより平肝潜陽して、経絡を疏通する効能が出てくる。これらの諸穴を配合して肝胆の熱を取り、疏風明目したので、迅速に視力を取り戻すことができたのである。

症例2（抄録）

患　者：劉〇〇、女性、20歳、学生。
受　診：1984年3月20日
主　訴：2週間前に右眼を突然失明した。
経　過：2週間前に頭痛がして、その後右眼が突然見えなくなり、目のなかが乾いて引っかかるような感じがあった。そのため精神的にも緊張して、眠れなくなり、食事も進まず、身体も次第に痩せてきた。某医院でヒステリー性の失明であると診断された。中薬や西洋薬による治療を受けたが好転の兆しがないので、当院に治療を受けに来た。
診　察：意識ははっきりしており言語も明瞭であるが、精神的な苦悶の様

5. 五官科

症例2	
主 訴	2週間前に突然右眼を失明
経 過	頭痛がしてその後右眼が見えなくなった。目のなかが乾いて引っかかるように感じ、ヒステリー性の失明と診断された。服薬したが好転しない。
診 察	精神的な苦悶・両眼外見上良好・右眼光感ない 舌診：舌質淡・無苔 脈診：細弦
診 断	中医病名：暴盲　　　西医病名：ヒステリー性失明
弁 証	肝鬱気滞
治 法	舒肝理気・調血明目
取 穴	睛明・太陽・風池・合谷

　　　　子がある。体質は普通である。両眼は外見上は良好で、瞳孔も対等だが右眼の光感がない。舌質は淡で無苔・脈は細弦。
診　断：中医：暴盲（肝鬱気滞型）
　　　　西医：ヒステリー性失明
治　法：舒肝理気・調血明目
取　穴：睛明・太陽・風池・合谷
操　作：毫針により補法を行い、20分置針する。毎日1回、10回を1クールとする。合計12回治療を行った。

《考察》

　この症例は怒気が肝を傷つけ、気血が鬱滞し、気持ちが活性を失ったために起こったものである。治法は舒肝理気・調血明目を主とする。肝は目に開竅し、陽明・太陽・少陽の経脈はいずれも目に循行するので、合谷を

取って経気を調え，内熱を瀉す。睛明は太陽と陽明の交会穴であり，頭と目をはっきりさせる効能があり，目の中の余熱をとる。風池は足の少陽経と陽維脈の会穴であり，やはり頭と目をはっきりさせることができるので，祛風活絡して，目に血を行かせて視力を取り戻したのである。このようにこれら諸穴の針治療により治癒させることができたのである。

(『現代針灸医案選』より抜粋)

5 聾啞

症例 1

患　者：劉〇〇，女性，13歳，学生。
初　診：1989年5月15日
主　訴：(父の代弁) 12年来聾啞である。
経　過：患者は1977年5月に高熱を出し3日間続いたが，熱が退いた後に話すことができなくなった。そのうえ次第に聴力も失われ，成長するにつれて，用事は手話で行うようになった。身体は健康で，生活上のことは自分でできる。
診　察：左の耳はやや聴力が残っているが，右の耳は完全に聴力がなくなっている。ただ雷の音にはたまに気がつく。知力はよい。身体の各器官の発育は正常である。舌質・舌苔ともに正常，脈は弦。
診　断：中医：聾啞（経絡瘀滞型）
　　　　西医：聾啞
治　法：通音開竅・啓閉復聴
取　穴：①瘂門・通里・翳風・中渚
　　　　②聴宮・廉泉・耳門・合谷・足臨泣
　　　　③聴会・増音〔経外奇穴。喉頭隆起と下顎骨を結ぶ線の中点〕・風池・外関

5. 五官科

症例1	
主 訴	12年来聾唖
経 過	1歳のときに高熱を出し，その後話すことができなくなり，次第に聴力も失われた。
診 察	左耳はやや聴力が残っている・右耳は完全に聴力が失われている・知力はよい。 舌診：舌質・舌苔ともに正常 脈診：弦

診 断	中医病名：聾唖	西医病名：聾唖
弁 証	経絡瘀滞	

治 法	痛音開竅・啓閉復聴

取 穴	①瘂門・通里・翳風・中渚 ②聴宮・廉泉・耳門・合谷・足臨泣 ③聴会・増音・風池・外関

操　作：以上の3組の経穴を順番に用いて治療し，10回を1クールとする。毎日1回治療し，1クール終了後，3〜5日治療を休み，その後また1クール行う。同時に言語訓練も行う。いずれも平補平瀉の手法を用い，刺針後得気を得たら捻針を続け，気をできるだけ患部に行かせるようにする。

　第1クール終了後，聴力は以前より好転し，「あ」「た」などの単音なら発音できるようになった。第2クールを終了すると，「はい」「いいえ」などの複合音を発音できるようになった。第3クールを終了すると，「先生ありがとう」「家に帰ります」などの短い言葉を話せるようになり，聴力は明らかに好転し，精神的にもはつらつとしてきた。針治療終了後は，家で引き続き聴力と言語の訓

練をしっかり行うようにいい，治療効果を保持させるようにした。

《考察》

聾唖はもともと2種類の病症である。耳が聞こえないために唖になる者が比較的多いので，合わせて「聾唖」といわれている。患者は幼いときに高熱を出し，「若くて未熟な臓腑」が損傷を受けた。高熱が津液を消耗したために，津液が頭部を滋養したり潤すことができなくなった。そのため耳が栄養を失い聞こえなくなり，話をすることを学習できなかったため，聾唖という診断を受けたのである。また，患者は幼くして耳が聞こえなくなり，すでに12年の歳月が経っているので，経絡の瘀血阻滞の証となっている。治法は通音開竅・啓閉復聴をもってすべきである。取穴は「経絡の過ぎるところ，主治の及ぶところ」という大原則から選穴した。瘂門は督脈・陽維脈の会穴であり，通音開竅し，発音器官の機能を回復させることができる。廉泉は任脈の腧穴でここに針をすることによって開竅し発音を取り戻すことができる。通里は手の少陰心経の腧穴で，舌は心の苗〔外に現れた徴候〕であり，音は心気によるので，これに針を行うことにより，心気を通じさせ音を回復させることができる。耳門・聴会・翳風・聴宮・中渚・外関・風池・足臨泣に刺針することにより，経気を通し，耳を開竅させることができる。合谷は啓閉復聴の効能があり，先人も「合谷に針をすると人の話を聞ける」という論述を残している。増音穴は現代になって発見されたもので，唖の症状の経験穴である。これらの腧穴を組み合わせて用い，適当な手法を行い，針感を患部に到達させることができれば，良好な効果を得ることができる。また，それと同時に必ず言語訓練を行い，聴力刺激を与えるようにすれば，効果は倍増するであろう。

症例2（抄録）

患　者：占〇〇，男性，16歳，学生。
初　診：1975年12月6日
主　訴：（代弁）15年来聾唖。

5. 五官科

症例2			
主　訴	15年来聾啞		
経　過	生後5カ月のときに高熱を出し，治療のために用いたストレプトマイシンの使いすぎで聴力を失った。		
診　察	聴力はわずかに残っている。 舌診：舌質淡・舌苔薄白 脈診：細		
診　断	中医病名：聾啞		西医病名：ストレプトマイシン中毒による耳聾
弁　証	経脈瘀滞		
治　法	疏経通絡・通気開竅		
取　穴	聴宮・聴会・翳風・外関・中渚・通里・瘂門・廉泉		

経　過：生まれて5カ月後に高熱を出し，ストレプトマイシンの使いすぎで，「パパ」「ママ」と言えなくなった（発熱前は言えた）。そのうえ聴力も次第に失われていっていることがわかり，現在まで15年以上も話すことができないでいる。

診　察：意識ははっきりしている・聴力はわずかながら残っている・舌質は淡・舌苔は薄白・脈は細。

診　断：中医：聾啞（経脈瘀滞型）
　　　　西医：ストレプトマイシン中毒による耳聾

治　法：疏経通絡・通気開竅

取　穴：聴宮・聴会・翳風・外関・中渚・通里・瘂門・廉泉

操　作：毫針を用い，耳の周囲の腧穴に平補平瀉の法を行い，手部の腧穴には瀉法を行う。その後両方に補法を施す。およそ20〜30分置針を行い，その間に2〜3回手技を施す（瘂門と廉泉には置針を

しない)。

　上記の方法で6回針治療を行うと,「パパ」「ママ」と言うことができるようになったが, まだ音が不明瞭である。引き続き6回治療すると, 聴力が出てきて, 簡単な言葉を話せるようになった。さらに36回医療を行うと, 聴力はずっとよくなり, 発音も以前よりはっきりしてきた。それでもまだ教えてやらなければならず, そうしてはじめて真似をして話すようになる。そこで家族に子供の発音練習を励まして手伝ってやり, 多くの語句を話せるようにしてやるようにいった。

《考察》

　聾啞には先天と後天の2種類があり, 前者は治療が難しいが, 後者はたいていは幼少時の急性熱病・中耳炎・薬物中毒などによる聴覚受容器の損傷から起こっており, こうした理由で聴覚が失われた啞症は治療によって好転する可能性がある。この症例は薬物中毒によって起こったもので, 病歴は長いが, 両耳の鼓膜が正常であり, 聴力が少し残っていたので, 針治療によって聴力を引き出し, 発音を真似して簡単な語句を話せるようになったのである。耳の周囲の聴宮・聴会・翳風の3穴は耳の経絡を疏通することができる。中渚・外関の2穴は三焦の機能を調整し耳がよく通るようにすることができる。そうして聴力を回復させるのであるが, これはいわゆる「啞を治すには先に聾を治す」ということである。瘂門は啞症を治療するときの要穴であり, 廉泉は舌本〔舌根〕の機能を調整することができる。聴力が出てきたときに, この2穴を重点的に用い, さらに心経の絡穴である通里を加えて, 舌根部に連係させれば, 舌本の経気を通調することができて, 治療効果を上げることができるのである。

(『中国当代針灸名家医案』より抜粋)

6　膿耳〔化膿性中耳炎〕

症例1

患　者：卜〇〇，男性，46歳，幹部。
初　診：1989年6月14日
主　訴：昨日から耳の中（左）が痛む。
経　過：6月13日の夜10時頃，突然耳の中と周囲に脈打つような感覚が起こった。咳をしたり飲み込んだりするときに激しく痛み，あまりの痛さに眠ることもできず，悪寒・発熱・鼻水・頭痛などもあった。そこで今朝当院の耳鼻咽喉科を受診した。検査で急性化膿性中耳炎と診断されたが，針灸治療の方に紹介されてきた。
診　察：意識はしっかりしている・言語は明瞭・一般症状は良好・苦しそうな様子・体温は39.3℃・聴力は低下・耳鳴り・内耳道が充血・耳の中には黄色い膿汁が流れ出ている・舌質は紅・舌苔は黄・脈は浮数。
診　断：中医：膿耳（外感風熱型）
　　　　西医：急性化膿性中耳炎
治　法：疏風解表・清肝泄熱
取　穴：耳門・風池・聴宮・翳風・曲池
配　穴：中渚・足臨泣・大椎・太陽
操　作：患者に口を開けさせておいて，耳門から30度の角度で聴宮に1.0寸透刺し，捻転・刮針の手法を行う〔刮針とは，刺入してから針柄を指で擦する方法〕。翳風は1.5寸の直刺で刮針の手法。大椎は1.0寸の直刺でゆっくりと提挿し刮針の手法を行う。その他の腧穴は通常の刺針をして，提挿・捻転の手法を行う。続けて30分手技を施すと，痛みは明らかに軽減したので，間欠的に手技を加えるようにし，10～15分に1回の手技にした。約1時間置針すると，痛みは基本的に消失した。体温を測ると37.9℃だった。まだ軽度の耳鳴りがあり，置針の間に4回激痛が起こったが，手技を行って

症例1	
主 訴	昨日から耳の中が痛む。
経 過	昨夜突然耳の中と周囲に脈打つような感覚が起こった。激しい痛み・悪寒・発熱・鼻水・頭痛があり，急性化膿性中耳炎と診断された。
診 察	体温39.3℃・聴力低下・耳鳴り・内耳道充血・耳の中に膿汁 舌診：舌質紅・舌苔黄 脈診：浮数

診 断	中医病名：膿耳　　　　西医病名：急性化膿性中耳炎
弁 証	外感風熱

治 法	疏風解表・清肝泄熱

取 穴	主穴：耳門・風池・聴宮・翳風・曲池 配穴：中渚・足臨泣・大椎・太陽

いるうちに，いずれも寛解した。

再　診（6月15日）：痛みの再発はない。体温は37.2℃で耳の中に黄色の膿が少量出ていた。翳風・曲池・下関・足臨泣に前回と同様の手法で針を行い，5分に1回手技を加えながら30分針治療を行った。1日に1回，合計3回の治療で，すべての症状はなくなり治癒した。

《考察》

耳の中に膿が出る病症を膿耳という。耳疳・耳湿などともいうが，化膿性中耳炎に相当する。その病因は，『馮氏錦嚢』によると，「耳病の病因には七種ある。実熱・陰虚・因痰・因水・気閉・肝風・胎元，これらが原因で病となる」ということである。この患者は悪寒・発熱・鼻水・舌質が紅・舌苔が黄・脈は浮数などの表証があったので，外感風熱型の膿耳と診断さ

れた。風熱の邪が肝胆の火をかきたて，少陽の経を阻滞したため，「通じざれば痛む」の原則どおりに耳が痛んだのである。外邪が熱結して耳に集まり，耳膜を灼傷したため，血肉が腐敗して膿液が醸成され，その結果耳の中に膿が流出したのである。悪寒・発熱・鼻水・舌質が紅・舌苔が黄・脈は浮数などは外感風熱の邪があることを示している。耳は聴の宮，手足の少陽および太陽の会するところなので，局所の経穴だけでなく，中渚・足臨泣などの手の太陽や手足の少陽の経穴を取ることによって，肝胆の湿熱を取るという目的を達することができる。大椎・曲池・風池などの腧穴を取ることで，解表散熱し消炎止痛する。これらの諸穴を共同して用いたので，数回の治療で治癒したのである。

症例2

患　者：孫〇〇，女性，50歳，幹部。
受　診：1993年3月12日
主　訴：右の耳から膿が出る。症状がよくなったり悪くなったりして10年になる。
経　過：右耳から膿が出る状態が10年以上続いており，よくなったり悪くなったりを繰り返しており，膿は多く，サラッとしており，臭いはないが，めまいや頭が脹った感じがして圧迫感がある。倦怠感があって力が出ない・食が進まず腹が脹る・便はときどき緩くなる症状がある。
診　察：右耳の鼓膜緊張部が大きく穿孔しており，聴力検査では右が伝導性の耳聾であった。顔は黄色で艶がない・舌質は淡白・舌苔は白で湿潤・脈は緩細弱。
診　断：中医：膿耳（脾虚湿困型*）
　　　　西医：化膿性中耳炎
治　法：健脾勝湿・補腎精益気血を兼ねる。
取　穴：翳風・耳門・三陰交・太谿・聴会・関元・足三里
操　作：いずれも補法を用い，灸を加える。毎日1回，毎回20〜30分置

症例2	
主　訴	右の耳から膿が出て，症状がよくなったり悪くなったりして10年になる。
経　過	10年以上右耳から膿が出る。膿は量が多くサラッとしている。めまい・頭が脹る感じ・圧迫感・腹脹・便はときに緩い。
診　察	右耳の鼓膜緊張部が穿孔し伝導性の耳聾・顔色黄色で艶がない。 **舌診**：舌質淡白・舌苔白 **脈診**：緩細弱
診　断	中医病名：膿耳　　　　西医病名：化膿性中耳炎
弁　証	脾虚湿困
治　法	健脾勝湿・補腎精・益気血
取　穴	翳風・耳門・三陰交・太谿・聴会・関元・足三里

針をする。合計12回の針灸治療を行った。

《考察》

患者の主症と検査結果から，脾虚湿困型の膿耳と診断された。脾虚のため水湿を運化できず，飲食物の栄養分やカスが正常に消化・吸収・排泄されなくなり，上部に影響が出て耳竅が犯されたものである。湿は陰邪であり，重く濁っており，粘っこくて停滞しやすいので，病はしばしばしつこく治りにくくなり，経過が長くなりやすい。脾虚による水湿の運化不調があるため，膿は多いが，サラッとしていて臭いはない。脾虚の病が長期化し，鼓膜の腐敗が比較的重い状態になり，活性を失って，修復力が出ないため，中央部の穿孔にいたったのである。脾虚のため水穀の精微を上昇させることができず，頭部に達しないため頭痛が起こっている。飲食物の栄養分やカスが正常に消

化・吸収・排泄されないため，濁気が上部に浮上して，頭が脹る感じになっている。脾は四肢を主っているので，脾虚になれば四肢が栄養されず，これに水湿の停滞が重なって，倦怠感と脱力感が出ている。脾虚による運化機能の失調があると，食が進まない・腹が脹る・便が緩いなどの症状が現れる。脾は後天の本であり，気血生化の源であるので，生化できなければ顔は黄色く艶がなくなる。栄華〔気血が発して光沢が現れること〕が失われるため，唇は艶がなく舌質は淡白になる。舌苔が白で湿潤なのは脾虚のため湿がある象である。この病症に対する針灸治療は，足の少陰・陽明・太陽経の腧穴を主とし，局部の腧穴を配穴する。翳風・耳門・聴会は耳をよく通すことができる。腎は耳に開竅しており，脾虚湿困により精液の気が上部の耳に達しなくなっているので，足の少陰腎経の原穴である太谿を用いて腎精を補益する。三陰交は肝・脾・腎3経の交会穴であるから，益腎健脾して，精血の生化を助けることができる。関元は元気を引き出し，足三里を配穴することでその補虚力を増進するのである。これらの諸穴を合わせて用いることによって，膿が出なくなり，聴力を回復したのである。

7　鼻淵〔副鼻腔炎〕

症例1

患　者：張〇〇，男性，26歳，工員。
初　診：1989年11月18日
主　訴：鼻づまり・汚い鼻汁・頭痛が10年間続いている。
経　過：1979年11月，感冒に罹りなかなか治らないうちに鼻淵になった。その後感冒に罹るたびに症状が重くなっていった。治療のために，各種の中薬や西洋薬を服用したがいずれも効果はなかった。今は鼻づまり・頭痛・鼻水・嗅覚障害があり，食事や睡眠の状況はまだよい。

症例1	
主 訴	鼻づまり・汚い鼻汁・頭痛が10年続く。
経 過	感冒に罹り,治らないうちに鼻淵になった。感冒に罹るたびに悪化し服薬も効果ない。嗅覚障害もある。
診 察	一般症状は良好・X線写真では両方の上顎洞内の密度が高い・粘膜肥厚 舌診：舌質紅・舌苔薄黄 脈診：沈濡
診 断	中医病名：鼻淵　　　西医病名：化膿性上顎洞炎
弁 証	湿熱鬱肺
治 法	清熱化湿・宣肺通竅
取 穴	攢竹・至陰・風池・曲池・足三里

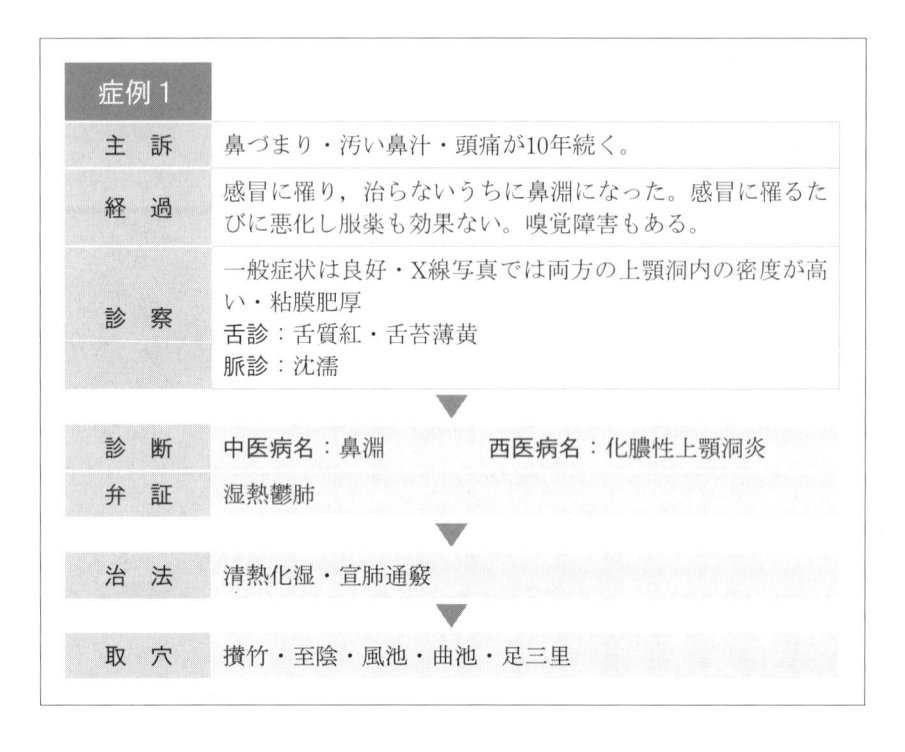

診　察：意識ははっきりしている・思考や反応が敏捷・顔色は正常・舌質は紅・舌苔は薄黄・脈は沈濡。X線写真によると，両方の上顎洞内の密度が高くなっており，粘膜が肥厚しているが，骨に損傷はない。

診　断：中医：鼻淵（湿熱鬱肺型）
　　　　西医：化膿性上顎洞炎

治　法：清熱化湿・宣肺通竅

取　穴：攢竹・至陰・風池・曲池・足三里

操　作：上記の腧穴に捻転の補瀉の手法を用いて，毎日1回針治療を行い，毎回30分置針した。2回目の治療後，頭痛は明らかに軽減し，5回目で頭痛は治癒した。治療効果を確実にするために，引き続き治療を行い，合計25回で全快した。10年来の頑固な疾患が針治療で根治したのである。

5．五官科

《考察》

　鼻淵のおもな症状は，膿性の鼻汁が出て，鼻づまり・嗅覚障害があり，また頭痛もするというものである。この患者は症状から鼻淵と診断された。膿性の鼻汁・舌質が紅・舌苔が薄黄ということは，湿熱鬱肺型である。肺経の湿熱が長い間に鬱して，経を通って上部に行き熱せられて，副鼻腔に集まり，気血を薫灼し，粘膜が炎症を起こし，その結果汚い鼻汁が出るようになったのである。鼻汁が鼻道を塞ぐので，鼻づまりとなり，嗅覚障害を起こす。肺経の熱は上って頭部を攻撃するので，脳の働きが犯されて頭痛が起こる。治療に当たっては，標本兼治とした。この場合は，まず頭痛を治したのだが，これは「急なればその標を治す」の原則にもとづいている。頭痛は鼻淵患者の治療の際によくみられる随伴症状である。症状と部位によって，それぞれ異なる腧穴を取る。痛みが両眉の間にあれば，攅竹・至陰を取る。痛みが前額部にあれば，頭維・厲兌を取る。痛みが両側にあれば，太陽・瞳子髎・足竅陰を取る。痛みが後頭部にあれば，風池・至陰を取る。一般に，頭痛は3〜5回の治療で寛解するので，さらに鼻淵治療の腧穴を組み合わせれば，治癒にいたらせることができる。

症例2（抄録）

患　者：王〇〇，男性，27歳，農民。
受　診：1992年2月23日
主　訴：鼻づまりが3年以上繰り返し起こっている。
経　過：患者は3年以上も繰り返し鼻づまり・鼻水の症状が起こっている。両鼻同時のときもあれば左右交互に生じることもある。嗅覚低下・頭痛・めまい・頭が圧迫されて重い感じなどの不快感がある。
診　察：鼻腔粘膜が充血・両側の下鼻甲介が腫大・両側の下鼻道に粘性の分泌物が少しみられる。
診　断：中医：鼻淵（湿熱型）
　　　　西医：慢性鼻炎

症例2		
主　訴	3年間鼻づまりを繰り返す。	
経　過	3年来鼻づまり・鼻水を繰り返す。両鼻同時のときもあれば，左右交互に起こることもある。	
診　察	嗅覚低下・頭痛・めまい・頭が重い・鼻腔粘膜充血・両側下鼻甲介腫大・両側の下鼻道に粘性の分泌物	
診　断	中医病名：鼻淵	西医病名：慢性鼻炎
弁　証	湿熱	
治　法	清熱除湿	
取　穴	迎香・印堂・曲池・合谷	

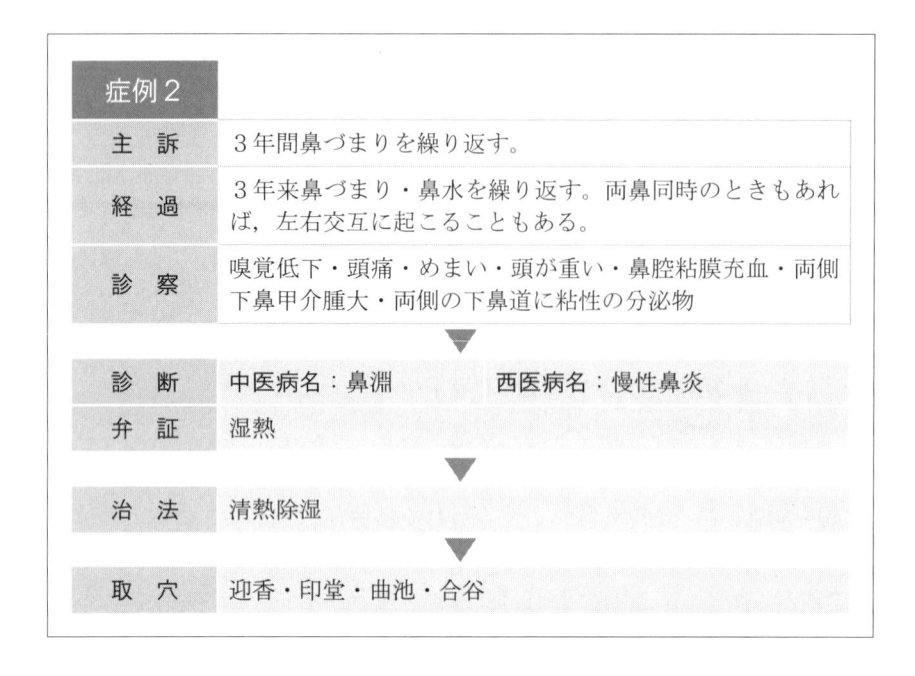

治　法：清熱除湿を主とする。
取　穴：迎香・印堂・曲池・合谷
方　法：0号2.5mm～3.5mmの腸線をプロモゲラミンで消毒し，ピンセットで9号針の針頭に通し，扁桃体切除用の針金（10cm）を針管内に入れ，針頭を垂直あるいは斜めにして選定穴に刺入する。約5mmで得気を得たら，針金を推し進め，針頭が刺入方向に回転しながら出てくるようにし，最後に針頭と針金を一緒に引き抜く。腸線を穴内に残置し，皮膚の外に出ないようにして，脱脂綿でしばらく押さえて出血を防止する。患者には埋線の翌日から経穴の上を数回按摩するようにさせる。埋線後患者はただちに鼻腔がすっきりと通るように感じた。1週間の埋線を2回行った。

《考察》

　迎香穴は手の陽明経の終点であり，曲池・合谷を配穴して，陽明経を疏

通・調整し，気血を順調に流れさせる。大腸と肺は表裏の関係にあるので，この方法によって肺熱を通して風寒を除去させるのである。印堂は経外奇穴であるが，督脈に入っており鼻の近隣にあるので，局部の気血を調整することができ，全面的な奏効に役立った。

(『現代針灸医案選』より抜粋)

8 乳蛾〔扁桃炎〕

症例1

患　者：周○○，女性，20歳，農民。

初　診：1987年7月5日

主　訴：4日前からのどが痛む。

経　過：7月1日にのどが痛み出し，続いて寒気がして熱が出た。めまいがして重苦しい痛みがあり，身体はだるくものが食べられない。飲み込むのも困難で，涎が出て，話をすることもできない。尿の色は黄色であった。自分で感冒片を服用したが治らなかったので，今日診察を受けに来た。

診　察：苦しそうな様子・体温は38.4℃・両側の扁桃が桃のように赤くなって腫れている・舌苔は黄厚・脈は浮数。

診　断：中医：乳蛾（風熱外襲型）
　　　　西医：急性扁桃炎

治　法：清熱瀉火・疏風消腫

取　穴：少商・合谷・翳風・風池・天容

操　作：毫針による瀉法，三稜針による点刺出血。上記の腧穴に強刺激の瀉法を行い，20分置針する。三稜針で少商と乳蛾の局部を点刺する。
　　　　針をすると痛みはかなり退き，精神的にもすっきりしてきた。

再　診（7月5日）：患者が言うには，昨日針治療を終えて帰宅すると，症

症例1		
主　訴	4日前からのどが痛む。	
経　過	のどが痛み，寒気・発熱・めまい・重苦しい痛み・だるい・飲み込めない・涎が出る・尿の色は黄色であった。	
診　察	体温38.4℃・両側の扁桃発赤腫脹 舌診：舌苔黄厚 脈診：浮数	
診　断	中医病名：乳蛾	西医病名：急性扁桃炎
弁　証	風熱外襲	
治　法	清熱瀉火・疏風消腫	
取　穴	少商・合谷・翳風・風池・天容	

状はほとんどよくなっていた。今は飲み込みもできるし，食べることもできる。ただ少し寒けがあり，気分が少しすぐれず，咽喉部にまだ少し痛みがある。そこでもう1度治療を行い，風府・太淵・合谷・足三里を加えた。4日後に訪問検査すると治癒していた。

《考察》

典型的な咽喉部の痛みがあり，扁桃が桃のように発赤し腫れていたので，乳蛾と診断された。乳蛾は肺胃の積熱に由来するもので，内熱の邪を繰り返し感受し，咽喉部が経に沿って熱せられて発症する。風熱が口や鼻から入って，のどを塞ぐと咽喉部に痛みが起こり，飲み込みが困難になる。鬱熱が肺胃を傷めるため，めまいがして重苦しい痛みとなり，だるくて食べられなくなる。表証のため，寒気と発熱がみられる。舌苔が黄厚・脈が浮数などはいずれも風熱外襲のためであり，肺胃に熱があるということである。これは実証である。「実ならばこれを瀉す」という原則に従うと，治

5. 五官科

法は疏風清熱であり，肺胃の熱を瀉し，痛みと腫れを除去するということになる。少商と合谷は太陰と陽明の風熱を瀉し咽喉部を滑らかにすることができる。翳風・風池は少陽の木火〔胆火〕を瀉す。天容は太陽の熱を瀉しのどの熱を取る。乳蛾の局部を点刺して出血させることによって瘀熱を瀉す。風府・太淵は解表清肺することができる。足三里は脾胃を調整し正気を扶助する。このようにして治癒にいたったのである。

症例2

患　者：劉○○，男性，35歳，幹部。
受　診：1988年7月6日
主　訴：のどが乾燥して不快な感じが2年続いている。
経　過：1986年頃からのどが乾燥して不快な感じが起こり，痛みと痒みも少しある。咳や痰はない。疲れと脱力感があり，手掌と足底に熱があり，午後になると症状がはっきりしてくる。
診　察：扁桃が肥大し発赤し，周囲にまで波及しており，扁桃上には黄色や白の膿をもったブツブツがみられる。舌質は紅で津液は少なく，脈は細数。
診　断：中医：乳蛾（虚火型）
　　　　西医：慢性扁桃体炎
治　法：養陰清肺・生津潤燥
取　穴：太谿・照海・魚際
方　法：毎日1回あるいは隔日に1回針治療を行い，毎回20〜30分置針する。10回続けて1クールとする。

《考察》

　患者はこの病気に罹患してすでに2年を経過しており，病位が咽喉部であることから，肺気は当然虚している。そのため虚火型の乳蛾と診断されたのである。肺陰が虧損し，虚火が咽喉部に上炎したため，扁桃が肥大し，周辺まで発赤し，乾燥して不快になり，扁桃上には黄色や白の膿をも

279

症例2	
主 訴	のどが乾燥して不快感が2年続く。
経 過	のどが乾燥し不快感・痛み・痒み・咳痰はない・疲れ・脱力感・手掌足底心熱・午後に症状明瞭などがみられる。
診 察	扁桃とその周囲肥大し発赤，扁桃上に膿をもつブツブツがみられる。 **舌診**：舌質紅で津液少ない **脈診**：細数

診 断	**中医病名：乳蛾**	**西医病名：慢性扁桃体炎**
弁 証	**虚火・肺陰不足**	

治 法	**養陰清肺・生津潤燥**

取 穴	**太谿・照海・魚際**

ったブツブツができたのである。肺陰が損傷を受けると，肺気が上逆するので，咳や痰は出ない。陰虚により肺が乾燥し津液が少なくなるので，のどの乾燥が起こる。疲れて脱力感がある・顔色が赤い・手掌や足底に熱がある・舌質が紅で津液が少ない・脈が細数であるということは，肺陰不足の証である。太谿・照海を取ることによって，津液を補い潤いを与えるだけでなく，腎陰を補し肺陰を滋養することができるのである。魚際は手の太陰肺経の滎穴であり，肺熱を清瀉することができる。これら3穴の配穴は養陰清肺・生津潤燥の優れた処方である。

9 喉瘖〔喉頭部疾患による失声〕

症例1

患　者：成〇〇，男性，36歳，劇団の歌手。
初　診：1987年6月10日
主　訴：半年前からよく声がかすれていたが，昨日から特にひどくなった。
経　過：患者は幼い頃からよくのどが痛くなっていたが，劇団員になってから扁桃が繰り返し炎症を起こしていた。最後の2回の急性発作は1973年だったが，いずれも1回の針治療で治っており，それ以来14年間再発していない。1987年1月，発声方法が適切でなく，それに母親が病気だったこともあって，気持ちも落ち着かず，歌唱の発音がのびやかにならず，声がかれ，舞台に出演できなくなった。そこで某医院の耳鼻咽喉科で検査を受けたが，声帯小結節の前1/3の閉合不全という診断だった。手術を提案されたが，今後の歌手生活に影響すると考えて断った。6月9日に歌っていると突然音の調子がおかしくなり，また声がかれてしまったので，当院に針灸治療を受けに来た。
診　察：痩せている・声は細く聞き取れない・舌質は淡・舌苔は灰白・脈は細弱。
診　断：中医：喉瘖（気血両虚型）
　　　　西医：結節性声帯炎
治　法：気陰双補
取　穴：廉泉・人迎・天容・合谷・列缺
操　作：毫針による刺法。1日おきに1回。刺入後に得気を得たら，平補平瀉の手法で置針はしない。
　　　　5回の針治療で治癒した。その後8年経つが再発していない。

症例1		
主 訴	半年前から声のかすれがあり，昨日からひどくなった。	
経 過	幼少時からのど痛がよく起こった。大人になって扁桃の炎症を繰り返す。最近，精神的に落ち着かず，声がかれ，声帯小結節前1/3の閉合不全と診断された。	
診 察	痩せ・声細く聞き取れない。 舌診：舌質淡・舌苔灰白 脈診：細弱	
診 断	中医病名：喉瘖	西医病名：結節性声帯炎
弁 証	気血両虚	
治 法	気陰双補	
取 穴	廉泉・人迎・天容・合谷・列缺	

《考察》

中国伝統医学では，この病気を喉痺・喉閉・喉瘖などという。すでに『内経』に「瘖」の記載がみられ，また「声嘶」「倒嗓」とも書かれている。高音の歌唱や声楽の教師の授業での発声によって起こることが多く，声門の疲労によって発症する。喉腔は肺系に連係しており，声の出入り口であり，五行では金に属している。外感や鬱怒によって失声したものは，「金実不鳴〔肺気が実で失声となるものをいう〕」といい実証である。病気が長期に及び陰虚になって失声したものは，「金破不鳴〔肺気の損傷により失声するもの〕」といい虚証である。この病気は喉腔や声帯の局部の病変ではあるが，肺や腎と深く関係している。声帯は肺から出ているが根本は腎にある。肺は気を主り，腎は精気を蔵するので，腎精は満ち溢れ，肺気は旺盛になり，声帯はよく通るようになるのである。もし肺や腎が病めば，いずれも失声につながる。咽喉部の炎症によって起こる声がれや声帯の小結節に対しては，針灸治療は比較的その効果を期待できる。

5. 五官科

症例2

患　者：伍〇〇，女性，35歳，音楽教師。
受　診：1981年6月10日
主　訴：声がかれて4カ月になる。
経　過：はじめは歌唱指導を続けて行っていて起こったのだが，日が経つにつれて悪化し，仕事をすることができなくなった。これまでに中薬を服用したり理学療法を試みたりしたが，いずれも効果がないので，針灸治療を受けに来た。
診　察：話す声はかれており，高音はまったく出ない。五官科の検査で，両側の歌手結節と声帯の浮腫および充血があると診断された。脈は細で尺は弱・舌質は紅・舌苔は薄微黄。
診　断：中医：喉瘖（腎陰不足型）
　　　　西医：歌手結節
治　法：滋陰補腎
取　穴：声帯穴
配　穴：廉泉・照海
操　作：声帯穴は毫針で3～4分刺入し，廉泉は6～8分刺入し，10～20分置針する。置針している間に軽く1回捻針し，補法を施す。照海は梅花針で20～25回軽く叩く。毎日1回治療する。
　　　　1回の治療で声のかれはすぐに軽減し，5回を終えるとすでに高音の発声もできるようになった。9回の治療で声は完全に回復し，五官科の検査でも結節は消失しており，声帯は正常に回復していた。5年後の検査でも再発しておらず，音楽教師を続けている。

《考察》

　声帯穴というのは，筆者が臨床を行うなかで発見した新穴である。位置は喉頭隆起の両側5～7分（頸部の太い細いがあるので人によって異なる）で，水突穴の前方の浅いくぼみにあり，人迎穴は水突穴の上方である。新穴の強音は人迎穴の後方にあり，いずれも声帯穴の位置とは異なる。筆者

症例2		
主　訴	声がかれて4カ月になる。	
経　過	はじめは歌唱指導で起こり，その後悪化した。	
診　察	話す声もかれ，高音はまったく出ない。歌手結節があり，声帯の浮腫・充血がある。 舌診：舌質紅・舌苔薄微黄 脈診：細	
診　断	中医病名：喉瘖	西医病名：歌手結節
弁　証	腎陰不足	
治　法	滋陰補腎	
取　穴	主穴：声帯穴 配穴：廉泉・照海	

は声帯穴を主としており，これまでに10例の患者を治療しているが，そのうち治癒が6例，好転が3例，無効が1例（この症例は仕事柄毎日治療することができず，何日かに1回の治療で，そのうえ咽頭炎をしばしば発症しており，治療効果にも影響があった。4回治療して治療を止めた）で，よい効果を上げている。ただしこの腧穴を用いる場合は，皮下に軟骨があるので，深い針をしてはならない。この腧穴は歌手結節だけでなく，声帯の浮腫や充血にも有効である。上記した附近の各穴はいずれも声帯に近いので，声帯の局部への作用は特にはっきりしている。それにこの部位には大きな血管がないので，比較的安全でもある。もし患者に慢性の咽頭炎があれば，治療を行うときに天容を加え，平補平瀉の手法を用いる。急性の咽頭炎であれば天容に瀉法を行う。

（『中国当代針灸名医録』より抜粋）

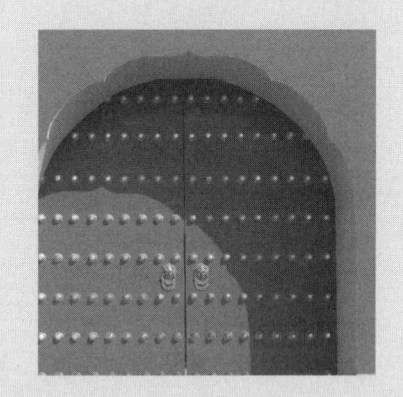

急 症

1 高熱

症例1

患　者：張〇〇，男性，16歳，学生。
初　診：1996年8月18日午後4時
主　訴：(母の代弁) 2時間前から，高熱が出て，汗をかかないが，口が渇き，訳のわからないことを言っている。
経　過：今日の午後1時に，暑かったのでプールに泳ぎに行って，炎天下を歩いて帰宅したのだが，家に帰ると頭が押さえられるような感じがして，疲れが出て，口が渇き，気持ちが悪いなどの不快感におそわれた。しばらく休んでいたが，午後2時に突然高熱が出て，胸が苦しく，吐き気があり，頭痛がした。そのうち意識がなくなり訳のわからないことを言い始めたので，急遽連れて来た。
診　察：体温40℃（腋下）・意識不明でうわ言を言う・顔面は紅潮・口や唇は乾いている・急性の様相・頸動脈の拍動は明らかに早くなっている・咽喉部もやや発赤・肺部（－）・心拍数110回/分・心拍に乱れはない・全身が熱い・皮膚は乾燥・汗はない・発疹はみられない・腹は平坦で軟・脈は洪数・舌質は紅・舌苔は薄でわずかに膩。
診　断：中医：中暑（急に暑邪を受けたために，鬱して化熱したもの）
　　　　西医：重症の中暑〔急性日射病〕
治　法：清暑祛邪・退熱醒神
取　穴：合谷・内庭・少商
操　作：少商を取り三稜針で点刺瀉血し，血を数滴絞りだし，消毒用の綿花で拭いて清潔にしておく。合谷・内庭は毫針で透天涼〔刺針における瀉法の運用方法。焼山火と対称の法。まず深部で提挿あるいは捻転の瀉法を行い，少し引き上げて同様にし，さらに浅部まで引き上げて同様にする。これを何回か繰り返す〕の手法を行い，

症例1	
主　訴	2時間前から高熱・汗はない・口渇・うわ言
経　過	プールに行き炎天下を歩いて帰ったところ，頭の圧迫感・疲れ・口渇・不快感があり，その後突然高熱・胸苦しい・吐き気・頭痛が起こり，意識不明となりうわ言を言う。
診　察	体温40℃・意識不明・うわ言・顔面紅潮・口唇乾く・咽喉部発赤・肺部（－）・心拍数110回/分・腹平坦軟 舌診：舌質紅・舌苔薄わずかに膩 脈診：洪数
診　断	中医病名：中暑　　　　西医病名：急性日射病
弁　証	寒湿侵襲・暑邪化熱
治　法	清暑祛邪・退熱醒神
取　穴	合谷・内庭・少商

　刺針時に合谷は涼感が本経を通って肩部にまで行くように，また内庭は涼感が本経を通って上に昇り腹部に達するようにする。

　治療後1時間で熱は退き，体温は38℃（腋下）になり，意識も少し戻った。竹葉10ｇ，連翹15ｇ，銀花20ｇ，芦根12ｇ，黄芩10ｇ，青蒿10ｇ，石膏15ｇ，知母10ｇ，薏苡仁20ｇ，甘草8ｇを服用させた。2剤を煎じて茶の代わりに飲んで治癒した。

《考察》

　患者は酷暑の日に冷水を浴びて，それから炎天下を歩いたために，寒湿が外から侵襲し，腠理の開闔が失調し，また酷暑の邪毒を急激に受けたため，臓腑の機能が働かなくなり，突発的な高熱・無汗・意識不明・うわ言・胸悶・吐き気・頭痛などの症状が現れたのである。少商は手の太陰肺経の

井穴であり，これを点刺出血させれば，疏表瀉熱をすることができる。合谷は手の陽明大腸経の経穴であり，これは主として陽明経の表熱をとるのだが，裏熱も同時にとることができる。内庭は足の陽明胃経の経穴であり，陽明経の裏熱を主にとるのだが，同時に表熱もとる。これらの2穴を共同して用いることによって，陽明の邪熱を瀉し暑邪を取り除くことができたのである。これらの配穴によって，瀉熱の効能を得ただけでなく，中薬を配合したために，暑熱を急速に取り除き，すばやい効果を上げたのである。

症例2（抄録）

患　者：李〇〇，男性，28歳。
主　訴：高熱が3日間続いている。
経　過：患者は3日前にはっきりした誘因がないのに，突然高熱が出て，その後手足のあちこちの関節が赤く腫れて痛み出した。また，口が渇いて冷たいものを飲みたがり，尿は赤い。
診　察：体温39.5℃・顔面は赤い・舌質は紅・舌苔は薄黄・脈は洪大数。
診　断：高熱・風熱外襲型
治　法：清熱疏風・経絡を通じさせる
取　穴：大椎・二間・内庭・曲池・後谿・足三里
操　作：大椎は三稜針で瀉血し，その他の各穴は毫針で瀉法を行う。梅花針で赤く腫れた関節を軽く叩く。
第2診：体温は38.6℃に下がり，四肢の関節の腫れと痛みもやや薄らいだが，まだ動かせない。大椎の他に商陽にも点刺瀉血を行い，その他は前回と同様にした。
第3診：体温は37.8℃になり，四肢の関節の腫れは明らかに退き，痛みも軽減し，少し動かせるようになった。上記の処方に三間を加えて瀉法を行った。
第4診：熱はすでに退き，腫れも取れ，痛みもほとんどなくなり，四肢の関節を動かせるようになった。引き続き前回の方法で1回治療を行い治癒した。

	症例2
主　訴	高熱が3日続く。
経　過	特に誘因もなく，突然高熱が発症。その後手足の関節発赤・腫脹・痛み・口渇・尿赤があった。
診　察	体温39.5℃・顔面紅潮 舌診：舌質紅・舌苔薄黄 脈診：洪大数
診　断	**中医病名：高熱**　　　**西医病名：高熱**
弁　証	風熱外襲
治　法	清熱疏風・疏通経脈
取　穴	大椎・二間・内庭・曲池・後谿・足三里

《考察》

　この症例は風熱の邪が太陽・陽明の絡を外から侵襲したもので，営衛の気が調和できなくなり，経気が閉塞して起こったものである。したがって，治療は太陽でおもに解表し疏通させ，陽明で筋の熱をとるようにした。諸陽の会である大椎は，点刺出血させて，表の陽邪を散らせて解熱させる。それに手足の陽明経の滎穴である二間・内庭を加えて，経気の疏通を行い，陽明の熱邪を取り除く。太陽は表を主治するので，太陽の輸穴である後谿を取る。これは八脈に通じているので，経脈を疏通させ解表することができる。経脈が通れば熱邪はおのずから引き下がる。以上の各穴はいずれも毫針を用いて瀉法を行う。これに梅花針による局部の軽い叩打を加えて，少し出血させれば，関節部に留まる邪を退出させることができるのである。こうして絡が通じて痛みがなくなれば，熱は退き治癒するのである。

（『中国当代針灸名家医案』より抜粋）

2 痙病〔牙関緊急・弓なり緊張などを伴う熱性病〕
　　厥病〔突然失神する病症〕

症例1

患　者：宋○○，女性，28歳，農民。
受　診：1983年6月13日夜8時30分
主　訴：(身内の代弁) 意識不明となり，手足が痙攣して30分になる。
経　過：患者はふだんから臆病で，精神的にも抑うつ状態で，悶々としたり怒ったりしやすい。精神的な刺激や恐怖感があるといつも昏倒して意識不明になる。発作はこれまでにもたびたびあり，医院ではヒステリーと診断されていた。6月13日に外出し，夜8時に帰宅し，家の入り口で他の人と別れたとき，突然一匹の赤犬が追いかけてきたので，昏倒し意識不明になってしまった。歯を食いしばって口を開けられなくなり，手足は痙攣し，呼吸が荒くなったので，急遽当院に搬送されてきた。
診　察：意識不明・顔面紅潮・呼吸は荒い・手足は発作的に痙攣しており冷たい・両手をギュッと握りしめ両方の瞳孔はともに大きく見開かれているが頸項部の強直などの病理的徴候はみられない・舌質は淡暗・舌苔は白厚・脈は弦細。
診　断：中医：厥病（気厥型）
　　　　西医：ヒステリー性失神
治　法：調気散鬱・蘇厥開竅
取　穴：水溝・内関・膻中・太衝・足三里・頰車・合谷
操　作：足三里には補法の刺針をし，その他の腧穴には瀉法を行う。まず水溝・膻中・内関に1分刺針すると蘇醒し始め，この3穴に20分置針し，5分ごとに1回3穴同時に手技を加えると，抜針時にはすでに意識が戻っていた。意識が戻り始めてから頰車・合谷に刺針し20分置針して抜針した。その間にやはり5分ごとに1回手技

症例1		
主　訴	意識不明・手足が痙攣して30分経つ。	
経　過	平素から抑うつ状態で怒りやすい。たびたび昏倒し意識不明になる。ヒステリーと診断された。先ほど犬に追われて昏倒し，意識不明・牙関緊急・手足痙攣・呼吸荒い状態になった。	
診　察	意識不明・顔面紅潮・呼吸荒い・手足痙攣し冷たい・瞳孔見開き 舌診：舌質淡暗・舌苔白厚 脈診：弦細	
診　断	中医病名：厥病	西医病名：ヒステリー性失神
弁　証	気厥	
治　法	調気散鬱・蘇厥開竅	
取　穴	水溝・内関・膻中・太衝・足三里・頬車・合谷	

を加えた。症状は基本的に消失したが，さらに太衝・足三里（補法を用いる）に針をして30分置針した。1時間の治療で治癒したので，家に帰って休んで，気持ちをリラックスさせ，クヨクヨしないようにといった。逍遙丸および甘麦大棗湯を服用させて2週間保養させた。その後2年になるが再発はしていない。

《考察》

本症例はもともと臆病で抑うつ的な性格だった患者が，たまたま苛立っていて怒りや恐怖の刺激を受けて発症したものである。その病因病機は恐怖・苛立ちと怒りによって臓腑の機能が逆乱してしまったことである。気が逆上すると，脳が塞がれて，昏倒し失神する。臓腑の機能が鬱滞し，

6. 急症

化火〔病理的な機能亢進の状態〕して風を生じ，気滞によって絡脈が塞がれ，筋脈が栄養されなくなると，四肢の痙攣・牙関緊急・両手を握り締める・手足の冷え・舌質は淡暗・脈は弦細などの症状が現れる。水溝は督脈の腧穴であり，督脈は絡に入り脳に通じているので，醒脳開竅*することができる。内関は心包経の絡穴であり，胃・心・胸に通じており，その効能は寛胸理気・鎮静安神・安寧定志である。膻中は任脈の腧穴であり，胸の中央に位置し，両乳の間にあるので，その効能は胸中の大気をよく調整させ，理気散瘀・寛胸利膈・降気平喘することである。これらの3穴を配合して用いることによって，上焦に行って力を発揮することができ，救急に効果があったのである。頰車・合谷に針を行うと，通経活絡し風を鎮めて痙攣を止めることができる。太衝は疏肝理気*して臓腑の機能を調整する。足三里は健脾和胃して益気を引き出す。これらの7穴を共同して用いるなら，その効能は十分に発揮されるのである。配穴と手法が大変厳格だったので，1回の治療で治癒しその後再発はみられない。

症例2（抄録）

患　者：イブラシン・〇〇，男性，30歳，スーダン民主共和国北カム地区出身の農民。
受　診：1972年9月11日
主　訴：（通訳の代弁）昨日から悪寒発熱があり，歯を食いしばって口を開けられず，手足の痙攣もある。
経　過：1カ月前，車で外出したときに，運転中に転覆事故を起こした。幸いにも本人は振り落とされて足に怪我をしただけで，3週間後には，外傷は基本的に治った。その後帰宅して1週間になるが，今朝，歯を食いしばって口が開けられない状態になり，熱が出て寒けがした。午後2時頃になると，気分が悪く，身体にも違和感を覚えるようになり，手足に痙攣が起こった。
診　察：体温39.8℃・苦笑しているような顔つき・牙関緊急・熱がある・食べられない・項や背がこわばり横になっていられない・ときどき痙

	症例2	
	主　訴	昨日から悪寒発熱・牙関緊急・手足が痙攣する
	経　過	1カ月前交通事故を起こし，3週間後に外傷は治った。今朝症状が現れ，午後には気分が悪く，身体に違和感があり，手足が痙攣した。
	診　察	体温39.8℃・苦笑しているような顔貌・牙関緊急・発熱・食べられない・項背こわばり・ときどき痙攣 脈診：浮数
	診　断	中医病名：痙病　　　西医病名：破傷風
	弁　証	風毒侵入・営衛の気の鬱滞
	治　法	疏散解表・清熱止痙・清潤
	取　穴	後谿から労宮（透刺）・曲池・太衝・印堂・百会・湧泉

　　　　攣が起こる・口を結んでいるので舌や苔はみられない・脈は浮数。
診　断：痙病（破傷風）
弁　証：風毒が筋肉や皮膚の経脈に侵入し，営衛の気がよく通じなくなったために起こった。
治　則：疏散解表・清熱止痙・清潤
取　穴：後谿から労宮へ透刺（両）・曲池（両）・太衝（両）・印堂・百会・湧泉（両）。
　　　　上記の腧穴に強刺激の手法で瀉法を行い，毎回1時間置針し，5分ごとに手技を加えて得気を得る。得気を得るときに，患者にしっとりした感じや発汗の感じが出るように注意しなければならない。1回目の治療後，汗が出て熱が退き，項背のこわばり・痙攣・牙関緊急などがたちまち軽減し，脈も平緩になった。
　　　　上記の配穴と手法を守って，平補平瀉法で施術し，毎回30分置

針し，引き続き5分に1回手技を加えて得気を得た。続けて2回治療を行うと，諸症状はなくなり，脈は平緩となった。

その後同じ方法で2回治療し終了した。1年後の検査で違和感はない。

《考察》

この病気は，風毒が筋肉や皮膚の経脈に侵入し，営衛の気が通じなくなったために起こったものである。そこで上記の腧穴を用いて治療したのだが，その理由は次のとおりである。後谿は小腸経の輸穴であり，また八脈交会穴の1つで，督脈を通っており，この腧穴を用いることによって散風泄熱することができる。労宮は心包経の滎穴であり，清心醒脳の効能がある。曲池は大腸経の合穴であり，疏風瀉熱できる。太衝は肝経の輸穴であり，また原穴でもあり，平肝熄風*の効能がある。印堂は瀉熱開竅〔開竅とは，病邪が心竅を塞いだために起こる症状を治療する法〕の効能があり，百会は督脈と手足の三陽経の交会穴であるので，熄風醒脳することができる。湧泉は腎経の井穴であり，開竅蘇厥する。これらの腧穴を配合して使用し，強刺激の瀉法を行い得気を得れば，解表発汗の力が発揮されて，風毒を汗とともに解除することができるのである。汗というのは心液であり，汗が出すぎると，傷陰耗血して再び肝風を巻き起こす恐れがあるので，手法によって調整すべきであり，滋陰潜陽*・熄風止痙の効能を引き出せば，発汗後の調整ができて，効果を上げることができるのである。

(『実用針灸医案選』より抜粋)

症例3（抄録）

患　者：常〇〇，男性，51歳，淅川県人。
受　診：1987年12月4日
主　訴：(代弁) 15分前に突然気を失って倒れた。
経　過：妻と言い争って，突然倒れて気を失った。歯を食いしばって口をきつく閉め，顔や目が赤く，唇は青紫色で，呼吸は荒く，脈は沈

症例3		
主　訴	15分前に気を失って倒れた。	
経　過	言い争って突然倒れて気を失った。	
診　察	歯を食いしばり口をきつく閉める・顔や目が赤い・唇は青紫色・呼吸荒い・血圧160／111mmHg 脈診：沈弦	
弁　証	血厥（実証）	
治　法	疏肝理気・行血開竅	
取　穴	手の十二井穴に点刺出血させた後，行間・三陰交	

　　　　　弦である。体格は肥っていて，血圧は160／111mmHgであった。
既往歴：５年来の高血圧症で，血圧は152 〜 190／100 〜 118mmHgのあいだである。ふだんから怒りっぽく，血圧が高いときは，頭痛があり，心中煩悶し，よく眠れない。
弁　証：肝陽が元来旺盛であるのに，激しく怒ったので肝を傷め，気逆したのにつられて血厥（実証）となったものである。
治　則：疏肝理気・行血開竅
取穴と効果：まず三稜針で手の十二井穴に点刺して出血させ，それから行間・三陰交に瀉法を行い，続けて５分捻転の瀉法を行い５分置針した。しばらくして患者は意識を取り戻し，さらに５分捻針すると，呼吸も平常のようになり，「針が痛い，脚の針が痛い」と言うようになった。その後10分置針すると，「頭が脹って痛い・めまいがする・腋が痛い」などと言うようになった。血圧は150／100mmHgに下がり，顔色や唇の色も正常になった。鎮肝熄風湯加減を投与した。

《考察》

臨床症状と経過および既往歴を勘案して，血厥実証と弁証した。本症例はまさに『素問』生気通天論篇にいうように，「激しく怒ればすなわち形気絶し，血，上に鬱し，人をして薄厥〔張仲景の説では，互いに迫るのを薄，気が逆するのを厥という〕せしめる」という病である。患者はもとから肝陽が旺盛であったのに，激しく怒ったので，肝を傷り，肝気上逆して，血が気に従って上昇し，精神の働きが塞がれ，頭部の竅孔が閉塞したため，突然意識を失って倒れ，牙関緊急の状態になったのである。顔や目が赤く，唇が紫色で，脈は沈弦などは，気逆血鬱の徴候である。したがって，行間（平肝・清肝）・三陰交（活血）に瀉法の針を行い，手の十二井穴に点刺出血させ（行血宣竅），理気活血・開竅醒脳の法を用いて効果を得たのである。三陰交と行間の配穴は平肝行血して血を下に引く効能がある。三陰交の瀉法と十二井穴の点刺出血によって，鬱結を取り除く効果を得たのである。

（『針灸臨床弁証論治』より抜粋）

3 脱病〔陰陽気血が大量に損耗した病〕

症例1

患　者：尹○○，女性，50歳，農民。
受　診：1979年8月16日
主　訴：（代弁）昏睡状態になって2日になる。
経　過：患者は元来痩せて虚弱だったのだが，夏の炎天下で，冷たいものをがぶ飲みしたところ，いつものように下痢が起こり，食欲が減退して，熱も出た。そこで清熱・消炎・下痢止めの中薬や西洋薬を大量に服用し，とりあえず熱は下がったものの，下痢は治らな

症例1	
主　訴	昏睡状態になって2日経つ。
経　過	元来虚弱。炎天下で冷たいものを飲み，下痢・発熱した。服薬後下痢便に粘液が混じるなどしたが入院治療で好転。2日前に緑豆粥を食べ，水様便・白色の粘液・病状悪化・手足厥冷・意識不明であった。
診　察	意識不明・顔面蒼白・痩せ・四肢厥冷・瞳孔対光反射鈍い・口腔乾燥・呼吸浅く遅い・腹鼓脹で軟 舌診：舌質淡白・舌光無苔 脈診：細微弱
診　断	中医病名：脱病　　　　西医病名：ショック
弁　証	陰陽倶脱
治　法	回陽救脱・陰陽調節・醒神開竅
取　穴	人中・内関・膻中・神闕・足三里・湧泉・中脘

　　　　いままで，便には粘液が混じり，食欲もなく，だるくてたまらず，手足には力が入らない状態だった。そこで診療所に入院して5日間治療を受けた。毎日500～1,000ccの点滴を受け，フラゾリドン・ビタミン・ベルベリンなどを服用して，病状は好転した。ところが，8月14日に緑豆粥を食べた後，突然ひどい下痢となり，水様便に白色の粘液が混じり，1日に10回以上も起こって，夜には突発的に腹が脹り，病状は急速に悪化し，手足が厥冷し，意識不明となった。2日間の救急治療を受けたが，まだ好転しないので，中医の立ち合い診察を受けることになった。

診　察：意識不明・顔面蒼白・痩せている・皮膚はたるんでいて弾性に欠ける・四肢は厥冷・瞳孔の対光反射は鈍い・口腔は乾燥して津液

が不足・呼吸は浅くかつ遅い・腹は鼓脹して押さえると軟かい・舌質は淡白・舌は光っていて苔はない・脈は細微弱であった。

診　断：中医：脱病（陰陽倶脱型）
　　　　西医：ショック
治　法：回陽救脱・陰陽を調節する・醒神開竅
取　穴：人中・内関・膻中・神闕・足三里・湧泉・中脘
操　作：人中・内関に補法を行い，急速に回陽救脱し心竅を開いて蘇醒させる。同時に神闕・膻中に棒灸を行って陰陽のバランスを調節し回陽固脱をはかる。20分治療すると，患者は目を開けようと瞼をショボショボと動かし，両腕をかすかに動かした。そこでさらに保温するために，湯たんぽで手足を温め，温めたブドウ糖液40ccと参附湯合生脈参の煎じ液20ccを鼻から注入した。その後10分ごとに温めたブドウ糖液20ccを，また2時間ごとに温めた生脈散煎じ液20ccを鼻腔から補給するように看護師に指示した。刺針して40分置針し抜針してから，再度すべて棒灸法で15分施灸し，5分休止し，また2時間治療した。患者は意識を取り戻し，両目を開けた。手足も温かみを取り戻し動かせるようになった。

第2診（8月17日）：午前8時，患者の病状は好転し，声を出して意志を示そうとしたが，まだ筋力が極端に弱っており，話をするのも消耗するようで，手足の動きにも力が入らない。尿も少なく，舌は光って無苔，口が乾燥している。前回処方した中薬とブドウ糖液を引き続き投与しながら，神闕・湧泉に施灸し，足三里・中脘に刺針（補法）し，針灸ともに30分治療を行った。

第3診（8月18日）：病状は安定し，意識もはっきりして，話すこともでき，腕も自由に動かせるようになった。口中も潤いが出てきて，脈拍も力強くなり，食欲も出てきたので，熱い粥を流動食にして少し与え，足三里・湧泉・中脘に50分施灸した。

第4診（8月19日）：病状はかなり好転し，身体を動かすこともできるようになり，食欲も増進したので，気血をともに補すために中薬を十全大補湯に改めて15日間治療して全快した。

《考察》

　患者は元来痩せて虚弱だったのだが，陰液を虧損し，それが陽に及んだものである。治療の初期に寒涼の中薬と清熱と抗菌消炎の苦味の西洋薬を使いすぎ，それに大量の冷たいブドウ糖液を注入したため，脾胃を損傷してしまい，陽気がひどく傷められ，そのために病状が急激に悪化し，陰陽ともに衰虚する危険な象に入ってしまった。病理は陰の損傷が陽に及び，亡陽に陰の欠乏が加わり，陰陽ともに衰虚する暴脱〔ショック〕となったということである。病因病機をよくわきまえて，回陽救逆の法で針灸施術を行えば，瀕死の病人をも回復させることができるのである。針灸の選穴や配穴方法は，回陽固脱と陰陽の調節に重点をおく。任脈は全身の陰をつないでおり，督脈は全身の陽を支配している。この2経の経穴を取ることによって，陰陽を調節し離別しないようにする。人中は督脈の経穴であり，督脈は絡に入り脳に入り，諸陽を支配するので，陽を奮い立たせて醒脳開竅することができるのである。内関は心包経の絡穴で，寧心醒脳する。膻中は理気〔気滞・気逆・気虚を治す〕して，心陽を通じさせ，神闕は元気を増すので，この2穴に灸を施すことで，回陽・益気・固脱の効能を得ることができる。湧泉の灸は離れている陽を取り込んで先天の本を固め，足三里と中脘は脾胃を調節して益気し，陽を扶助して後天の本を固めるのである。針灸治療を行う過程で，危急の症状に対しては，さまざまな方法を配合して治療するべきである。本症例でも温かいブドウ糖液を使い，少しずつ食べさせて津液を補い陰を増していき，それに保温を強化して，さらに中薬による治療によって最終的な回復をはかるなどという多方面の治療法を積極的に取り入れ，患者を危険な状態から救い，迅速な回復をみたのである。

症例2（抄録）

患　者：張〇〇，男性，28歳，工員。
初　診：1980年4月20日

6. 急症

症例2	
主　訴	ペニシリンアナフィラキシーショックとなって十数分経つ。
経　過	発熱とのどの痛み。急性扁桃炎と診断された。ペニシリンテストの後注射した直後にめまい・動悸・胸中煩悶・意識不明となった。
診　察	心拍112回/分・不整脈・血圧30〜60/0〜20mmHg。意識不明・四肢厥冷・口開き目は閉じている・顔面蒼白・冷汗・尿失禁，瞳孔は開いていない。 脈診：結代・細数
診　断	中医病名：脱病　　　西医病名：ペニシリンアナフィラキシーショック
弁　証	元陽暴脱
治　法	益気固脱・清心開竅
取　穴	人中・間使・湧泉

主　訴：(代弁) ペニシリンアナフィラキシーショックとなり十数分経つ。
経　過：患者は発熱とのどの痛みで当院の内科を受診し，急性扁桃炎と診断された。ペニシリンによる治療に先だって，経皮テストを行い陰性だったので注射した。注射後すぐに，患者はめまい・目が眩む・動悸・胸中煩悶が起こり，全身が苦しくなり，立っていられなくなった。両側から支えられて救急室に入るやいなや意識を失ってしまった。ただちに応急措置が行われ，心拍の測定では112回/分・不整脈・血圧は30〜60/0〜20mmHgであった。約10分の応急措置でも蘇生しなかったので，当院に連れて来られた。
診　察：意識はない・四肢は厥冷・口を開け目は閉じている・顔面蒼白・冷汗がじっとりしている・両手はダラリとしている・尿失禁・脈

は結代・細数。ただ両側の瞳孔はまだ開いておらず同じ大きさである。

診　断：ペニシリンアナフィラキシーショック
治　法：益気固脱・清心開竅
取　穴：百会・神闕
配　穴：人中・間使・湧泉
操　作：百会は大きめの艾柱で直接灸を行い，神闕は大きめの艾柱で塩灸を行った。両穴とも同時に施灸し，壮数は問わない。配穴は毫針を用い，補法で置針し，間欠的に手技を加えた。

　　　　針灸の治療を行っても，はじめはまったく反応がなく，針も灸もするに任せて死んだようになっていたのだが，15分ぐらい経つと，血圧が少しずつ上昇してきて，36分後に蘇生した。

《考察》

　この症例は，ペニシリンアナフィラキシーショックである。深い昏睡状態で，病状はきわめて危険である。これは中国の伝統医学における「暴厥」や「尸厥」の症候に類似している。『素問』厥論篇に「陽気乱れればすなわち人を知らず」とあり，また調経論には「厥すればすなわち暴死す。気ふたたび反ればすなわち生き，反らざればすなわち死す」とある。この症例は薬物によるアナフィラキシー〔一過性の免疫反応〕から起こったものであるが，症状をみると，陽気がにわかに乱れて脱失したために，陰陽気血が相互連結の力を失い，陰陽が離絶し，精神の働きが失われ，突然意識を失って倒れ，死んだようになったものである。症状をまとめてみると，意識不明・口を開け目を閉じている・顔面蒼白・発汗・尿失禁・四肢は厥冷し手はダラリとしているなどから脱証とすることができる。脈は結代・細数であり，心気が途絶えてしまった象といえる。脈と症候を合わせて考えれば，元陽暴脱の虚証の証候とすることができるので，益陽固脱による蘇生の法を行うことにしたのである。百会は諸陽の会であり，これに灸をすることによって益陽固脱して蘇生をはかることができる。神闕はショックによる仮死状態や固脱を治療する効能があり，塩灸を行うことにより，

6. 急症

「厥」をほどき「脱」を救うことができるのである。百会・神闕はそれぞれ督脈・任脈に属しており，督脈は陽，任脈は陰であり，これに灸をすることによって，任督を通調させ，陰陽を連結することができる。人中は救急のときの要穴である。間使は心包経の経穴で，突発的な失神で脈が絶えたものを救う効能があり，これに針で補法を行えば，陰陽ともに虚損した証候を治療することができる。湧泉は腎経の井穴であり，やはり脱証を救う効能があり，これに補法を行えば，危篤の証候をも治療することができるのである。

　針灸による急症の治療には長い歴史がある。しかし，ペニシリンアナフィラキシーショックに対する針灸治療は，これまで報告をみたことがない。筆者は大胆にも針灸治療を試み，このような重症患者を蘇生させることができたということはたいへん喜ばしいことである。

　　　　　　　　　　　　　　　（『中国当代針灸名家医案』より抜粋）

参考文献

1）王雪苔ら：中国当代針灸名家医案．吉林科学技術出版社，長春，1991
2）劉冠軍：現代針灸医案選．人民衛生出版社，北京，1985
3）李世珍：常用腧穴臨床発揮．人民衛生出版社，北京，1985
4）王立早：中国針灸処方大成．江西科学技術出版社，南昌，1990
5）周志傑：実用針灸医案選．陝西科学技術出版社，西安，1988
6）李世珍：針灸臨床弁証論治．人民衛生出版社，北京，1995
7）陸焱垚ら：陸瘦燕，朱汝功針灸学術経験選．上海中医薬大学出版社，上海，1994

訳者注釈

安神定志（あんしんていし）	精神不安・抑うつ・不眠を治す法。
育陰潜陽（いくいんせんよう）	陰を扶助し，陰虚による肝陽上亢を治す法。
引火帰元（いんかきげん）	腎の虚火上昇を治療すること。引火帰原。
陰平陽秘（いんへいようひ）	陰気と陽気の両者を互いに調節し，バランスを維持させること。
益気昇清（えっきしょうせい）	補気して，軽清の陽気を正常に働かせること。
益気昇提（えっきしょうてい）	補気して，脾気下陥による脱肛などを治療する法。
益腎柔肝（えきじんじゅうかん）	補腎し，肝血不足を治療すること。益腎養肝。
開竅醒神（かいきょうせいしん）	心竅が塞がれている状態を治す法。
回陽救逆（かいようきゅうぎゃく）	亡陽を治療する法。
活血通絡（かっけつつうらく）	瘀血を取り除き，絡脈を通じさせること。
豁痰開胸（かったんかいきょう）	痰証による心竅の痞えを取り，意識障害を治す法。
豁痰定癇（かったんていかん）	痰証で意識がなくなる状態を治療する法。
寒凝血滞（かんぎょうけったい）	身体の一部に寒邪が凝集し血滞し疼痛を起こす病症。
肝腎虧虚（かんじんききょ）	肝陰と腎陰がともに不足する病変。肝腎虧損・肝腎陰虚ともいう。
肝陽上擾（かんようじょうじょう）	肝陽が上部を撹乱すること。
気陰亡脱（きいんぼうだつ）	陽気・陰液ともに激しく消耗する証候。
気鬱化火（きうつかか）	肝気鬱滞のため病理的に機能亢進状態になること。
強健気化（きょうけんきか）	気の機能の運行・変化を強化すること。
血虚風動（けっきょふうどう）	血虚内生の風証。
交通心腎（こうつうしんじん）	心悸・心煩・頭暈・不眠などを治療する法。
降逆安神（こうぎゃくあんしん）	気の逆行を正し，不眠を治す法。
固精填髄（こせいてんずい）	遺精を治し脳髄を充実させること。
固秘精関（こひせいかん）	腎気不固を治す法。
滋陰泄火（じいんせつか）	水分代謝を調整することで補陰し，熱性の病症を下して治す法。
滋陰潜陽（じいんせんよう）	補陰し，陰虚で肝陽上亢になっているのを治療する。
湿熱下注（しつねつげちゅう）	湿熱が下焦に注ぐこと。下焦湿熱ともいう。
瀉火通腑（しゃかつうふ）	熱を取り，通じをよくする法。

順気行滞	じゅんきこうたい	気の逆行を治し鬱滞を取り除く治療法。
昇提挙陥	しょうていきょかん	脾気下陥による子宮脱などを治療する法。
昇陽挙陥	しょうようきょかん	陽気を発揚して下垂を引き上げること。
昇陽固脱	しょうようこだつ	脾陽を発揚して下垂を収めること。
舒肝理気	じょかんりき	肝気鬱結を疏散し、気滞を治す法。
助陽理気	じょようりき	補陽し、気滞・気逆・気虚などを治す法
心火上炎	しんかじょうえん	心の虚火が上昇し、心煩・不眠などを生じる病変。
心腎交通	しんじんこうつう	心と腎が相互に作用し、また制約し合って正常な生理活動を行うこと。心腎相交。
心腎不交	しんじんふこう	心陽と腎陰が協調関係を失い、生理的機能が失調した病変。
腎積奔豚	じんせきほんとん	下腹部に病邪が鬱積し、上に突き上げ腹痛などを起こすもの。
神不守舎	しんふしゅしゃ	精神不安定の状態。
辛熱壮陽	しんねつそうよう	性味が辛熱の薬物で、陽気を強壮する治法。
身熱不揚	しんねつふよう	はじめは体表に触れてもあまり熱くないが、しばらくすると手が灼けるように感じる熱象の1つ。
水火既済	すいかきさい	腎水と心火が互いに制約・協調して生理的平衡を維持すること。水火相済。
水火不済	すいかふさい	心火と腎水が相互に制約・強調して平衡を保っているが、その平衡が失調する病変。
水気凌心	すいきりょうしん	凌は侵犯すること。水気が逆行し胸郭に停滞し、心陽に影響し、心悸・呼吸速迫などの症状を起こすこと。
醒脳開竅	せいのうかいきょう	心竅を通じさせて、意識不明を治すこと。
醒脳止搐	せいのうしちく	心竅が塞がれたために起こる失神やひきつけを治す法。
清陽下陥	せいようげかん	脾の陽気不足により運化機能が減弱すること。
摂血固崩	せっけつこほう	血行を調えて不正出血を止める。
潜降相火	せんこうそうか	肝陽上亢を鎮める法。
宣肺散寒	せんぱいさんかん	寒を取り除くことによって、肺気不利で生ずる咳嗽・呼吸困難などの症状を治療する法。
潜陽育陰	せんよういくいん	陰虚による肝陽上亢を治療する法。
潜陽疏風	せんようそふう	陰虚で肝陽上亢となっているものを治し、風を疏散させること。
潜陽明目	せんようめいもく	肝陽上亢による目の充血を治療する法。
相火妄動	そうかもうどう	肝・腎の虚火が上炎して生じる病変。

燥湿和胃（そうしつわい）	中焦に停滞する湿邪を取り除くことで，胃の働きを正常にすること。
壮水益火（そうすいえきか）	腎を強壮し，心を補益すること。
疏肝理気（そかんりき）	肝気鬱滞を疏散させ，気滞・気逆などを治す法。
熄風止痛（そくふうしつう）	内風を治め，痛みをとること。
熄風定癇（そくふうていかん）	内風を治め，ひきつけを治す法。
塞因塞用（そくいんそくよう）	反治法の1つ。現象が塞であっても，本質が虚である病証には，通を行わず，反対に補法を用いる法。
疏風解表（そふうげひょう）	発汗により風邪を疏散させること。
痰火擾神（たんかじょうしん）	痰火が心神を乱し，精神錯乱を生じる病変。
中気下陥（ちゅうきげかん）	脾気虚により臓器が下垂する病証。
鎮驚安神（ちんきょうあんしん）	精神不安を取り除き，不眠を治す法。
通因通用（つういんつうよう）	反治法の1つ。固渋薬を使わずに，通利薬で通泄の病症を治療する法。
通腑泄熱（つうふせつねつ）	大便を通じさせることにより，裏熱を冷まし除くこと。
寧神清心（ねいしんせいしん）	気持ちを安らかにすること。
納気定喘（のうきていぜん）	腎機能低下による呼吸困難の治療。
肺失宣降（はいしつせんこう）	肺の下降機能が失調する病変。
脾虚湿困（ひきょしつこん）	脾虚により運化機能が低下し，水湿が停滞すること。
風寒束肺（ふうかんそくはい）	風寒の外邪が肺を侵襲したもの。
平肝潜陽（へいかんせんよう）	肝陽上亢を治す法。
陽生陰長（ようせいいんちょう）	陽気が正常に作用することによって陰気も成長する意。

訳者あとがき

　私たちは，しばしば症例の紹介や報告を見たり聞いたりするが，たいていはある疾病や病証の説明をより具体的に示すための症例紹介であることが多い。だが，本書は徹頭徹尾，症例である。冒頭の「出版にあたって」の中に，「症例研究というのは，間接的な臨床実践として，学習者が他人の診療経験をくみ取るのに役立つだけでなく，さらに重要なことは，学習者の臨床における弁証思考能力を培えるということである」と記されているが，本書はその意図を十二分に具現しているといえる。

　私たちが目にする症例の中には，脈象，舌象，その他の検査結果が，どのような思考経路をたどってその診断（弁証）にいたったのかが必ずしも明確でないことがしばしばあるように思う。私が本書の一番の特徴だと思うのは，その思考経路が明確で，読み手の思考が中断されないという点である。それは，各症例に付けられてある「考察」の内容がまさしく必要かつ十分で，非常にていねいであるからだ。どうしてそのような診断（弁証）が行われたのか，なぜそのような治療を行ったのかの説明はもとより，一般的な解説，またときには古典を引用して病因病機を述べた後に，その症例の具体的状況を一般論から演繹して説明しており，なるほどそうかと，うなずきながら読むことができる。

　症例報告が，報告する人のためではなく，学習する人のためにあるのだ，という当たり前のことが，これほどしっかり守られているということは，学習するものにとって，たいへんうれしいことである。

　また，いま必要な症例を，この中から見つけて参考にするという使い方はもちろんだが，本書は，「考察」の部分の充実ゆえに，通読に値する。本書の考察部分は，中医理論そのものであり，それが臨床実践と呼応しているために，用語のイメージを明確にすることができる。

　針の操作について，きめこまかい説明があるのも本書の特徴といえる。

症状の変化に対応した操作方法の調整，あるいは操作の過程での患者への対応なども興味深く，おおいに参考になる。病歴が長く，治療が長期にわたる患者，あるいは精神的原因が大きい患者などに対する対応の仕方も参考になることが多い。

癘病に用いられている敷き灸治療などは，今日の日本ではそのまま用いることは難しそうだが，これを参考にしてもう少し狭い範囲で簡便な方法を考えて行うこともできるのではないかとも思える。痔病の項で用いられる火針治療もなかなかそのままでは用いにくいようだが，これも参考になる。軽症のものに大胆に試してみることも可能ではないだろうか。この症例に啓発されて，針灸の外科領域での応用が今後研究されていく可能性もあるのではないだろうか。

脱病の項のペニシリンショックが古代の「尸厥（しけつ）」の証候に類似している，というのも興味深い。『史記』の扁鵲伝に「尸厥」の症例が出てくるが，古代の話かと思っていると，意外にも現代でも同じような病症がありうるということだ。ペニシリンに限らず，医療事故や屋外での事故などで，このような場面に遭遇することもありうる。日本ではたいていは病院での処置になるが，とっさのときにこのような経験の知識が役に立つこともあるかもしれない。

納得したり，感心したり，驚いたりしながらのけっこう楽しい翻訳作業ではあったが，訳語の特定にはいつものことながら苦労することも多かった。調べがつかないものについては，渡邊賢一先生に助けていただいた。ここに記して感謝します。

2005年7月
名越　礼子

【訳者略歴】

名越　礼子（なごし・れいこ）
1939年　横浜生まれ
1962年　お茶の水女子大学理学部卒業
1968年　同大大学院人文科学研究科修士課程修了（中国史専攻）
1968年　一橋大学経済学部助手
1979年　東京医療専門学校鍼灸専科卒業
1980年　欅鍼灸院開設（東京府中市）
2004年　東京医療専門学校教員養成科非常勤講師
著　書　『中日英医学用語辞典』（共著）
　　　　『家庭でできる温灸療法』
監　訳　『東医寿世保元』

症例から学ぶ 中医針灸治療

2005年9月10日　第1版　第1刷発行

■原　　書　『中医針灸学教学病案精選』
■主　　編　邵湘寧
■翻　　訳　名越　礼子
■発行者　山本　勝曠
■発行所　東洋学術出版社
　　　　（本社・営業）〒272-0822　市川市宮久保3-1-5
　　　　　　　　電話 047（371）8337　FAX 047（371）8447
　　　　　　　　E-mail　hanbai@chuui.co.jp
　　　　（編集部）〒272-0021　市川市八幡2-11-5-403
　　　　　　　　電話 047（335）6780　FAX 047（300）0565
　　　　　　　　E-mail　henshu@chuui.co.jp
　　　　（ホームページ）http://www.chuui.co.jp/　http://www.chuui.com/

印刷・製本──モリモト印刷株式会社

2005 Printed in Japan©　　　　ISBN4-924954-84-5　C3047

新しいイメージの中医学学習雑誌

[季刊] 中医臨床

- ●定価 1,650 円（税込）（送料別 200 円）
- ●年間 6,600 円（税込・年 4 回）（送料共）
- ●3 年予約 18,000 円（送料・税共）

中医学を初歩からマスターできる雑誌

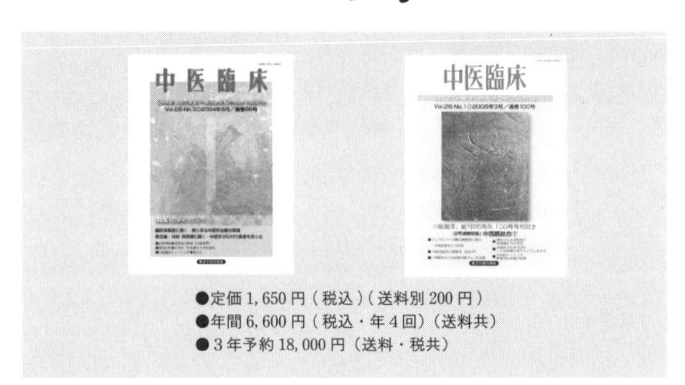

短期間に自力で臨床ができることが目標

できるだけ短期間に中医学をマスターしていただき，自力で臨床ができる力をつけていただくことを第一の目標に編集を進めています。中医学を分散的でなく系統的に学べることを念頭に置きながら，疾患・症状の病態本質を見分け，処方・配穴・手技を的確に運用できる能力を身につけることをめざしています。

漢方エキス製剤の中医学的運用

毎号疾患・症状・方剤別の興味深い特集を掲載。疾患の病因病機の分析に重点を置き，症状のどのような変化にも対応できる能力を培います。「病名漢方」でなく，「弁証漢方」に重点を置きながら，エキス製剤の運用効果の向上をめざしています。

読者と双方向性のコミュニケーション

「症例相談」や「症例討論」「質問」のコーナーを設け，読者と双方向のコミュニケーションを強め，臨床力向上をめざしています。「弁証論治トレーニング」では，出題された症例に多くの読者が回答を寄せ，それにコメンテーターが親切に解説を加えています。活気のあるコーナーです。

バラエティーに富んだ誌面

中医学の基礎理論や用語解説など初級者向けのやさしい記事から，高度な難病治療の文献まで，漢方と針灸の両分野を中心に，講演・インタビュー・取材記事・解説記事・症例検討・理論検討・翻訳文献・研究動向・食養・コラム・書籍紹介・ニュース……など多彩な内容。

フリーダイヤルFAX
0120-727-060
E-mail：hanbai@chuui.co.jp

東洋学術出版社

〒272-0822 千葉県市川市宮久保 3-1-5
電話：(047) 371-8337
http://www.chuui.co.jp
http://www.chuui.com/